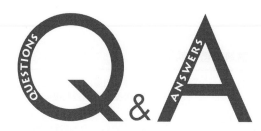

# 医療事故調
## ガイドブック

一般社団法人 日本医療法人協会 監修

中外医学社

■執筆者（執筆順）

| | |
|---|---|
| 田邉　昇 | 中村・平井・田邉法律事務所　弁護士<br>厚労省「医療事故調査制度の施行に係る検討会」構成員 |
| 佐藤一樹 | 医療法人社団いつき会　ハートクリニック院長<br>平成26年度　厚生労働省科学研究費　診療行為に関連した死亡の調査の手法に関する研究班員 |
| 井上清成 | 井上法律事務所　弁護士，日本医療法人協会顧問 |
| 伊藤雅史 | 日本医療法人協会常務理事，東京都医師会理事 |
| 小田原良治 | 日本医療法人協会常務理事，厚労省「医療事故調査制度の施行に係る検討会」構成員 |
| 坂根みち子 | 医療法人櫻坂・坂根Mクリニック院長 |
| 岡崎幸治 | 日本海総合病院　医師 |
| 於曽能正博 | 医療法人社団爽風会　おその整形外科院長 |
| 満岡　渉 | 医療法人社団光楓会　満岡内科・循環器科院長，諫早医師会副会長 |
| 山崎祥光 | 井上法律事務所　弁護士 |
| 中島恒夫 | 一般社団法人全国医師連盟代表理事 |
| 大磯義一郎 | 浜松医科大学医学部教授，厚労省「医療事故調査制度の施行に係る検討会」構成員 |

# はじめに

　福島県立大野病院事件の医師逮捕の映像は衝撃的なものがありました．日々，忙しい中，診療に従事している医療従事者にとっては言いようもない思いがありました．これを機に一気に「医療崩壊」に突き進んだのです．この時の激震が医療界をパニックにし，正常な判断能力を麻痺させたと言えなくもありません．大野病院のショック，マスコミのヒステリックな医療バッシング，ただただ周囲からの圧力に押されるがままに，第三次試案・大綱案が作られました．

　この第三次試案・大綱案は医療者の責任追及に直結する容認しがたい内容を含んでいました．第三次試案・大綱案が現場の反発を招いたのは当然の結果と言えるでしょう．医療現場からの立ち去り，リスク医療の回避，まさに「医療崩壊」の流れとなりましたが，同時に政権交代の流れにもなったのです．その後，女子医大事件，杏林割り箸事件，大野病院事件の無罪判決が出され，司法への信頼も回復に向かい，「医療崩壊」も一段落します．医療事故調問題も過去のものと皆が忘れかけていたときにも，この問題は進行し続けていたのです．医療事故調問題は誤った方向に進行していました．この流れに危機感をいだき，この問題の解決に向け先頭を走ったのが日本医療法人協会です．平成25年5月29日，厚労省は「医療事故に係る調査の仕組み等に関する基本的なあり方」を強引にとりまとめ，医療法改正に突き進みますが，医療法人協会は先頭に立って反対運動を展開，厚労省との協議を経て，大幅修正のうえ，改正医療法は公布されました．医療事故調制度は，この立法過程で，WHOドラフトガイドライン準拠の医療安全の制度としてパラダイムシフトしたのです．医療事故調制度が医療安全の制度として構築されるのとセットで，医師法21条についても，厚労省は，行政として外表異状を明示するとともに，死亡診断書記入マニュアルもこれに沿うように改訂しました．改正医療法は，妥当な内容の法律に仕上がりましたが，施行の詳細にかかわるガイドライン作りが難航します．厚労省は，「医療事故調査制度の施行に係る検討会」（検討会）を組織，この検討会では，「医法協医療事故調ガイドライン」が実質的なたたき台となり，医法協案を軸に，平成27年3月20日の検討会合意に至ります．検討会合意を受け，医療法人協会は，日本医療法人協会「医療事故調運用ガイドライン」最終報告書（医法協運用ガイドライン）を公表しました．

　本著書は，改正医療法，改正医療法施行規則，医政局長通知，3月20日検討会合意の基本となった医法協案に基づき，医法協運用ガイドラインの骨子をわかりやすく解説したものです．著者は，厚労省検討会構成員および医法協運用ガイドライン作成委員会メンバーです．医療現場にただちに役立つ内容となっており，本年10月の制度施行に備え，みなさまの種々の疑問点にお答えできるものと思っています．

　　　　　2015年10月

　　　　　　　　　　　　　　　　　　　　　　　　　　　　　　　　小田原　良治

# 目　次

- ■ どうして医療事故調なんてものが出来たのか―東京都立広尾病院事件の真実―……〈田邉　昇〉　1
- ■ WHOドラフトガイドラインとは………………………………………………〈佐藤一樹〉　7
- ■ 免責型ではないこと……………………………………………………………〈井上清成〉　14

## 第1部　Q&A編

### Ⅰ．総論

**Q1**　今回の医療事故制度は，どのような経緯で，何を目的としてできたのでしょうか？……………………………………………………………〈伊藤雅史〉　18

**Q2**　今回の制度はWHOドラフトガイドラインに依拠すると聞きましたが，これは出されてから10年近くになります．今でも有効なガイドラインですか？……………………………………………………………〈佐藤一樹〉　20

**Q3**　厚労省の検討部会でも医療法人協会の委員が多く参画し，医療法人協会のガイドラインが通知や省令などの叩き台になったようですが，医療法人協会とはどのような団体なのですか？……………………〈伊藤雅史〉　21

**Q4**　どうして医療法人協会が医療事故調査制度に深く関わるようになったのですか？…………………………………………………………〈小田原良治〉　22

### Ⅱ．医療事故調査の窓口について

**Q5**　医療事故であるかないかの判断を相談する窓口を探しています．どこに相談すればよいのでしょうか？……………………………………〈小田原良治〉　24

**Q6**　医療事故調査・支援センターはどのような組織ですか．信用できるのでしょうか？……………………………………………………………〈小田原良治〉　26

**Q7**　医療事故調査・支援センターの再調査はどのような場合に行われるのでしょうか．また，それを防ぐためにはどうしたらよいでしょうか？
……………………………………………………〈小田原良治〉　28

### Ⅲ．報告の対象となる事例について

**Q8**　どんな事例が報告対象ですか．医療事故の定義はどうなっていますか？「医療事故」は他の制度や書物の定義と同じでしょうか？…………〈坂根みち子〉　29

**Q9**　報告対象がかなり限定されているようですが，医療事故の防止には広くセンターに報告したほうがよいのではないでしょうか？…………〈坂根みち子〉　31

**Q10**　報告の対象として「医療に起因し」，とありますが，どのような「医療」が報告対象に含まれますか？…………………………………〈岡崎幸治〉　32

| Q11 | 医療事故の報告の対象としないことが明らかな類型はありますか？ 〈於曽能正博〉 | 34 |
| --- | --- | --- |
| Q12 | 医療に起因あるいは疑いとはどの程度の類型を言うのでしょうか？ 〈小田原良治　満岡　渉〉 | 36 |
| Q13 | 予期しない死亡とはどのようなものですか？ 〈岡崎幸治〉 | 39 |
| Q14 | 「予期した死亡」である旨を事前にカルテに記載していなかったり，患者さん自身に説明した記録が残っていなかったりの場合でも，センター報告の対象とならない事案があると聞きました．どのような場合ですか？緊急症例以外にもありますか？ 〈佐藤一樹〉 | 41 |
| Q15 | 単純過誤，薬の間違いなどは報告対象ですか？　報告対象事例について，厚生労働省のホームページや検討会の取りまとめでは，「過誤の有無は問わない」と明記されています．一方で，省令や通知には「過誤」という文言が見当たりません．結局，過誤が疑われる事案は報告の対象になるのですか，ならないのですか？ 〈坂根みち子〉 | 43 |

### Ⅳ．報告対象の具体例

| Q16 | 以下の例ごとに，報告対象になるのか，ならないのか教えて下さい． 〈田邉　昇　山崎祥光〉 | 44 |
| --- | --- | --- |

### Ⅴ．報告の方法について

| Q17 | 医療事故の発生報告は具体的にどのような方法で行うのでしょうか．書式等はありますか？ 〈岡崎幸治〉 | 58 |
| --- | --- | --- |
| Q18 | センターへの事例発生報告の時間的制限はありますか？24時間は関係なくなったのですか？ 〈小田原良治〉 | 59 |
| Q19 | センター報告の際に，遺族とはどのように対応するべきでしょうか．言ってはいけないことはありますか？ 〈山崎祥光〉 | 61 |

### Ⅵ．報告と他制度について

| Q20 | センターへの「報告」は，なぜ「届出」でなく「報告」なのですか？ 〈佐藤一樹〉 | 63 |
| --- | --- | --- |
| Q21 | 今回の制度でセンターに報告しておけば医師法21条の届出はいらないのですね．医療事故による死亡は異状死とは異なるのですか．異状死体と異状死は違うと書いてある本もあり，医療事故による死亡と混乱しています． 〈佐藤一樹〉 | 65 |
| Q22 | 医療事故を報告しない場合，何か罰則など，ペナルティーはありますか．医師法21条は異状死体の届出義務違反は罰金刑がありますが． 〈田邉　昇〉 | 67 |
| Q23 | センターへの報告以外に，医療事故があった場合に報告や届け出をする制度はありますか．医師法21条以外にあれば教えて下さい． 〈山崎祥光〉 | 69 |
| Q24 | 医師法21条では，外表異状がなければ届出の対象にならないことがよく理解できました．では，1995年以降厚生省が診療関連死を警察 | |

　　　 に届け出るように誘導した「死亡診断書記入マニュアル」や，2000年
　　　 に厚生省国立病院部が国立病院の施設長に，医療過誤による死亡や傷
　　　 害を警察に届け出るよう指導した「リスクマネージメントマニュアル
　　　 作成指針」は現在どうなりましたか？‥‥‥‥‥‥‥‥‥‥‥‥〈満岡　渉〉　71
Q25　遺族から警察に届けてほしい，あるいは届け出ると言われたらどうし
　　　 たらよいですか？‥‥‥‥‥‥‥‥‥‥‥‥‥‥‥‥‥‥‥〈坂根みち子〉　74

## Ⅶ．院内調査の方法について

Q26　院内調査はどのようなことを調査するのでしょうか．留意する点を教
　　　 えて下さい．‥‥‥‥‥‥‥‥‥‥‥‥‥‥‥‥‥‥‥‥‥〈於曽能正博〉　75
Q27　医療事故の院内事故調査の方法で医療安全の立場から推奨できる方法
　　　 を実践している病院はどこがありますか？　日本の病院だけでなく，
　　　 グローバルレベルの方法を教えてください．逆に真似をしてはいけな
　　　 い方法があったら教えて下さい．‥‥‥‥‥‥‥‥‥‥‥‥〈佐藤一樹〉　79
Q28　群馬大学腹腔鏡手術事件や東京女子医科大学プロポフォール事件，千
　　　 葉県がんセンター腹腔鏡手術事件の報告書が強く批判されているのは
　　　 なぜですか？　今回の制度の院内事故調査のセンター報告との関連で
　　　 教えて下さい．‥‥‥‥‥‥‥‥‥‥‥‥‥‥‥‥‥‥‥‥〈佐藤一樹〉　80
Q29　厚生労働省ホームページのQ&A（http://www.mhlw.go.jp/stf/seisakunitsuite/
　　　 bunya/0000061201.html）のQ3には，複数の医療機関にまたがって医
　　　 療を提供した結果の死亡であった場合，「当該患者の死亡が発生した
　　　 医療機関から，搬送元となった医療機関に対して，当該患者の死亡の
　　　 事実とその状況について情報提供し，医療事故に該当するかどうかに
　　　 ついて，両者で連携して判断していただいた上で，原則として当該死
　　　 亡の要因となった医療を提供した医療機関から報告していただくこと
　　　 になります．」とありますが，搬送元医療機関からさらに遡って情報
　　　 提供してもらう必要がある場合は，どのくらい過去にまで遡らなけれ
　　　 ばならないのでしょうか？‥‥‥‥‥‥‥‥‥‥‥‥‥‥‥〈中島恒夫〉　82
Q30　院内調査を行うに当たり，自院で十分調査が行える場合であっても外
　　　 部からの委員は必ず入れるのですか？‥‥‥‥‥‥‥‥‥‥〈中島恒夫〉　83
Q31　院内事故調査で収集した内部資料に，保管義務はありますか？
　　　 ‥‥‥‥‥‥‥‥‥‥‥‥‥‥‥‥‥‥‥‥‥‥‥‥〈中島恒夫　田邉　昇〉　84
Q32　医療事故調査支援団体（以下，支援団体）とは何ですか．支援団体は，
　　　 どのような業務を行うのでしょうか．支援団体となったり，外部委員
　　　 として支援要請があった場合の注意を教えて下さい．‥‥‥〈満岡　渉〉　85
Q33　各地にできる医療事故調査等支援団体（以下，支援団体）については，
　　　 「地域間における事故調査の内容及び質の格差が生じないようにすべき
　　　 だ」「事故調査は中立性，透明性及び公正性が確保されるべきだ」とい
　　　 う意見があります．地域間の事故調査に差があってはいけないのでしょ

うか．事故調査に中立性，透明性は重要でしょうか．················〈満岡　渉〉　87

### Ⅷ．院内事故調査報告について

**Q34** 院内事故調査報告書はどのような事項を記載するのでしょうか？········〈岡崎幸治〉　89

**Q35** センターへの院内事故調査結果報告は，「省令」そのものでは「医療従事者が識別できないよう加工する」旨が明記されています．一方で，該当する法律の「通知」の省令欄には，匿名化となっています．どちらが正しいのですか？　省令（平成27年5月8日付の『医政発0508第1号』）では，センターへの院内事故調査結果報告は，「当該医療事故に係る医療従事者等の識別（他の情報との照合による識別を含む．事項において同じ．）ができないように加工した報告書を提出しなければならない．」と明記されています．一方で，省令の別添書類では「匿名化」という用語を多用しています．個人情報に該当する項目を単純に黒塗りにすればよいのですか？················〈中島恒夫　佐藤一樹〉　91

**Q36** 良い報告書，悪い報告書の例をそれぞれ教えて下さい．········〈大磯義一郎〉　93

**Q37** 院内事故調査の際に収集もしくは作成した内部資料などは裁判で開示対象になりますか？················〈山崎祥光〉　109

**Q38** 院内調査が終了したら調査結果を遺族に説明することとなっていますが，なにをどの程度説明するべきでしょうか．また，院内事故報告書を作成する以前にその内容を遺族に見せて遺族の納得がいくように書き換える必要などはあるのでしょうか？　医療安全の確保という目的に照らして教えて下さい．················〈満岡　渉〉　111

**Q39** 遺族団体には，「報告書を渡してくれれば，警察に告訴したり，被害届出を出したりしない」とか，「民事事件にはならない」と主張している人がいます．本当でしょうか．報告書を渡しても，刑事事件で業務上過失致死傷罪や民事事件になった事件があれば教えて下さい．···〈佐藤一樹〉　113

**Q40** m3.comのアンケートでは実に80％以上の医師が「院内事故調査報告書を遺族に渡すべきでない」と答えています．一方で，日本病院会のアンケートでは70％以上が「渡すべき」と答えたと会長が言って，真っ向から逆の結果になっています．何故，これだけの違いが生じたのでしょうか？················〈中島恒夫〉　115

**Q41** 今回の法律の目的は医療安全の確保です．法律では，「再発防止策を院内報告に記載しなくてもよい」と読み取れます．では，どのような方法で医療安全の確保を行うのですか？················〈於曽能正博〉　116

**Q42** 報告書等の内容から，医療従事者の個人情報が特定された場合，医療従事者は何をしたらよいですか？　また，裁判の資料に用いられ，特定されたり，被告になりそうなそうなときはどうすればよいでしょうか？················〈中島恒夫〉　117

# 第 2 部　資料編

資料①　日本医療法人協会「医療事故調運用ガイドライン」最終報告書……………………120
資料②　World Alliance For Patient Safety
　　　　WHO Draft Guidelines For Adverse Event Reporting And Learning Systems
　　　　From Information To Action
　　　　患者安全のための世界同盟　有害事象の報告・学習システムのための
　　　　WHO ドラフトガイドライン―情報分析から実のある行動へ………………………178
資料③　地域における医療及び介護の総合的な確保を推進するための
　　　　関係法律の整備等に関する法律（抜粋）………………………………………………182
資料④　厚生労働省令第百号………………………………………………………………………187
資料⑤　制度概要（厚生労働省資料）……………………………………………………………192
資料⑥　参議院厚労委員会　平成 26 年 6 月 10 日（火曜日）午前 10 時 1 分開会…………194
資料⑦　「診療行為に関連した患者の死亡・傷害の報告」についてのガイドライ
　　　　ンに関する安全管理委員会・ガイドライン作成小委員会報告………………………197
資料⑧　FORAMEN（東京大学医学部昭和 36 年卒業生　文集）
　　　　私の経験した東京都立広尾病院事件……………………………………………………201
資料⑨　憲法，刑法，刑訴法，医師法など関連法律の抜粋……………………………………205
資料⑩　医療安全調査委員会設置法案（仮称）大綱案…………………………………………209
資料⑪　通知………………………………………………………………………………………220
資料⑫　厚労省 Q&A………………………………………………………………………………253
資料⑬　声明　診療行為に関連した「異状死」について………………………………………263
資料⑭　生命倫理ケース・スタディ　医療事故情報の警察への報告…………………………273

# どうして医療事故調なんてものが出来たのか
―東京都立広尾病院事件の真実―

　医療事故調の議論として，医師の間にも推進派が多い．私も，海事審判所と同じような医事審判所を作って，裁判官による非常識な判決を阻止するべきだと書いたこともあるし，多くの事件で，医療事故が医療機関内の派閥抗争の道具に用いられ（「白い巨塔」の話は，まさにそこが本題であろう）ている現状をみても，それでもやはり非専門家の判断よりは，専門家の目線の方が医療自体を歪めることは少ないと考えている．

　しかし，推進派の皆さんの推進理由を聞いてみると，どうやら前提を誤っているように思える節がある．その一つは，「医療事故は全て医師法21条で，罰則付きで警察に届ける義務がある，しかし，医療事故調ができると，医療事故を警察に届けなくてよいから警察沙汰にならずに安心だ．」というものであり，もう一つは，むしろ遺族側や遺族側の弁護士が流していると思われるのが，「医療事故が起こったときに，遺族が求めるのは，医療従事者の処罰や賠償なんかでなく，真相を知りたいというだけなんだ．」という主張である．

　今回の医療事故調査制度の施行に係わる検討会でも，医療側弁護士と称する方から「済みません，議事の進め方ではないのですけれども，最後に一言だけ．この異状死との関連ではなくて，今回の医療事故調という制度は，そもそも専門家が入って，医療事故に関して適切な対応をしていくというのが本来の制度の目的なわけです．これがなくなったらどうなるかというと，もとの制度に戻っていく．そのもとの制度とは何かというと，医療の内容がはっきりわからないであろう警察の機関が手を入れてくる．そして，民事訴訟という形で，原因の分析とか対応策がない形で進められる．そういうことになってしまうのだということをきちんと頭の中に前提として入れておいていただきたいというのが，私の意見でございます．」（検討部会第2回議事録より宮澤潤弁護士の発言）といった発言がされている．

　また，後者については，遺族代表として，永井裕之という東京都立広尾病院事件の遺族の方が「今のでちょっとわからないのは，先ほど有賀先生がおっしゃったことの続きになるかもしれませんが，病院でしっかり調べ，病院の報告書で納得できたら，被害者はもう第三者機関に訴える必要もないし，裁判にも訴える必要はない．場合によっては，お金の問題だけでADRみたいな機構をつくらなければいけないかもしれません．そういう中で，全くそれが報告されていなかったら，報告ができていなかったら，いろいろな疑問を持って第三者機関に訴える．訴える事例がいっぱいになってくるのは，この仕組み，事故調査制度上本当にいいのですか．やはり院内で皆さん方が事故調査と再発防止をしっかりやるとおっしゃっている，それをどのようにやっていくか．そのためには，このことぐらいはやったほうがいいです．私たちがいろいろなことを今経験しているのは，これはぜひ院内事故調査の中で，なるべく第三者機関に遺族が訴えなくて済むようにしっかり取り組んでいただきたいというのが思いです．」と同じ第3回検討部会で発言されている．

　これら2つの主張には，実は大きな疑問がある．

　医療事故といえば，必ず取り上げられ，医療刑事事件の増加の嚆矢となった東京都立広尾病院に

その答えがある．これは，刑事裁判においては医師法21条の解釈を確立した最高裁判例であり，重要なものであるが，民事の損害賠償請求事件でも，事故後の対応について，詳しい事実認定が行われている．

事実経過は民事裁判が詳しいので，これをまず示す（東京地裁平成16年1月30日判決　判例タイムズ1194号243p）被害者遺族の記載した本（あけび書房2007年「断罪された『医療事故隠し』都立広尾病院『医療過誤』事件」），東京都の事故調査報告書（都立病産院医療事故予防対策推進委員会2011年「都立広尾病院の医療事故に関する報告書─検証と提言─」）http://www.byouin.metro.tokyo.jp/hokoku/anzen/documents/hiroojiko.pdf や，当時の広尾病院岡井院長の記載した東京大学の同門会雑誌などで事実経過がそれぞれ述べられているが，岡井院長の記載がもっとも裁判所の認定事実に近いが，今回の執筆にあたっては東京地裁の判決の認定事実を前提とし，必要に応じて他の資料を用いた．

死亡した患者は，昭和15年生まれの女性で，死亡当時58歳で，もと看護師である．次男は医師をしている．

1999年2月8日に，患者は慢性関節リウマチの治療として左中指滑膜切除手術を行うため，広尾病院に入院し，手術は無事に終了し，術後の経過は良好で，入院期間10日程度で退院できる予定であった．同月11日午前8時15分ころ，A看護師が，処置室で，ヘパリン生食を10 mL準備し，充填済みの注射筒部分に「ヘパ生」と黒色マジックで記載し，処置台においた．また，A看護師は，これと並行して，他の入院患者に使用する消毒薬（ヒビグル）を準備するため，新しい10 mL注射器にヒビグルを吸入し，これを前述のヘパ生入り注射器と並べて処置台に置いた．そして，メモ紙にヒビグルと書いて注射器のうちの1本に貼り付けたが，誤ってヘパ生入り注射器にこれを貼り付けて，ヒビグル注射器をベッドサイドに持っていってしまった．

これを，別のB看護師が床頭台に置いてあった注射器を使ってヘパリンの投与をしたが，注射器の「ヘパ生」の記載を確認せず，患者にヒビグルの点滴を開始した．

午前9時5分頃，ヒビグルが1 mL患者に入った段階で，患者は胸部苦悶を訴え，9時15分には顔面蒼白「胸が苦しい．息苦しい．両手がしびれる．」などと訴えたことから，当直医の指示で輸液が投与された．これが結果的にはヒビテンの残量を注入することになり，患者の死亡につながった．この時血圧は，198/78 mmHg，心筋梗塞を疑ってとった心電図では，$V_1$でST波の上昇，$V_4$でST波の低下があった．

丁度この頃，処置室でA看護師が，「ヘパ生」と黒色マジックで書かれた注射器を見つけ，当直医に「ヘパ生とヒビグルを間違えたかもしれない．」と告げた．

午前9時30分には心停止となり，主治医が到着し，蘇生に加わり，その際，当直医から薬剤の取り違えの話も聞かされ，それで死亡した可能性も考えた．蘇生の甲斐なく午前10時44分に死亡確認がされ，主治医は家族に，心筋梗塞または大動脈解離を起こした可能性があるが，死因は今のところ不明であると説明して，その解明のために病理解剖を了承することを家族に求めた．

昼前に遅れてきた親戚が，なぜか誤投薬の可能性があるのではないかと主治医に質問したが，主治医は「わかりません．」と答えた．Aiとして胸部レントゲン検査では，左気胸，心臓の右方偏移があり，前縦隔の拡大はない．死後処置の際に看護師らは患者の右腕血管部分に沿って血管が一見して紫色に浮き出ているという異常な状態に気づいている．

2月11日の祝日であったが，病院長は看護部長から説明を受け，明朝に病院幹部会議を開くことを決定し，翌12日，午前8時30分ころから，幹部会議が開かれ，ECG上，心筋梗塞と矛盾しないという循環器医幹部の意見も述べられた．この会議では，警察に届けることが決定され，東京都衛生局では，とりあえず病院で事情を聴くこととし，衛生局の副参事などとのやりとりの結果，院長は，それまでの方針を変更して，とりあえず警察への届出をしないまま，遺族の承諾を得た上，病理解剖を行う方針で臨むこととし，直ちに遺族を呼び「実はこれまで病死としてお話ししてきたのですが，看護婦が薬を間違えて投与した事故の可能性があります．」と口頭で説明し，監察医務院等での病理解剖を勧めたが，遺族は広尾病院での病理解剖を承諾した．

病理解剖では外表所見では，右上肢にヒビテンによる血管炎所見，DIC所見，肺塞栓所見があり，90％事故死だとされた．

院長は，同日午後5時ころに，遺族らに対し，薬の取り違えの可能性が高くなったこと，今後，保存している血液，臓器等の残留薬物検査等の方法で必ず死因を究明することを伝え，同日中に，院内の検査室でヒビグルを検出しようとしたがうまくいかず，外注を指示した（その後監察医務院で解析）．

また，同日には死亡診断書を交付したが，死因は「不詳の死」としていた（刑事事件の東京地裁平成13年8月30日判決 判例時報1771号156pに拠る）．

病院側は，同月20日に遺族宅において，書面に基づき，経過説明と，薬物による死亡である可能性が高いと説明したが，遺族は，自ら撮影した遺体の右腕の異常着色を写した写真を示し，事故であることを認めるように求め，病院の方から警察に届け出ないのであれば，自分で届け出る旨述べた．これを受けて22日に，渋谷署に死因を特定してほしいという相談を警察に対して行う形での届出をした（届け出の形は衛生局の指示）．

3月5日には病理組織検査の結果が出て，心筋梗塞も否定されたので，翌6日には，遺族宅において，病理組織検査結果説明と，薬の取り替えによる死亡の可能性が高いことを説明した．遺族は，保険関係の書類を作ってほしいと依頼し，保険会社様式の死亡診断書と死亡証明書の用紙を主治医に渡して，院長と相談の上，作成するように求めた．そこで主治医は，2月12日のままの不詳の死では保険金請求手続に支障があるかもしれないと考え始め，さらに，死因は薬物中毒の可能性が高いが，病理解剖報告書には肺血栓塞栓症との記載もあったことから，死因の記載を病死にするのか中毒死にするのかなどについて悩み，院長に相談した結果，血液検査の結果が出ていなかったこともあって，ヒビテンによる事故死と断定できる状況にはなく，逆に病死の可能性も皆無とはいえなかったので，死因の記載を病死としても全くの間違いとはいえず，むしろ入院患者の死因を不詳の死とするのはおかしいなどとの発言もあったため，死因の記載は，解剖の報告書に所見として記載してあった急性肺血栓塞栓症による病死とすることに決定し，作成して遺族の自宅に持参した．このときに，遺族からクレームがあったとは判決には一切記載されていない．

同年6月から7月にかけて，遺族の弁護士が，主治医や事務長個人に対して，病院の対応等における疑問についての釈明を求めたが，病院としては警察捜査中との返答しかできなかった．遺族らは東京都知事にも2回にわたり原因究明を求めたところ，東京都は8月27日に報告書を作成して公表し，東京都知事は，同日，定例記者会見で遺族に謝罪した．さらに11月23日には院長らが遺族の自宅を訪問し，「総合的に判断して，ヒビテングルコネートの誤注入によるものと判断い

たしたところです.」などと記載された書面を読み上げて謝罪した.

　刑事事件としては，主治医と病院長，東京都の事務方が異状死体の届け出義務違反の「共同正犯」（刑法65条1項）および診断書に病死と記載したことから，公文書偽造犯として起訴された．事務方幹部は，医師でないという理由で故意を欠くとして無罪（東京地裁平成13年8月30日判決　判例時報1771号164p）になっている．また看護師A，Bも略式で罰金刑を受け，医道審議会で免許停止処分が下されている．

　院長についての医師法21条違反についての東京地方裁判所判決平成16年1月30日（判例時報1771号156p）は，患者の心当たりのない急変，「看護婦がヘパロックする際にヘパ生と消毒液のヒビグルを間違えて注入したかもしれないと言っている．」と聞かされたこと，心臓マッサージの最中，患者の右腕には色素沈着のような状態があることに気づいていた．ことを認定し，この時点で死因が不明であるので異状死体としての認識があったと認定した．所謂法医学会基準（日法医誌48巻357-358頁 1994年）で原因不明の死体は異状死体だとして医師法違反について有罪判決を下している．

　ところが，控訴審の東京高等裁判所平成15年5月19日判決（判例タイムズ1153号99p）は「主治医が平成11年2月11日午前10時44分ころ，患者の死亡を確認した際，その死体を検案して異状があるものと認識していたものと認めた原判決の認定には誤りがあるというべきである．」として，原判決を破棄している．原判決の破棄というのは原判決が誤りであることを明確に宣言するものである．東京高裁は「死体の検案とは，既に述べたとおり，死因を判定するために死体の外表検査をすることであるところ，事実関係によれば，平成11年2月11日午前10時44分ころ，医師が行った死体の検案すなわち外表検査は，患者の死亡を確認すると同時に，死体の着衣に覆われていない外表を見たことにとどまる．異状性の認識については，誤薬の可能性につきE医師から説明を受けたことは，上記事実関係のとおりであるが，心臓マッサージ中にAの右腕の色素沈着に気づいていたとの点については，以下に述べるとおり証明が十分であるとはいえない．」

　「以上によれば，同日午前10時44分ころの時点のみで，医師がAの死体を検案して異状を認めたものと認定することはできず，この点において原判決には事実誤認があり，これが判決に影響を及ぼすことが明らかである．」と言っている．これはきわめて明快な異状死体の定義であり，「異常な経過」による死体であるとの認識がある場合であっても，外表面に「異状」が明確でなければ異状死体ではないと明言しているものである．

　そして，最高裁の上告審でも異状死体の定義は維持された．「医師法21条にいう死体の「検案」とは，医師が死因等を判定するために死体の外表を検査することをいい…」と明白に異状死体の定義をしている．

　そもそも医師法21条は違憲説があり〔高山佳奈子（京大刑法教授）「異状死体の届出義務」医療判例百選（有斐閣）8p，佐伯仁志（東大刑法教授）「異状死体の届出と黙秘権」ジュリスト1249号p77 2003年〕，本件でも憲法38条1項の黙秘権侵害があるとの主張がなされている．そこで違憲説を回避するために東京高裁，最高裁は合憲限定解釈として，外表面の異状のみを異状死とする定義を採用したものである．

　すなわち，インスリンの過量投与による低血糖，塩化カリウムや筋弛緩剤の誤投与，ウログラフィンによる脊髄造影，人工心肺の不良，割り箸の上咽頭貫通の見落とし，手術の際の出血死など

東京都立広尾病院事件の裁判経過と結果

| | 書類送検 | 起訴 | 一審判決 | 二審判決 | 最高裁判決 | 医道審 |
|---|---|---|---|---|---|---|
| A看護婦 | 業務上過失致死容疑<br>証拠隠滅容疑 | 起訴<br>業務上過失致死容疑 | 有罪<br>懲役1年<br>執行猶予3年 | | | 3カ月停止 |
| B看護婦 | 業務上過失致死容疑 | 起訴<br>業務上過失致死容疑 | 有罪<br>懲役8カ月<br>執行猶予3年 | | | 3カ月停止 |
| 主治医 | 業務上過失致死容疑<br>医師法違反と虚偽公文書作成同行使<br>証拠隠滅容疑 | 略式起訴<br>医師法違反<br>（罰金2万円） | — | — | | 3カ月停止<br>（医師法21条で初めて） |
| 院長 | 業務上過失致死容疑<br>医師法違反と虚偽公文書作成同行使<br>証拠隠滅容疑 | 起訴<br>医師法違反と虚偽公文書作成同行使 | 有罪<br>懲役1年<br>執行猶予3年<br>（罰金2万円） | 有罪：<br>同左 | 有罪：<br>同左確定<br>上告棄却 | 1年間停止<br>2005/8/10～ |
| 都副参事 | 医師法違反 | 起訴<br>医師法違反 | 無罪<br>（医師ではない） | — | | — |

は，いずれも外表面に異状はなく，異状死体に該当しないから警察には同法による届出義務はない．

また，広尾病院事件の病院側の対応は，現在の水準からしても，適切かつ誠実であると思われるが，結果5名が起訴され，4名が有罪となり，医道審議会で処分を受け，民事においては東京都以外に，主治医や院長も個人として巨額の賠償請求がされているのである．

そして，私はこの民事事件の判決を参考資料として，検討するよう医療事故調査の施行に係る検討部会に提出したところ，事務局（厚労省医療安全推進室）から，山本和彦座長とも相談した，提出をやめろと要請され，黒塗り意見書として提出せざるを得なかったのである．

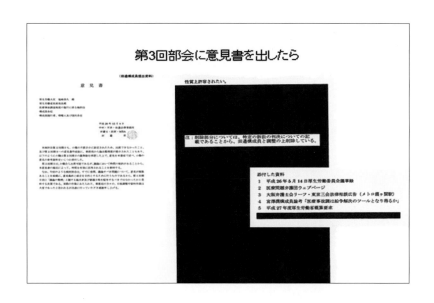

どうして医療事故調なんてものが出来たのか

さて，医療事故調はうまく回れば，それはそれでよいかも知れない．しかし，事故調を推進するドライブとなった動機に重大な誤解があり，東京都広尾病院事件がそれを如実に物語っているにもかかわらず，医療事故調制度を作った厚労省がこれを隠蔽し，推進派の医療側の弁護士らも，正しく医師にこれらの情報を伝えていなかったという事実は，医療事故調制度の船出にあたって，舵取りの方向に強い懸念を抱かざるを得ないのである．

〈田邉　昇〉

# WHO ドラフトガイドラインとは

はじめに：WHO ドラフトガイドライン　法律制定から厚労省ホームページへ
◆医療事故調で何が重要か

> 問：医療事故調査制度，すなわち，「医療安全のための事例収集・分析・対応を行う制度」を全国規模で設計・導入・運用するためには何が重要でしょうか？

　本邦初の医療事故調査制度の創設を含む「医療介護総合確保推進法案」が成立する以前の「事故調検討部会」の出席者は，医学会団体，医師団体，医療事故被害者遺族，医療紛争を生業とする法律家やその周辺団体代表らによる構成員と厚労省担当者，検察と警察からのオブザーバーばかりで，医療安全研究者も，認知心理学やヒューマンファクター工学の専門家も排除されていました．このため，冒頭の「問」に対しては，医療安全科学や関連科学の観点が欠如し，「対立の構図の事故調」論議に終始していました．

◆WHO ドラフトガイドライン：参議院での登場
　医療従事者として看過できない論議の終結に危機感を抱き，「問」に対する「答」を，法律制定前の参議院厚生労働委員会中央公聴会で示した医師（医学博士）がいました．元厚生労働大臣政務官の足立信也議員です．大学病院外科助教授，基幹病院診療部長として臨床現場医療従事者と管理者の両方から医療安全問題に取り組んできた足立議員が示した「答」こそ，WHO draft guidelines for adverse event reporting and learning systems（以下「WHO ドラフトガイドライン」）日本語訳版「患者のための世界同盟　有害事象の報告・学習システムのための WHO ドラフトガイドライン　情報分析から実のある行動へ」（へるす出版）です．

◆WHO ドラフトガイドライン：厚労省 HP での登場
　法律制定後，厚生労働省のホームページ「医療事故調査制度について」の「2　医療事故調査制度に関する Q&A」は，「今般の我が国の医療事故調査制度は，同ドラフトガイドライン上の『学習を目的としたシステム』にあたります．したがって，責任追及を目的とするものではなく，医療者が特定されないようにする方向であり，第三者機関の調査結果を警察や行政に届けるものではないことから，WHO ドラフトガイドラインでいうところの非懲罰性，秘匿性，独立性といった考え方に整合的なものとなっています．」とイの一番の A1 に WHO ドラフトガイドラインをもってきました．

◆WHO ドラフトガイドライン：現場医療従事者への涵養
　このように，医療事故調査制度の法律，制度設計，導入と運用準備には，WHO ドラフトガイドラインが根源となっています．病院等の管理者も現場の医療従事者も，WHO ドラフトガイドライ

ンを知識や教養として身につけるだけでなく，医療事故調査制度を運用していくにあたり涵養しなくてはなりません．

そこで，あらためてWHOドラフトガイドラインについて解説いたします．

## 1. 今世紀初頭の医療安全科学の趨勢とWHOドラフトガイドラインの成り立ち

### ◆WHOの医療安全への取り組み開始

今世紀初頭，国際的に医療安全問題を検討する趨勢がWHO（World Health Organization）内に興り，2004年にWorld Alliance for Patient Safety（患者安全のための世界同盟）が組織されました．翌2005年，WHOはそれまでの「健康」中心の取り組みから「医療安全」にも取り組むことになり「6つの行動領域（現在は11）」，①医療安全への患者の参加，②報告と学習システム，③医療安全に関する用語，④医療安全対策，⑤医療安全研究，⑥世界的挑戦を決定し，WHOドラフトガイドラインはこの「②報告と学習システム」の一環として発表されました．WHOの取り組みは，法律を作って役所中心の現場に見合わないプログラムの押し付けではなく，医療安全対策を構築するための手法や実際の対策を計画的な研究によって結果を出そうという科学的な手法であり，その成果の一つがWHOドラフトガイドラインということになります．

### ◆WHOドラフトガイドラインの執筆者らと「人は誰でも間違える」

WHOドラフトガイドラインは，WHOと共同して活動する世界中のメンバーから得た情報（Evidence and Information for Policy Cluster）を盛り込みWHO全体の共同努力によって作成されました．主著者のひとりがルーシャン・リープ氏です．現在のリープ氏は，2007年に設立された米国患者安全財団「ルーシャン・リープ研究所」（Lucian Leap Institute）から患者の安全性向上のための戦略的ビジョンを発信し続けていますが，当時はハーバード大学公衆衛生大学院教授で元々医療安全に精通した外科医です．1990年代初頭には医療におけるエラーの問題解決方法を認知心理学やヒューマンファクター工学の領域に見出し，BMJ, Lancet, JAMAといった一流医学雑誌に投稿され続けていました．人間の限界や間違え易さを認め，訓練よりも仕事上の条件を整えることをよりどころとする，エラー減少のための策を立案していたのです．

リープ氏の活動は医療界だけでなく，米国国民や議会に対しても「科学的背景のある医療安全対策の必要性」を訴え，1999年の「人は誰でも間違える」（To Err is human）の米国医学研究所（IOM）報告を生むことになります．この報告書は当時のビル・クリントン大統領の目にとまり，政府規模の研究が指示されました．

今なお広く引用され，先見の明に富み影響力のある90年代初頭のリープ氏の業績は，このような経緯でWHOドラフトガイドラインを誕生させ，今日に至るのです．

## 2. WHOドラフトガイドラインの本邦での評価と日本語訳

### ◆日本救急医学会の医療事故調政策に対する活動

WHOの医療安全活動とは逆向きのきわめて懲罰的な医療事故調「大綱案」に正面から対峙し，見解表明活動をした日本救急医学会「診療行為関連死の死因究明等の在り方検討特別委員会」は，WHOドラフトガイドラインを引用し，医療事故報告者の処罰を排すべきことを主張してきまし

た．これを契機に WHO ドラフトガイドラインの全文翻訳に踏み切り 2011 年に出版されたのです．

◆中島和江氏の功績

翻訳にあたり，安全科学の領域における専門用語の定義や，各国の政策や医療制度の違いを正確に日本語に反映させるために翻訳者として迎えられたのが中島和江氏（大阪大学附属病院中央クオリティマネジメント部部長・病院教授）です．中島氏は大阪大学医学部卒業後，内科医として臨床に従事されたのち，1996 年米ハーバード公衆衛生大学院医療政策学部を修了された国際的にも一流の医療安全科学の研究者です．ハーバードのルーシャン・リープ氏が「世界の医療安全科学の父」とするなら日本で最初に医療安全科学講座を始めた中島氏は「日本の医療安全科学の母」と評されてよいでしょう．その学問に対する真摯で自己に厳しい姿勢と医療と安全向上，教育への献身ぶりは，マリ・キューリー夫人とマザー・テレサが同居しているかのようで，翻訳版の仕上がりは完璧です．

## 3．WHO ドラフトガイドラインの「報告システムの構成」

◆2 つの報告制度

WHO ドラフトガイドラインの主旨は第 3 章「報告システムの構成」，第 6 章「成功する報告システムの特性」にあります．第 3 章は，「学習を目的とした報告制度」と「説明責任を目的とした報告制度」の 2 つの報告制度の説明になります．ここで言われているのは，1 つの制度にこれら 2 つの機能をもたせるのは困難であるということです．実際には，不可能といってよいでしょう．

◆「学習を目的とした報告制度」

「学習を目的とした報告システムでは，通常は自発的な報告であり，報告事例は，強制的な報告システムで求められるようなあらかじめ定められた事象よりも，幅広い事象を対象としています．したがって，学習を目的とするシステムは，最低限の医療水準を保障させるものではなく，医療の提供における継続的な向上を促すものであり，まず問題を特定し，診療のばらつきを減じ，ベストプラクティスの共有を促進し，システム全体にわたる改善を活性化するものです．潜在する原因に対して専門家によって注意深く分析を進めパフォーマンスを改善し，エラーや障害を減じるようなシステムの再構築のための勧告がなされます．」と書かれています．

また同章の冒頭の「重要なメッセージ」には，「報告システムの主要な目的により，例えば報告を自発的で機密が保護されるものにするかで，その枠組みが決まります．」とあり，「学習を目的とした報告制度」では，機密が保護されるものでないといけないことがわかります．

同章には，「機密の保持と情報公開」という項があり「報告の機密が保たれ，エラーについての情報が広まる危惧がないと報告者が感じるときに，学習システムはもっともうまく機能することが経験的に知られています．現実問題として，学習システムは機密が守られているときに初めて，捉えにくいシステムの問題や関係する多数の因子が明らかにされると実感する人もいるでしょう．実務的な観点からも，医療機関が機密を保持することにより報告が推進されると多くの人が考えています．」と記載されています．

◆「説明責任のための報告制度」

　説明責任のための報告制度については，疑問を呈する箇所がみられます．

　「説明責任を目的とした報告システムは，通常は強制的で報告対象は限定的であり，重篤な事象（いわゆるセンチネルイベント）とよばれるリストに限定されています．説明責任を目的としたシステムの典型的なものは事象の調査とシステム分析（根本原因分析：RCA "root cause analysis"）を求めることによって，速やかな改善を促すものです．ほとんどの監督機関は，報告された事象の一部分を検証する程の人的・物的資源しか有しておらず，事象から学習を可能にするような能力も限られています．」

　つづいて，スロベニア，チェコ共和国等の制度を紹介し，「多くの説明責任を目的とした報告システムは，医療機関に対して重大な事故（mishaps）が発生したときに報告の責任を課すのみではなく，安全でない医療に対して召喚，罰則，あるいは制裁などを行っています．したがって，説明責任を目的としたシステムの効果がどれほどあるかは，医療機関に重大な有害事象の報告を促して十分な調査ができるかどうかという担当機関の資質にかかっています．」と罰則や制裁が行われるシステムと指摘しています．

　ここで言及されたRCAは，本邦では過大評価されている傾向があり，医療安全管理者向けの講習会で紹介されています．しかし，世界の専門家の間では否定的な意見が多く，オックスフォード大学のチャールズ・ヴィンセント氏，スウェーデン・ルンド大学のシドニー・デッカー氏，南デンマーク大学のエリック・ホルナゲル氏からは，痛烈な批判を浴びています．

◆成功する報告システムの特性「7つの核」

　第6章では，「患者安全を高めることに成功する報告と学習のシステム」に7つの特性・コンセプト「①非懲罰性　②秘匿性　③独立性　④専門家による分析　⑤適時性　⑥システム指向性　⑦反応性」をあげ，「とりわけ機密の保護と独立性が重要です．」と強調しています．これらはどれ1つとして欠くこのできない課題です．

　また，その前提として「重要なメッセージ」に「報告することが，報告する個々人にとって安全であること」「報告することが，建設的な対応につながること」などをあげています．

◆非懲罰性

　「報告者は，報告したために自分自身が報復されたり，他の人々が懲罰を受けたりすることをおそれなくてよい．」ことを指します．

　「報告システムが成功する上でもっとも重要な特性は，そのシステムが懲罰を伴ってはならないということです．報告者とその事例にかかわった他の人々も，報告したために罰せられることがあってはなりません．公的システムでは，この要件を満たすことがもっとも難しいことです．というのは，世間一般の人々は個人が咎められるべきであると考えがちであり，『犯人』を罰すべしとの強い圧力が働きかねないからです．おそらく一時的に感情的な満足は得られても，このやり方では必ず失敗に終わります．隠すことができるエラーについては，誰も報告しなくなるだろうからです．報告者を非難から守ることは国レベルのシステムとして重要です．これを行う最善の方法は，報告内容を守秘することです．」

◆秘匿性

「患者，報告者，施設が決して特定されない．」ことを指します．

「患者と報告者の身元は，いかなる第三者にも決して洩らされてはなりません．医療機関のレベルにおいては，訴訟で使われ得るような公開される情報は作成しないことで秘匿性を保ちます．…情報が開示されることへの懸念は，多くの自発的な報告プログラムにとって，報告を妨げる大きな要因となります．」

この秘匿性については，別項でも繰り返し説明がなされています．今回の医療事故調査制度の法律でいえば，医療法施行規則　第1条10の4第2項（厚生労働省令第百号）の「非識別化」に整合性があります．本書籍でもこの「非識別化」の重要性を繰り返していますので，詳細に研究するように心がげましょう．

◆独立性

「報告システムは，報告者や医療機関を処罰する権力を有する，いずれの官庁からも独立している」ことを指します．

「報告システムは，その結果に関係のある報告者や医療機関を罰する権限を有するいかなる官庁からも独立していなければなりません．……報告の前提となる信頼性を維持するためにそれは不可欠なのです．」とあります．

改正医療法には，「厚生労働大臣は，この節の規定を施行するために必要な限度において，医療事故調査・支援センターに対し，調査等業務に関し監督上必要な命令をすることができる．」「違反行為をした医療事故調査・支援センターの役員又は職員は，三十万円以下の罰金に処する」という独立性に反する条文があります．「医療機関を罰する権限」ではありませんが，留意しておくべき条文です．

◆専門家による分析

「報告は，臨床現場をよく理解し，その背後にあるシステム要因を見きわめる訓練を受けた専門家によって，吟味される．」ことを指します

「報告は，その事例が起こった臨床現場をよく理解し，その背後にあるシステム要因を見きわめる訓練を受けた専門家によって，吟味されなければなりません．データを集めても分析をしなければほとんど価値がないのは明らかですが，政府が行っている報告システムにもっともよくみられる失敗は，報告することを求めてはいても，その報告を分析するのに必要な資源を手立てしていないことです．膨大な数の報告が箱のなかやコンピュータに入れておくだけのために集められています．専門家の意見は，いかなる報告システムにおいても主要で必須の投資すべき要件です．」とあります．

これまで，日本医療安全調査機構や日本医療機能評価機構が膨大な数の報告を収集してきました．しかし，WHOドラフトガイドラインに書かれた「専門家による分析」がなされたという実績がほとんどなく「無策」と指摘されています．

改正医療法の医療事故調査・支援センターは，日本医療調査安全機構が担当することになりましたが，実績がない機関にこの重責が務まるかははなはだ疑問です．

◆適時性

「知らされる深刻なハザードが特定されたときは特にそうである.」とされています.

「報告は遅滞なく分析されなければならず,勧告の内容はそれを知っておくべき人たちに速やかに周知されなければなりません.深刻なハザードが特定されたときには,それについて速やかに示さなければなりません.」とあります.

しかし,2014年に発生した国立国際医療研究センターでのウログラフィン脊髄造影事件と同様の事案は,昭和の終わりからこれまでに刑事事件になったものだけで7人,他公になったものを含めて9人の患者さんの死亡が確認されていますが,いまだに分析されていません.

◆システム指向性

「勧告は,個々人の能力を対象とするよりもむしろ,システムやプロセスあるいは製品を変えることに焦点を絞っている.」ことを指します.

「このことは安全の鉄則であり,どのような報告システムからであれ,そこから得られた勧告の本質はこの鉄則を踏まえていなければなりません.これの基本となる考え方は,たとえ個人のとんでもないエラーであっても,それはシステムの欠陥に起因するものであり,そのシステムの欠陥が矯正されなければ,別のときに他の人によって再び繰り返されるということです.」

これに対し本邦では,上記国立国際医療研究センターではシステム指向性に焦点が当たることなく,責任追及の究極である刑事裁判によって個人の矯正が求められ,諸外国にはみられない現象がみられ続けています.

◆反応性

「報告を受ける機関は勧告内容を周知する能力を有している.報告する医療機関などは,勧告の内容を責任をもって実施する.」とされています.

## 4. WHOドラフトガイドラインを否定したい曲者たち

◆WHOドラフトガイドラインは,なぜドラフトガイドラインなのか

医療事故で医療従事者の責任追及に固執する「説明責任・責任追及派」とよばれる人達や団体がいます.彼らにとっては,WHOドラフトガイドラインが「説明責任を目的とした制度」を否定的に言及していることが面白くないのです.そこで,「WHOガイドラインは,所詮『ドラフト』」「草案にとどまっている」などと言っています.

中島和江氏はこの「ドラフト」の経緯について,ルーシャン・リープ氏に確認しています.それによると,World Alliance for Patient Safetyでディスカッションをし,最終版をWHOから出す方針だったところ,Allianceが発展的に解消しPatient safetyという部門ができた経緯があり,これにかかわった人が分散してしまい,ドラフトのままになっているようです.中島氏は,「ドラフトであるか否かは,全然関係ないのは,論文でも報告書でも役に立つ知見があれば,それを参考により良いものを作るのは当然のこと」と正論を述べています.

◆WHO ドラフトガイドラインが削除された？　消えた？

　WHO ドラフトガイドラインは，全て原文のまま，WHO のホームページに掲載されていたのに，事実に反することを述べてまでこれを否定しようとした人がいました．

　厚労省科学研究費による第1回「診療行為に関連した死亡の調査の手法に関する研究」（通称「西澤班」）における樋口範雄氏（東京大学大学院英米法教授，「診療行為に関連した死亡の調査分析モデル事業」運営委員会委員長）と大坪寛子氏（厚生労働省医療安全推進室長）です．

　樋口氏は「ドラフトのままで終わっていて，オーソライズしているものでも，なんでもない！」「ドラフトの段階で消えた」「何かかえって誤解のまま，贔屓の引き倒しになりすぎないか！」などと述べました．大坪氏は「すでにWHOのホームページのところからも撤去されております．」と発言しました．これらが事実でないことは，WHOのホームページを閲覧すれば直ぐに発覚することです．しかし，会議の参加者には「WHO ドラフトガイドラインが最近になって WHOから消えたんだ，削除されたんだ」と刷り込まれた人もいるでしょう．

　このような発言を行う人物の事故調関連講演などに接する際には注意が必要でしょう．

◆WHO ドラフトガイドラインを否定した責任追及派の行政処分拡大論

　樋口氏は，2010 年の大綱案のころに「医療事故による死亡に対する責任のあり方について」という会議の委員長として，「1 医療事故が起きた後の法的責任を整理して，改革するよう提言する．」「2 事故調査の第三者機関と，刑事処分の後追いでない行政処分の新システムが必要である．これが患者を守る医療安全のための車の両輪となるべきである．」と，これまでは有罪判決を受けた医療者などに限られていた「行政処分」を拡大することによっての医療安全構築を主張しています．医療安全科学はそっちのけで，行政処分という処罰手段で医療従事者の責任追及を目論んでいると推測されます．

## おわりに：WHO ドラフトガイドラインとパラダイムシフトから医療安全科学の学習と運営・実施へ

　我が国全体の医療安全科学は欧米に比べ15 年ほどは立ち遅れていましたが，医療事故調創設直前の土壇場になってWHO ドラフトガイドラインのコンセプトを受け入れ，法律や省令の根源に一部，盛り込むことができました．

　現在，世界の安全の最先端の考え方には，パラダイムシフトが起きています．まれに起こる失敗から学ぶことに終始するのではなく，普段うまくやっていることから学ぶ「レジリエンス・エンジニアリング」というアプローチに向いています．真の医療安全の確保への活動，事故調の運営・実施のためには，WHO ドラフトガイドラインを視座におき，常に学習を継続していかなくてはならないでしょう．

〈佐藤一樹〉

# 免責型ではないこと

## 1. 問責型事故調と免責型事故調

　従来，医療事故調査制度というと，責任問題と関連づけて議論されてきた．責任問題とは，医師の刑事責任，医師や医療機関の行政処分等の行政責任，医師や医療機関の医療過誤損害賠償の民事責任，患者・家族に対する説明やその納得等の説明責任，医療機関の社会的責任などを包含した諸々の責任に関する問題である．事故調をそれら責任問題を解決するための手段（道具）として位置づけて，一方では責任追及や紛争解決と言い，他方では責任免除や刑事免責と言い，全く相反する立場からの議論対立が見られて収束することはなかった．

　数年も経過すると，さすがに真正面から責任追及を唱える論調はなくなってきたが，その代わりに，説明責任・社会的責任を前提とした原因究明という多少マイルドなキャッチフレーズが浮かんでくる．しかし，原因究明も所詮は責任問題の一つの側面に過ぎない．原因究明をして早期に紛争を解決する，といった類いである．もともと「医療事故イコール医事紛争」といった法的に誤った理解に立脚しているので，責任追及型に分類してもよい．つまり，責任追及型（問責型）の行き着いたところは，「原因究明」だったのである．

　他方，当初は，責任免除型（免責型）こそが事故調のありうべき姿であるという論調も有力であった．しかし，無策で医師の刑事免責を求めれば，その代わりに医師の行政処分等が拡大していくのは必定である．行政処分等の拡大は机上で考えれば美しい落とし所とも見えようが，イギリスのGMC（General Medical Council）の失敗例を見れば明らかなように，結局は医療崩壊を招くだけでしかない．幻想に過ぎないとも言えよう．医師法21条改正の代わりに第三者型事故調を導入して行政処分等を拡大するという論調もあるが，所詮はGMCと同じであり，やはり同じ結果を招くだけでしかない．つまり，免責型事故調も現実的ではなかったのである．

## 2. 事故調と責任問題の切り分け

　問責型事故調論者にしても免責型事故調論者にしても，責任問題をそれぞれの思う方向に導く道具として活用しようという点では，共通している．しかし，翻ってみると，もう一つの重要な共通点もあった．これこそ，医療安全の確保・推進である．（厳密には違うのだが，）大雑把に言えば，再発防止と言い換えてもよかろう．

　10数年も経ちながら，長期未済の事故調論争のために，医療安全のより一層の確保・推進という政策課題が停滞してしまっている．ふと気がつけば，事故調には医療安全の確保・推進という重要な要素が基盤にあり，医療安全の確保・推進はいわゆる問責派も免責派も共通に希望する点であった．それならば，事故調と責任問題を切り分けて，事故調を専ら医療安全の確保・推進のものとすればよい．事故調には，責任問題と関連づけなければならない，という論理的必然性がないのである．

　こうして事故調は，責任追及（問責）とも責任免除（免責）とも切り分けられて，医療安全の確保・推進に専念するための制度となった．専ら再発防止を目的とする制度としての事故調である．

これは，パラダイムシフトと格調高く評してよい画期的な出来事であった．

## 3. パラダイムシフトに抵抗する論者達

とは言っても，長年にわたって事故調に関わってきた論者の中には，事故調に対する熱い思いがあるようである．気持ちとしてはやむをえないことではあろうが，既に事故調は，法律（医療法）・厚生労働省令（医療法施行規則）・通知（厚労省医政局長通知）によってパラダイムシフトが完了した．「再発防止（医療安全の確保）」のみを目的とする医療事故調査制度なのであって，決して「原因究明・再発防止」を目的とする制度ではない．

ところが，どうしても理解しようとしない論者も今もって散見され，抵抗を試みているようである．抵抗の論拠として多く持ち出されるのが，医療法改正の際の参議院厚生労働委員会附帯決議（2 医療事故調査制度について）らしい．たとえば，その「イ」は次のとおりである．

「院内事故調査及び医療事故調査・支援センターの調査に大きな役割を果たす医療事故調査等支援団体については，地域間における事故調査の内容及び質の格差が生じないようにする観点からも，中立性・専門性が確保される仕組みの検討を行うこと．また，事故調査が中立性，透明性及び公正性を確保しつつ，迅速かつ適正に行われるよう努めること．」

しかし，そのような論者の中には，中立性，透明性，公正性という法技術的用語の理解が十分でない者も多く，誤って用いられていることもあるように思う．そこで，専ら医療安全の確保という観点から，中立性・透明性・公正性という用語について説明を補足したい．

## 4. 医療安全における中立性

そもそも中立性という概念には，分離（不介入）と公平（支援）という二つの契機（重要な要素）が含まれており，その適切なバランスが要請される．

たとえば，院内に医療従事者Aと管理者Bがいたとすると，中立性というのは，先ずもってAにもBにも介入しないこと（分離不介入）が必要であるが，併せて，AにもBにも公平に専門的な知見を支援しなければならない．Aだけに支援してもBだけに支援しても不公平であり，中立性を損なう．AもBも十分に専門的な知見を有していて，その所見も一致している時は，その知見が違うと言って介入するのも中立性を損なうこととなる．院内調査に中立的な外部委員が必要とされるかどうかは，このような観点から，個別事案の調査状況に応じて個別具体的に判断されよう．

また，外部委員が加わる際にも，その外部委員は特に受動的・謙抑的に振る舞わなければならない．外部委員は，事故調査の主体となる時にはそもそも中立的ではありえないのであるから，特に受動性・謙抑性に留意する必要がある．今までは，外部委員がその自らの思いを超法規的権威に基づく地位利用によって強引に実現しようとして，事故調査の中立性を自ら崩すことが少なからず見受けられた．今後は厳に慎まねばならない振る舞いであろう．

患者の遺族がセンター調査を依頼した場合も全く同じである．ただ，医療機関Aと遺族Bとが対立しているとしても，専ら医療安全という観点からは，専門的な知見の不一致がある場合と同じとは捉えてはならない．たとえ対立して紛争化しているとしても，センターは紛争仲裁機関でも紛争裁断機関でもないのだから，むしろより一層，介入してはならないのである．

## 5. 医療安全における透明性・公正性

　透明性とは，医療安全の観点からは，当事者間における情報共有と言ってよい．秘匿性・匿名性といった制約があるので，医療機関内の全ての職員というわけにもいかないが，調査委員以外に，せめて当該医療従事者と管理者は調査情報を共有しなければならないし，院内の医療安全管理の担当者達も情報共有しなければならないであろう．時折，警察や遺族には本来は秘匿すべきところを透明化しつつ，その反面，当該医療従事者には調査情報を秘匿するといった本末転倒の実務運用をすることもあるらしいが，全く逆なので改めるべきである．

　また，事故調査の公正性は，特に説明責任や社会的責任・法的責任の観点を徹底的に排除して，専ら医療安全の観点から医学的・科学的に調査を実施することによって図らなければならない．責任問題における公正性と混同してはならないのである．

## 6. 医療安全の総和の増大を

　専ら医療安全の確保・推進の観点から，責任問題を切り分けた事故調が構想された．事故調は全国18万近くの医療機関にあまねく行き渡る．法令に則って混乱なく手堅く実務運用されることにより，全ての医療機関が少しずつでも医療安全を着実に推進し，それら各々の医療安全推進の総和が我が国全体において増大することこそ，我が国全ての国民の願いにほかならない．

〈井上清成〉

# 第 1 部

## Q&A 編

I. 総論

今回の医療事故制度は，どのような経緯で，何を目的としてできたのでしょうか？

## Answer

　今回の医療事故調査制度は，2014年6月25日に公布された「地域における医療及び介護の総合的な確保を推進するための関係法律の整備等に関する法律（第6次改正医療法）」により創設されました．2015年3月20日には「医療事故調査制度の施行に係る検討会」においてガイドラインが公表され，5月8日に厚生労働省令（医療法施行規則）と医政局長通知が発出，10月1日より施行される運びとなっています．

　医療事故調査制度の議論は約10年もの長期に及びますが，その発端は1999年2月の都立広尾病院事件まで遡ります．看護師の誤薬による死亡例に対し，主治医と院長が医師法21条により刑事告訴されたこの事件は，医療界に大きな衝撃を与えました．広尾病院事件の真相と，医師法21条「異状死体」の定義が日本法医学会「異状死」ガイドラインや厚生労働省「死亡診断書（死体検案書）記入マニュアル」の誤運用により大きな混乱を招いた詳細は，後出のQ&Aを参照して下さい．

　その後，医療界に対する国民やマスコミの非難が高まる中，医療界から2002年7月「外科関連学会協議会ガイドライン」，2004年4月「日本内科学会，日本外科学会，日本病理学会及び日本医学会の共同声明」，更に2004年9月「日本医学会加盟の主な19学会の共同声明」，2004年9月には「日本学術会議対外報告」などが次々と出されましたが，その内容は「診療行為に関連した患者死亡の届出」と「中立的専門機関の創設」を要望するものでした．更に，2005年9月には診療行為に関連した死亡の調査分析モデル事業も開始され，現在も日本医療安全調査機構に引き継がれています．

　これら医療界の意向を受けて，2006年6月医療制度改革に関する国会審議で「第三者機関による調査，紛争解決の仕組み等について必要な検討を行う」との附帯決議が出て，厚労省が中心となって医療事故調査制度の議論が重ねられました．以下に，俎上に登っては消えていった過去の試案の概要を示します．

- 2007年3月厚生労働省「診療行為に関連した死亡の死因究明等のあり方に関する課題と検討の方向性」
- 2007年10月厚生労働省「診療行為に関連した死亡の死因究明等の在り方に関する試案－第二次試案－」
- 2007年12月自由民主党医療紛争処理のあり方検討会「診療行為にかかる死因究明制度等について」
- 2008年4月厚生労働省「医療の安全の確保に向けた医療事故による死亡の原因究明・再発防止等の在り方に関する試案—第三次試案—」

- 2008年6月民主党「医療に係る情報の提供，相談支援及び紛争の適正な解決の促進並びに医療事故等の再発防止のための医療法等の一部を改正する法律（仮称）案骨子試案」（通称・患者支援法案），「医療事故等による死亡等（高度障害等を含む）の原因究明制度（案）」
- 2008年6月厚生労働省「医療安全調査委員会設置法案（仮称）大綱案」

　このような多くの議論が実らなかった最大の原因は，「医療安全の向上・再発防止」を目的としたWHOドラフトガイドライン推奨の「学習モデル」と，「責任追及」という当該医療者の処分・非難を目的とした「懲罰モデル」を，1つの制度で実現しようとしたところにあります．そして，前者を願う純粋な医療人の良心が後者の紛争の場で蹂躙される危険性と，第三者機関への届出と医療専門家による調査によって警察・検察からの追及や法的責任を免れたいという医療者の幻想に警鐘を鳴らし続けてきたのが，日本医療法人協会を中心とした活動でありました．

　今回の第6次改正医療法で成立した医療事故調査制度では，「医療安全の向上・再発防止を目的とした学習モデル」に特化するというパラダイムシフトが起こりました．これは諸外国では既に常識のことであり，わが国では長期間の議論を要しましたが，大いなる前進と評価できます．この医療事故調査制度によって，真の医療安全・医療の質向上と国民の健康・幸福の増進が成就するためには，その精神と法律に則った正しい運用が必須となります．本制度により臨床現場の医療者に過重な負担をかけたり判断に迷うことのないように，日本医療法人協会「医療事故調査運用ガイドライン」を活用していただきたいと思います．

〈伊藤雅史〉

I. 総論

今回の制度はWHOドラフトガイドラインに依拠すると聞きましたが,これは出されてから10年近くになります.今でも有効なガイドラインですか？

## Answer

もちろん有効です.全80頁がダウンロード可能です.http://www.who.int/patientsafety/events/05/Reporting_Guidelines.pdf また,日本語訳の「有害事象の報告・学習システムのためのWHOドラフトガイドライン」（監訳 日本救急医学会診療行為関連死の死因究明等の在り方検討特別委員会）が,へるす出版から発行されていますので,購入することをお勧めします.

### 解説

WHOドラフトガイドライン（WHO draft guidelines for adverse event reporting and learning systems）は,2004年にWHOに組織されたWorld Alliance for Patient Safety（医療安全のための世界同盟）が作成したものです.世界の医療安全の専門家がWHOのもとに集まりました.中心人物は,ハーバード大学公衆衛生大学院教授のルーシャン・リープ先生です.医療安全に精通した外科医で,1990年代初頭に多数の一流医学雑誌に投稿され,認知心理学やヒューマンファクター工学の領域に医療におけるエラーの問題解決方法を見出したことを示されました.この活動は医療界だけでなく,米国国民や議会に対しても科学的背景のある医療安全対策の必要性を訴え,1999年の「人は誰でも間違える」（To Err is human）の米国医学研究所（IOM）報告につながります.この考え方がWHOドラフトガイドラインを誕生させ,今日まで継続しているのです.

現在,厚労省ホームページ「医療事故調査制度 Q&A」のA1には,WHOドラフトガイドラインと医療事故調査制度の関係が明確にされています.「医療に関する有害事象の報告システムについてのWHOのドラフトガイドラインでは,報告システムは,『学習を目的としたシステム』と,『説明責任を目的としたシステム』に大別されるとされており,ほとんどのシステムではどちらか一方に焦点を当てていると述べています.その上で,学習を目的とした報告システムでは,懲罰を伴わないこと（非懲罰性）,患者,報告者,施設が特定されないこと（秘匿性）,報告システムが報告者や医療機関を処罰する権力を有するいずれの官庁からも独立していること（独立性）などが必要とされています.今般の我が国の医療事故調査制度は,同ドラフトガイドライン上の『学習を目的としたシステム』にあたります.したがって,責任追及を目的とするものではなく,医療者が特定されないようにする方向であり,第三者機関の調査結果を警察や行政に届けるものではないことから,WHOドラフトガイドラインでいうところの非懲罰性,秘匿性,独立性といった考え方に整合的なものとなっています.」

これに対して,「必ずしも準拠する必要はない」という乱暴な主張をする一部の法律屋や厚労省職員がいることには驚きます.このような偏った主張をする一派の戯言は無視して医療安全学の根幹を学習し,真の医療安全の確保のための調査をしましょう.

〈佐藤一樹〉

I. 総論

厚労省の検討部会でも医療法人協会の委員が多く参画し，医療法人協会のガイドラインが通知や省令などの叩き台になったようですが，医療法人協会とはどのような団体なのですか？

## Answer

　医療法人制度は昭和25年5月に公布された改正医療法において創設されました．医療法人は，病院，診療所（医科・歯科），または介護老人保健施設の開設・所有を目的とする法人で，全国の病院の約60％，全国の診療所の約30％（最多は「個人」の約50％），全国の歯科診療所の約13％（最多は「個人」の約85％）が医療法人であり，日本の医療の根幹を支えています．

　一般社団法人日本医療法人協会（以下，医法協）は，民間医療機関である医療法人の健全なる発展を図り，その設立を助成して国民医療の向上を図ることを目的として，昭和26年4月に任意団体として結成され，昭和27年4月に厚生大臣に社団法人認可の申請を行い，昭和27年8月27日に設立を認可されました．

　医法協は医療法人の会員のみを有する純粋な民間医療機関の団体で，その会員は主に病院を経営する医療法人で組織されており，会員総数1,031法人（平成26年3月31日現在）を有し，民間医療機関の立場から各種事業を行っております．

　民間病院団体としては昭和24年に設立された日本精神病院協会（後に日本精神科病院協会）に次いで2番目に設立され，昭和26年の日本病院会，昭和35年の全日本病院協会と共に，四病院団体協議会の一角を担っています．

　医法協では，医療法人制度のあり方やそれに対する税制の改善等について立法，行政当局に要望，提言を行い，これまでに法人税，固定資産税が非課税の「社会医療法人制度」や，法人税が軽減される「特定医療法人制度」を実現させてきました．

　また，医療人がより良い医療を提供できる制度作りにも尽力しており，その一環として医療安全に関する諸問題について，医療安全調査部会を中心に精力的な活動を行っております．第六次改正医療法による医療事故調査制度が，WHOドラフトガイドラインに記載された「学習を目的としたシステム」に特化し，「責任追及のシステム」を分離することができたのは，医法協の役割が極めて大きかったといえます．

〈伊藤雅史〉

I. 総論

## どうして医療法人協会が医療事故調査制度に深く関わるようになったのですか？

### Answer

第三次試案・大綱案から一貫して，反対してきました．医療法改正時には，厚労省案の問題点を指摘，日本医療法人協会医療事故調ガイドライン（現場からの医療事故調ガイドライン検討委員会最終報告書）（医法協ガイドラインと略）を公表し，常に議論をリードしてきました．「医療事故調査制度の施行に係る検討会」にも参加，医法協ガイドラインがたたき台となって，とりまとめが行われました．

### 参照

**有害事象の報告・学習システムのための WHO ドラフトガイドライン**

　日本救急医学会診療行為関連死の死因究明等の在り方検討特別委員会（監訳）　へるす出版

　報告制度は「学習を目的とした報告制度」と「説明責任を目的とした報告制度」に大別され，これらの制度は目的が異なることから，1つの制度に2つの機能をもたせることは難しい．

　成功する報告制度は，「非懲罰性」「秘匿性」「独立性」が求められる．

**厚労省 Q&A**

　医療事故調査制度の目的は，医療法の「第3章　医療の安全の確保」に位置づけられているとおり，医療の安全を確保するために，医療事故の再発防止を行うことです．

### 参考

　医療に関する有害事象の報告システムについてのWHOドラフトガイドラインでは，報告システムは，「学習を目的としたシステム」と，「説明責任を目的としたシステム」に大別されるとされており，ほとんどのシステムではどちらか一方に焦点を当てていると述べています．その上で，学習を目的とした報告システムでは，懲罰を伴わないこと（非懲罰性），患者，報告者，施設が特定されないこと（秘匿性），報告システムが報告者や医療機関を処罰する権力を有するいずれの官庁からも独立していること（独立性）などが必要とされています．

　今般の我が国の医療事故調査制度は，同ドラフトガイドライン上の「学習を目的としたシステム」にあたります．したがって，責任追及を目的とするものではなく，医療者が特定されないようにする方向であり，第三者機関の調査結果を警察や行政に届けるものではないことから，WHOドラフトガイドラインでいうところの非懲罰性，秘匿性，独立性といった考え方に整合的なものとなっています．

### 解説

　第三次試案・大綱案の時から，医療法人協会は制度の危険性を訴えてきました．その後，政権交代があり，事故調問題は棚上げとなっていましたが，平成24年3月，厚労省「医療事故に係る調査の仕組み等のあり方に関する検討部会」で，医療法人協会は意見聴取を受けました．この時の会議に危機感を持った医療法人協会は，「医療安全調査部会」の体制を一新し，医療事故調対策に深く関わることとなりました．医療法人協会は，病院団体（四病協・日病協）で議論をけん引，医法協案を骨子として，平成25年1月23日には，四病協合意，平成25年2月22日には日病協合意を取りまとめるに至ります．この合意は，医師法21条に関する厚労省見解，即ち，平成24年10月の厚労省医政局医事課田原克志課長発言に基づき，医師法21条の異状死体等の届出は外表異状によることを前提として，「医療の内」の制度として構築するというものでした．病院団体合意にも関わらず平成25年5月29日，厚労省は強引に「医療事故に係る調査の仕組み等に関する基本的あり方」をとりまとめ，医療・介護制度改正一括法として提出を目指します．この法案は「医療の内」（医療安全）と「医療の外」（紛争）がごちゃまぜの「責任追及」の制度で，極めて不備なものでした．医法協は，これに猛反発，「絶対反対」「法案阻止」の運動を展開しました．その後，保岡元法務大臣・厚労省・医法協の三者会談を経て，法案修正を加えて改正医療法として成立します．医療事故調制度は法律となった時点で「医療安全」の制度として作られることとなり，当初案より改善されたいいものとなっていましたが，多くの点がガイドラインに任されており，課題が残ったものとなっていました．

　このガイドライン作成のために，厚労科研費による「診療行為に関連した死亡の調査の手法に関する研究」班（西澤班）が組織されますが，西澤班は，法律から外れた議論がなされました．WHOドラフトガイドラインがWHOのホームページから削除されたという厚労省のミスリード（実際は存在しています．http://www.who.int/patientsafety/implementation/reporting and learning/en/）もあり，西澤班によるガイドライン作成に問題を感じた医法協は独自にガイドライン作成を決定します．これが坂根班中間報告書として平成26年8月に田村厚労大臣に提出されました．その後，9月には最終報告書をまとめ，「医法協医療事故調ガイドライン」として，橋本政務官に提出しました．西澤班の議論には厚労省内部にも異論があり，結局，西澤班の梯子を外す形で10月に厚労省に「医療事故調査制度の施行に係る検討会」が組織されます．この議論のたたき台として，西澤班中間報告書と医法協ガイドラインが採用されますが，西澤班は論点提示だけの中間報告書にすぎず，医法協ガイドラインは完成系となっており法律に準拠していることもあり，実質的には医法協ガイドラインがたたき台として議論されました．結果としては，純粋に「医療安全」の仕組みとして，医法協ガイドラインを修正する形でのとりまとめとなりました．

　今回の制度は，純粋に医療安全の「医療の内」の制度として，WHOドラフトガイドラインにのっとって構築されていますが，無理解な構成員もあり，一部わかりにくいところも出てきました．このため，医療法人協会は，本制度を正しく理解してもらえるように，平成27年5月30日，日本医療法人協会「医療事故調運用ガイドライン」最終報告書（医法協運用ガイドライン）を公表しました．この医法協運用ガイドラインは，現場目線でわかりやすく解説してありますので，各部署に常備し，疑問の時に，その都度目を通されることをお勧めします．

〈小田原良治〉

Ⅱ. 医療事故調査の窓口について

医療事故であるかないかの判断を相談する窓口を探しています．どこに相談すればよいのでしょうか？

## Answer

「医療事故調査・支援センター」（支援センター）または「医療事故調査等支援団体」（支援団体）のうちから，各医療機関が選択することとなります．常々どこに相談すべきか検討しておくことが必要です．

### 参照

**改正医療法　第6条の11第2項**

病院等の管理者は，医学医術に関する学術団体その他の厚生労働大臣が定める団体（法人でない団体にあつては，代表者又は管理人の定めのあるものに限る．次項及び第6条の22において「医療事故調査等支援団体」という．）に対し，医療事故調査を行うために必要な支援を求めるものとする．

**改正医療法　第6条の16**

医療事故調査・支援センターは，次に掲げる業務を行うものとする．

**同第5項**

医療事故調査の実施に関する相談に応じ，必要な情報の提供及び支援を行うこと．

**医政発0508第1号　厚生労働省医政局長通知**

医療機関の判断により，必要な支援を支援団体に求めるものとする．

**告示**

支援団体は別途告示で定める．

医療事故調査制度の施行に係る検討について（平成27年3月20日医療事故調査制度の施行に係る検討会）

### 解説

医療事故の判断など制度全般に関する相談は，「医療事故調査・支援センター」（支援センター）及び，「医療事故調査等支援団体」（支援団体）のいずれも行えることになりました．「医療事故調査等支援団体」は，職能団体・病院団体，大学病院等，関係学会など複数の機関が想定されており（図1．支援団体案），実際多くの団体が名乗りを上げています．これらの中から医療機関の判断で適切な団体を選ぶことができます．しかしながら，名乗りを上げている団体の中には，必ずしも制度の本質を理解していない団体もみられるようです．相談先の選定には注意が必要です．あくまでもそれぞれの医療機関が外部に丸投げすることなく，院内で自立的・自律的に判断をすることが必

| 職能団体 |
|---|
| 日本医師会 |
| 都道府県医師会 |
| 日本歯科医師会 |
| 都道府県歯科医師会 |
| 日本看護協会 |
| 日本助産師会 |
| 日本薬剤師会 |

| 大学病院 |
|---|
| 日本私立医科大学協会 |
| 国立大学附属病院長会議 |
| 全国医学部長病院長会議 |

| その他医療関係団体 |
|---|
| ……… |

| 医学に関する学会 | |
|---|---|
| 日本内科学会 | 日本肝臓学会 |
| 日本外科学会 | 日本循環器学会 |
| 日本病理学会 | 日本内分泌学会 |
| 日本法医学会 | 日本糖尿病学会 |
| 日本医学放射線学会 | 日本腎臓学会 |
| 日本眼科学会 | 日本呼吸器学会 |
| 日本救急医学会 | 日本血液学会 |
| 日本形成外科学会 | 日本神経学会 |
| 日本産科婦人科学会 | 日本感染症学会 |
| 日本耳鼻咽喉科学会 | 日本老年医学会 |
| 日本小児科学会 | 日本アレルギー学会 |
| 日本整形外科学会 | 日本リウマチ学会 |
| 日本精神神経学会 | 日本胸部外科学会 |
| 日本脳神経外科学会 | 日本呼吸器外科学会 |
| 日本泌尿器科学会 | 日本消化器外科学会 |
| 日本皮膚科学会 | 日本小児外科学会 |
| 日本麻酔科学会 | 日本心臓血管外科学会 |
| 日本リハビリテーション医学会 | 日本医療薬学会 |
| 日本臨床検査医学会 | 日本看護系学会協議会 |
| 日本歯科医学会 | 日本消化器内視鏡学会 |
| 日本消化器病学会 | 日本婦人科腫瘍学会 |
| ……… | ……… |

| 病院団体 |
|---|
| 日本病院会 |
| 日本医療法人協会 |
| 全日本病院協会 |
| 日本精神科病院協会 |
| ……… |

〈支援団体とセンターの役割分担（案）〉

| 支援の類型 | | | センター | 職能団体 病院団体 | 大学病院等 | 関係学会 |
|---|---|---|---|---|---|---|
| 医療事故の判断など制度全般に関する相談 | | | ○ | ○ | ○ | ○ |
| 調査に関する具体的支援 | | | | | | |
| | 調査等に関する助言 | | ○ | ○ | ○ | ○ |
| | 技術的支援 | 解剖に関する支援 | | ○ | ○ | |
| | | 死亡時画像診断に関する支援 | | ○ | ○ | |

図1 支援団体（案）

※その他，申出に応じて順次追加する．

要です．特に第1報（発生報告）は重要であり，発生報告を行った事案についてはセンター調査の対象となるばかりでなく，遺族からの調査の依頼ができることとなりますので，本当に報告すべき事案か否かの判断は重要です．制度全般や医療事故の判断に関する相談先は慎重に選ぶべきです．また，センターは，病院等の管理者又は遺族からの依頼があった場合の調査（センター調査）の権限を有していますので，このような機関に医療事故か否かの相談を行うことは慎重であるべきでしょう．検討会のなかでも支援センターが事故発生の相談業務を行うべきでないとの意見も出ました．支援団体も，理解不足の団体，あるいは旧来の考えに固執している団体等がありますので慎重に選択してください．

なお，本制度のたたき台となった「医法協医療事故調ガイドライン」を提唱した日本医療法人協会も支援団体として相談窓口を担います．本制度に詳しい日本医療法人協会に相談されることをお勧めします． 〈小田原良治〉

## Q6 Ⅱ. 医療事故調査の窓口について

医療事故調査・支援センターはどのような組織ですか．信用できるのでしょうか？

### Answer

　医療機関からの医療事故の報告を収集，整理，分析するとともに，一般化・普遍化し，医療機関の体制・規模等に配慮した再発防止策の検討を行う組織です．一方，支援センターは，医療機関が報告した事例について，遺族等の求めにより，再調査（センター調査）できる権限を有しています．このため，センターが真に医療安全の組織となるか否かが重要です．今般，モデル事業を行っていた医療安全調査機構が医療事故調査・支援センターとなりましたが，過去のモデル事業を引きずるようであれば信用するべきではありません．

### 参照
**改正医療法　第6条の16**
　医療事故調査・支援センターは，次に掲げる業務を行うものとする．
　一　第6条の11第4項の規定による報告により収集した情報の整理及び分析を行うこと．
　二　第6条の11第4項の規定による報告をした病院等の管理者に対し，前号の情報の整理及び分析の結果の報告を行うこと．

**医政発0508第1号　平成27年5月8日　厚生労働省医政局長通知**
　報告された院内事故調査結果の整理・分析，医療機関への分析結果の報告について
○報告された事例の匿名化・一般化を行い，データベース化，類型化するなどして類似事例を収集し，共通点・類似点を調べ，傾向や優先順位を勘案する．
○個別事例についての報告ではなく，集積した情報に対する分析に基づき，一般化・普遍化した報告をすること．
○医療機関の体制・規模等に配慮した再発防止策の検討を行うこと．

**改正医療法　第16条の17**
　医療事故調査・支援センターは，医療事故が発生した病院等の管理者又は遺族から，当該医療事故について調査の依頼があつたときは，必要な調査を行うことができる．

**医政発0508第1号　平成27年5月8日　厚生労働省医政局長通知**
○院内事故調査終了後にセンターが調査する場合は，院内調査の検証が中心となるが必要に応じてセンターから調査の協力を求められることがあるので病院等の管理者は協力すること．
○院内事故調査終了前にセンターが調査する場合は院内調査の進捗状況等を確認するなど，医療機関と連携し，早期に院内事故調査の結果が得られることが見込まれる場合には，院内事故調査の結果を受けてその検証を行うこと．各医療機関においては院内事故調査を着実に行うとともに，必要に応じてセンターから連絡や調査の協力を求められることがあるので病院等の管理者は協力

すること．
○センター調査（・検証）は，「医療機関が行う調査の方法」で示した項目について行う．その際，当該病院等の状況等を考慮して行うこと．

---

### 解説

「医療事故調査・支援センター」（支援センター）の業務は，院内事故調査結果の整理・分析業務とセンター調査業務があります．前者は，院内調査報告書の事例を匿名化・一般化し，データベース化・類型化するなどして再発防止に役立てようとするものです．しかしながら，支援センターに報告した事例については遺族から調査の依頼ができることから，センター調査の対象となる可能性が考えられます．センター調査は幾多の問題を有しており，常にセンター業務の監視を行っていく必要があるでしょう．支援センターは医療安全調査機構が認定されました．医療安全調査機構は旧モデル事業を担ってきたことから，旧来の陋習を引きずる危険性があり，当事者の責任追及の結果を招来することが危惧されています．時日を積み重ね，センターが医療安全のためのセンターとして確立するまでは，盲目的に信用せず，センター報告はどうしても必要な，意義あるものに限定するのが賢明でしょう．また，一方，センター業務のチェック体制が必要と言えるでしょう．

〈小田原良治〉

# Q7 Ⅱ．医療事故調査の窓口について

医療事故調査・支援センターの再調査はどのような場合に行われるのでしょうか．また，それを防ぐためにはどうしたらよいでしょうか？

## Answer

　医療機関から医療事故として発生報告を行った事案がセンター調査の対象となります．医療機関の管理者または遺族から調査の依頼があった場合にセンター調査が行われます．これを防ぐためには，日々の診療時にインフォームドコンセントや診療録等の記載に心がけ，改正医療法に規定する報告すべき医療事故が発生しないようにすることです．

### 参照

**改正医療法　第 6 条の 17**
　医療事故調査・支援センターは，医療事故が発生した病院等の管理者又は遺族から，当該医療事故について調査の依頼があつたときは，必要な調査を行うことができる．
**医政発 0508 第 1 号　平成 27 年 5 月 8 日　厚生労働省医政局長通知**
○医療事故が発生した医療機関の管理者又は遺族は，医療機関の管理者が医療事故としてセンターに報告した事案については，センターに対して調査の依頼ができる．

### 解説

　まず，その医療機関から医療事故が発生したとの報告をセンターに行った事例のみが対象です．発生報告があった事例について，管理者又は遺族から調査の依頼があった場合に調査の対象となります．院内調査終了前で早期に院内調査の結果がえられることが見込まれる場合には，院内調査の結果を受けて検証を行うこととされていますが，院内調査の結果に重大な誤りがあった場合等はセンター調査の対象となりえます．
　センター調査を防ぐためには，事前に死亡の可能性を説明すること，カルテに記載すること，院内医療安全管理委員会の充実等を心がけ，センター報告の対象となる「予期せぬ死亡」を減らすことです．
　また，万一，センター調査の対象となった場合，調査報告書が紛争の原因となる可能性があります．センターの報告書が「非識別化」が行われておらず，関係者が特定あるいは識別されたような場合にはセンター調査の調査員の提訴も辞さない態度が必要といえます．

〈小田原良治〉

## Q8　Ⅲ．報告の対象となる事例について

どんな事例が報告対象ですか．医療事故の定義はどうなっていますか？「医療事故」は他の制度や書物の定義と同じでしょうか？

### Answer

　今回の制度では，「管理者が予期しなかった死亡，かつ医療に起因し，または起因すると疑われる死亡又は死産」を医療事故と定義し報告対象としました．
　今までの医療事故の定義と違い，広く網羅するのではなく，医療事故の範囲をきわめて限定しています．

### 参照

改正医療法　第6条の10
　病院，診療所又は助産所の管理者は，医療事故（当該病院等に勤務する医療従事者が提供した医療に起因し，又は起因すると疑われる死亡又は死産であつて，当該管理者が当該死亡又は死産を予期しなかつたものとして厚生労働省令で定めるものをいう）が発生した場合には，厚生労働省令で定めるところにより，遅滞なく，当該医療事故の日時，場所及び状況その他厚生労働省令で定める事項を第6条の15第1項の医療事故調査・支援センターに報告しなければならない．

### 解説

　医療事故の定義は，時代とともに変化しています．2000年に出された厚労省のリスクマネジメントマニュアル作成指針では，医療事故の定義として
　医療に関わる場所で，医療の全過程において発生するすべての人身事故で，以下の場合を含む．なお，医療従事者の過誤，過失の有無を問わない．
　ア　死亡，生命の危険，病状の悪化等の身体的被害及び苦痛，不安等の精神的被害が生じた場合
　イ　患者が廊下で転倒し，負傷した事例のように，医療行為とは直接関係しない場合
　ウ　患者についてだけでなく，注射針の誤刺のように，医療従事者に被害が生じた場合
　　と医療行為と関係ない管理に係る事故や医療従事者の被害も含めていました．
　現在の国立大学付属病院における医療事故の定義は
　「疾病そのものではなく，医療を通じて発生した患者の有害な事象を言い，医療行為や管理上の過失の有無を問わない．合併症，医薬品による副作用や医療機器・材料による不具合も含む」と前述のものより限定的にはなっています．それでも合併症や機器の不具合によるものも医療事故に含めており，対象は広範囲です．
　これが，2015年10月から施行される改正医療法では，
　「医療に起因し，または起因すると疑われる死亡又は死産，かつ管理者が予期しなかったもの」を医療事故と定義しました．

今回の医療事故の定義では過誤の有無が問われないのは国立大学付属病院のものと一緒ですが，合併症や「医療」に含まれない単なる管理は外されております．また医薬品による副作用はPMDA（独立行政法人 医薬品医療機器総合機構）の「医薬品・医療機器等安全性情報報告制度」に，薬事法の対象でない物品に関する事故情報については消費者庁へ報告するため，医療事故の定義に合致する事例は極めて限定的です．

〈坂根みち子〉

## Q9 III. 報告の対象となる事例について

報告対象がかなり限定されているようですが，医療事故の防止には広くセンターに報告したほうがよいのではないでしょうか？

### Answer

　範囲を広げた報告制度は，すでに日本医療機能評価機構の医療事故情報収集等事業で行っております．そこでは，誤った医療や管理を行ったことが明らかな場合だけでなく，明らかでなくても，その行った医療又は管理に起因して，患者が死亡し，若しくは患者に心身の障害が残った事例又は予期しなかった，若しくは予期していたものを上回る処置その他の治療を要した事例は，報告することになっています．したがって，今回の制度で屋上屋を重ねるようなことをしてはいけません．

### 解説

　今回の制度では，旧案にあった「誤った医療行為による死亡」や単なる「管理」に起因する死亡は削除され，報告対象はきわめて限定されています．

　その理由は，無床診療所以外では，既に医療安全のための既存の制度があり，院内に医療安全委員会を設置し，医療安全の確保するための方策を講じるよう法律で定められているからです．これに基づき，日本医療機能評価機構では医療事故情報収集等事業で広義の医療事故情報の収集・分析がなされてきました．この事業は開始から10年で22,000件以上の事例が報告されております．また薬事法の対象となるものについてはPMDA（独立行政法人 医薬品医療機器総合機構）へ，薬事法の対象ではない物品による事故については消費者庁に報告されています．これらの知見が現場へ充分にフィードバックされてこなかったのは確かです．

　今回の制度では，これに加えて医療に起因した，予期せぬ死を報告するのですから，時間とお金と人手をかけて分析するに値するものでないと報告する意味がありません．

　本制度の予算は年5億3,900万円と，日本医療安全調査機構がやっていた所謂モデル事業の3倍程度しかありません．2016年度は9億円程度の予算獲得を目指すようですが，モデル事業では，その予算で年間20例程度の分析しかできませんでした．日本医師会は，診療所と99床以下の病院については院内事故調査にかかる費用を保険でまかなうようですが，疲弊した医療現場の現状を鑑みても，人・金・物の不足は顕著で，全国18万弱の医療機関からの幅広い報告を網羅することは不可能です．

　この制度を読み解くと，屋上屋を重ねて幅広く報告させて分析することが目的ではなく，この制度をきっかけに各医療機関での実際の医療安全レベルを向上させることが目的だということがわかります．したがって，何が報告対象かを考えて右往左往する必要はありません．それより，院内での死亡症例の全例チェック体制や，M&Mカンファ，CPCカンファなどのPeer reviewの充実，医療従事者の過重労働対策，またこのような制度への初参加となる無床診療所においては，院内の医療安全レベル向上のための基本的な方策を講じることが求められているのです．　〈坂根みち子〉

## Q10　Ⅲ．報告の対象となる事例について

報告の対象として「医療に起因し」，とありますが，どのような「医療」が報告対象に含まれますか？

## Answer

　報告対象となるのは，手術，処置，投薬，検査，輸血などの積極的医療行為で，これに該当するかどうかは最終的に病院管理者が判断します．原病の進行，食事・入浴サービスなど，管理（火災，地震や落雷等の天災等）などは，積極的医療行為ではないので，報告対象に含まれません．

### 参照

**改正医療法　第6条の10**
　病院，診療所又は助産所（以下この章において「病院等」という．）の管理者は，医療事故（当該病院等に勤務する医療従事者が提供した医療に起因し，又は起因すると疑われる死亡又は死産であつて，当該管理者が当該死亡又は死産を予期しなかつたものとして厚生労働省令で定めるものをいう．以下この章において同じ．）が発生した場合には，厚生労働省令で定めるところにより，遅滞なく，当該医療事故の日時，場所及び状況その他厚生労働省令で定める事項を第6条の15第1項の医療事故調査・支援センターに報告しなければならない．

**本通知**
○「医療」に含まれるものは制度の対象であり，「医療」の範囲に含まれるものとして，手術，処置，投薬及びそれに準じる医療行為（検査，医療機器の使用，医療上の管理など）が考えられる．
○施設管理等の「医療」に含まれない単なる管理は制度の対象とならない．
○医療機関の管理者が判断するものであり，ガイドラインでは判断の支援のための考え方を示す．
※別紙参照：「医療に起因する（疑いを含む）」死亡又は死産の考え方（表1）

### 解説

　「提供した医療に起因する」とは，手術，処置，投薬，検査，輸血などの積極的医療行為を提供した場合を主に指します．
　施行規則第1条の10の2第1項各号（特に1号，2号）は明らかに積極的医療行為を想定した条文であること，本通知において，「手術，処置，投薬及びそれに準じる医療行為」とされていること，本通知参照表でも，原病の進行は「医療に起因する死亡」要件に該当しないとされていることが理由です．
　転倒・転落，誤嚥，隔離・身体拘束・身体抑制，褥瘡，食事・入浴サービスなどについては，それ自体は「医療」に当たらないので，他の積極的医療行為が介在して死亡を起因したと管理者が判断しない限り，本制度の対象にはなりません．

### 表1 「医療に起因する（疑いを含む）」死亡又は死産の考え方

「当該病院等に勤務する医療従事者が提供した医療に起因し，又は起因すると疑われる死亡又は死産であって，当該管理者が当該死亡又は死産を予期しなかったもの」を，医療事故として管理者が報告する．

| 「医療」（下記に示したもの）に起因し，又は起因すると疑われる死亡又は死産（①） | ①に含まれない死亡又は死産（②） |
|---|---|
| ○診察<br>　―徴候，症状に関連するもの<br>○検査等（経過観察を含む）<br>　―検体検査に関連するもの<br>　―生体検査に関連するもの<br>　―診断穿刺・検体採取に関連するもの<br>　―画像検査に関連するもの<br>○治療（経過観察を含む）<br>　―投薬・注射（輸血含む）に関連するもの<br>　―リハビリテーションに関連するもの<br>　―処置に関連するもの<br>　―手術（分娩含む）に関連するもの<br>　―麻酔に関連するもの<br>　―放射線治療に関連するもの<br>　―医療機器の使用に関連するもの<br>○その他<br>以下のような事案については，管理者が医療に起因し，又は起因すると疑われるものと判断した場合<br>　―療養に関連するもの<br>　―転倒・転落に関連するもの<br>　―誤嚥に関連するもの<br>　―患者の隔離・身体的拘束／身体抑制に関連するもの | 左記以外のもの<br>＜具体例＞<br>○施設管理に関連するもの<br>　―火災等に関連するもの<br>　―地震や落雷等，天災によるもの<br>　―その他<br>○併発症<br>　（提供した医療に関連のない，偶発的に生じた疾患）<br>○原病の進行<br>○自殺（本人の意図によるもの）<br>○その他<br>　―院内で発生した殺人・傷害致死，等 |

※1　医療の項目には全ての医療従事者が提供する医療が含まれる．
※2　①，②への該当性は，疾患や医療機関における医療提供体制の特性・専門性によって異なる．

単なる「管理」が報告の対象に含まれていないことにも留意が必要です．法律制定の過程で，「医療」と「管理」は並列して議論されていましたが，最終的に成立した法律では「管理」が省かれ「医療」のみが制度の対象となったという経緯があります．したがって，火災，地震や落雷等の天災等といった施設管理に関連するものは報告の対象にはなりません．

〈岡崎幸治〉

# Q11

Ⅲ．報告の対象となる事例について

医療事故の報告の対象としないことが明らかな類型はありますか？

## Answer

厚労省の通知からは，
○施設管理に関するもの
　―火災等に関連するもの
　―地震や落雷等，天災に関連するもの
　―その他
○併発症（提供した医療に関連のない，偶発的に生じた疾患）
○現病の進行
○自殺（本人の意図によるもの）
○その他
　―院内で発生した殺人・傷害致死，等
となっていますが，要は医療事故でなければ報告の対象になりません．
なお，医療過誤かどうかは関係ありません．

### 参照

**改正医療法　第6条の10**

　病院，診療所又は助産所（以下この章において「病院等」という．）の管理者は，医療事故（当該病院等に勤務する医療従事者が提供した医療に起因し，又は起因すると疑われる死亡又は死産であつて，当該管理者が当該死亡又は死産を予期しなかつたものとして厚生労働省令で定めるものをいう．以下この章において同じ．）が発生した場合には，厚生労働省令で定めるところにより，遅滞なく，当該医療事故の日時，場所及び状況その他厚生労働省令で定める事項を第6条の15第1項の医療事故調査・支援センターに報告しなければならない．

### 解説

　医療事故とは「医療に起因し又は起因すると疑われる死亡又は死産であって，管理者が予期しなかったもの」です．下記は報告の対象ではありません．
○管理者が予期していた．
　①医療提供前に医療従事者が患者又はその家族に対して当該死亡が予期されることを説明していた．
　②医療提供前に医療従事者が患者又はその家族に対して当該死亡が予期されることをカルテ等に記載していた．

③管理者が医療従事者・医療安全委員会からの事情聴取などによって医療提供前に医療従事者が当該死亡を予期していたと認める場合.
○医療でなく管理であったと管理者が判断した下記の例
　療養,転倒・転落,誤嚥,患者の隔離・身体拘束・身体抑制
○積極的な医療行為であっても医療起因性が50％未満の下記の例（50％以上かつ管理者が予期しなかったものは報告対象の可能性があります）
　診察,検査,治療（投薬・注射・輸血・麻酔・手術・放射線治療・リハビリテーションなど）

〈於曽能正博〉

## Q12　III. 報告の対象となる事例について
医療に起因あるいは疑いとはどの程度の類型を言うのでしょうか？

### Answer

「提供した医療に起因する」とは，手術，処置，投薬，検査，輸血等の積極的医療行為を提供した場合と考えるのが妥当でしょう．また，死亡には複数の要因が重なることが考えられます．「医療に起因した」という以上，医療行為が死亡に与えた影響が少なくとも50％以上のものが該当すると考えるべきでしょう．

### 参照

**改正医療法　第6条の10**
　病院，診療所又は助産所（以下この章において「病院等」という）の管理者は，医療事故（当該病院等に勤務する医療従事者が提供した医療に起因し，又は起因すると疑われる死亡又は死産であつて，当該管理者が当該死亡又は死産を予期しなかつたものとして厚生労働省令で定めるものをいう．以下この章において同じ．）が発生した場合には，厚生労働省令で定めるところにより，遅滞なく，当該医療事故の日時，場所及び状況その他厚生労働省令で定める事項を第6条の15第1項の医療事故調査・支援センターに報告しなければならない．

**医政発0508第1号　平成27年5月8日　厚生労働省医政局長通知**
　医療に起因し，又は起因すると疑われるもの
○「医療」に含まれるものは制度の対象であり，「医療」の範囲に含まれるものとして，手術，処置，投薬及びそれに準じる医療行為（検査，医療機器の使用，医療上の管理など）が考えられる．
○施設管理等の「医療」に含まれない単なる管理は制度の対象とならない．
○医療機関の管理者が判断するものであり，ガイドラインでは判断のための考え方を示す．
※別紙参照：「医療に起因する（疑いを含む）」死亡又は死産の考え方（表1）

### 解説

「医療に起因する死亡」要件の判断を行うのは管理者です．本制度では，単なる「管理」は報告の対象外であり，「医療起因性」の判断が重要になります．「医療」であるか否かの参照として，医政局長通知別紙「医療に起因する（疑いを含む）死亡又は死産の考え方」が提示してあります．これは，あくまでも「参照」ですが，一つの参考となると考えられますので後程解説します．
　医療に含まれるものとして，通知に，手術，処置，投薬，検査，医療機器の使用，医療上の管理が例示されており，主に積極的医療行為が対象となると考えるべきでしょう．原病の進行による死亡は当然，「医療に起因する死亡」要件に該当しません．管理（火災，地震，落雷等），医療以外の

**表1** 「医療に起因する（疑いを含む）」死亡又は死産の考え方

「当該病院等に勤務する医療従事者が提供した医療に起因し，又は起因すると疑われる死亡又は死産であって，当該管理者が当該死亡又は死産を予期しなかったもの」を，医療事故として管理者が報告する．

| 「医療」（下記に示したもの）に起因し，又は起因すると疑われる死亡又は死産（①） | ①に含まれない死亡又は死産（②） |
|---|---|
| ○診察<br>　―徴候，症状に関連するもの<br>○検査等（経過観察を含む）<br>　―検体検査に関連するもの<br>　―生体検査に関連するもの<br>　―診断穿刺・検体採取に関連するもの<br>　―画像検査に関連するもの<br>○治療（経過観察を含む）<br>　―投薬・注射（輸血含む）に関連するもの<br>　―リハビリテーションに関連するもの<br>　―処置に関連するもの<br>　―手術（分娩含む）に関連するもの<br>　―麻酔に関連するもの<br>　―放射線治療に関連するもの<br>　―医療機器の使用に関連するもの<br>○その他<br>以下のような事案については，管理者が医療に起因し，又は起因すると疑われるものと判断した場合<br>　―療養に関連するもの<br>　―転倒・転落に関連するもの<br>　―誤嚥に関連するもの<br>　―患者の隔離・身体的拘束／身体抑制に関連するもの | 左記以外のもの<br>＜具体例＞<br>○施設管理に関連するもの<br>　―火災等に関連するもの<br>　―地震や落雷等，天災によるもの<br>　―その他<br>○併発症<br>　（提供した医療に関連のない，偶発的に生じた疾患）<br>○原病の進行<br>○自殺（本人の意図によるもの）<br>○その他<br>　―院内で発生した殺人・傷害致死，等 |

※1　医療の項目には全ての医療従事者が提供する医療が含まれる．
※2　①，②への該当性は，疾患や医療機関における医療提供体制の特性・専門性によって異なる．

原因（原病の進行，別疾患の進行，自殺，患者自身の危険行動，犯罪行為等）は本要件に該当しません．医療上の管理（積極的医療行為と一体となる管理）は，本要件に該当するというべきでしょう．妊婦健診で通院中の死産は，原則として「医療に起因する死亡」要件に該当しません．転倒・転落，誤嚥，隔離・身体拘束・身体抑制，褥瘡，食事・入浴サービスなども，それ自体「医療」に該当しませんが，積極的医療行為が介在して起こった場合は対象となる場合も考えられます．

また，複数の原因が死亡に影響する場合や，死因の候補が複数存在する場合もあります．これらの場合は，当該「医療行為」の影響が50％以上と考えられる場合が「医療に起因する死亡」要件に該当するというべきでしょう．

参照として別添の「医療に起因する（疑いを含む）」死亡又は死産の考え方（表1）について解説します．表左の「医療」に起因する（疑い含む）死亡又は死産（①）以外のものは報告対象外です（②）．②の具体例としては，施設管理に関連するもの，併発症，原病の進行，自殺，殺人等があります．

表左，上から3つの○は，医療法で規定する「医療」のリストです．これらの「医療」を行っていて，かつそれに「起因」して死亡した場合が「医療に起因した死亡」要件に該当します．4つ

目の○の「その他」の項目は，原則として「管理」であり，「医療」に含まれません．ただ，前述した通り，積極的医療行為が原因となって，転倒・転落，誤嚥等が起こった場合は，「医療上の管理」と考えられるとの意味です．本要件該当性は，疾患や医療機関における医療提供体制の特性・専門性により異なりますので，事例の特性，自院の特性を考えて管理者が適切に判断して下さい．

〈小田原良治　満岡　渉〉

## Q13　Ⅲ．報告の対象となる事例について
### 予期しない死亡とはどのようなものですか？

### Answer

　患者さんが死亡するリスクがあるとは考えられていなかったにも関わらず，予想外に患者さんが死亡してしまった場合のことをいいます．いわば，「まさかこの患者さんが亡くなるとは思わなかった．」といった状況です．

|参照|

**医療法施行規則（省令）**
　第1条の10の2　法第6条の10第1項に規定する厚生労働省令で定める死亡又は死産は，次の各号のいずれにも該当しないと管理者が認めたものとする．
　一　病院等の管理者が，当該医療が提供される前に当該医療従事者等が当該医療の提供を受ける者又はその家族に対して当該死亡又は死産が予期されることを説明していたと認めたもの
　二　病院等の管理者が，当該医療が提供される前に当該医療従事者等が当該死亡又は死産が予期されることを当該医療の提供を受ける者に係る診療録その他の文書等に記録していたと認めたもの
　三　病院等の管理者が，当該医療を提供した医療従事者等からの事情の聴取及び第1条の11第1項第2号の委員会からの意見の聴取（当該委員会を開催している場合に限る．）を行った上で，当該医療が提供される前に当該医療従事者等が当該死亡又は死産が予期していたと認めたもの

**本通知**
○左記（省令）の解釈を示す．
・省令第一号及び第二号に該当するものは，一般的な死亡の可能性についての説明や記録ではなく，当該患者個人の臨床経過等を踏まえて，当該死亡又は死産が起こりうることについての説明及び記録であることに留意すること．
・患者等に対し当該死亡又は死産が予期されていることを説明する際は，医療法第1条の4第2項の規定に基づき，適切な説明を行い，医療を受ける者の理解を得るよう努めること．

|解説|

　「予期」とは，法律用語としても用いられることはまれで定義が困難ですが，医療過誤の司法判断の要件である「予見」とは異なり，より緩い言葉です．また，本通知でも「臨床経過等を踏まえて，当該死亡又は死産が起こりうること」と表現されています．これらを考え合わせると，具体的な予見をする必要はなく，「今後なにかしらで亡くなられることもありうる」と，より抽象的に予

期することを指すと考えられます．また，ここで問題となる予期する対象は，「死亡」という結果そのもので，その時の医療起因性，つまり死亡の原因と思われる医療の内容とは関係ありません．

したがって，まれであっても死亡するリスクが少なからずある医療行為における死亡は，まれであるにせよ予期されているものなので，その医学的関連とは関係なく，制度の対象にはなりません．

きわめて低リスクの手術・処置・投薬の後に患者が急変して死亡した場合などが，「予期しない死亡」に当てはまると考えられます．

〈岡崎幸治〉

# Q14

Ⅲ. 報告の対象となる事例について

「予期した死亡」である旨を事前にカルテに記載していなかったり，患者さん自身に説明した記録が残っていなかったりの場合でも，センター報告の対象とならない事案があると聞きました．どのような場合ですか？　緊急症例以外にもありますか？

## Answer

あります．「事前カルテ記載なし」「事前説明なし」であっても，全ての死亡について，センター報告の対象にならない場合があります．緊急症例以外にもあります．

### 参照

**改正医療法施行規則　第1条の10の2**

法第6条の10第1項に規定する厚生労働省令で定める死亡又は死産は，次の各号のいずれにも該当しないと管理者が認めたものとする．

- 一　病院等の管理者が，当該医療が提供される前に当該医療従事者等が当該医療の提供を受ける者又はその家族に対して当該死亡又は死産が予期されることを説明していたと認めたもの
- 二　病院等の管理者が，当該医療が提供される前に当該医療従事者等が当該死亡又は死産が予期されることを当該医療の提供を受ける者に係る診療録その他の文書等に記録していたと認めたもの
- 三　病院等の管理者が，当該医療を提供した医療従事者等からの事情の聴取及び第1条の11第1項第2号の委員会からの意見の聴取（当該委員会を開催している場合に限る．）を行つた上で，当該医療が提供される前に当該医療従事者等が当該死亡又は死産を予期していたと認めたもの

### 解説

上記「改正医療法施行規則　第1条の10の2の「一号」「二号」が「管理者が当該死亡を予期したもの」であることは自明でよいでしょう．一番大切なのは「三号」の「管理者が当該死亡を予期したもの」を報告しないことです．

そのためには，条文にある「当該医療を提供した医療従事者等からの事情の聴取」が重要です．また，条文の「第1条の11第1項第2号の委員会」は有床診療所以上に義務づけられた法律の規定なので，無床診療所などでは，実質上「当該医療を提供した医療従事者等からの事情の聴取」だけが報告しないことの根拠になります．

報告の対象は，①管理者を基準に，②死亡することを，③予期しなかったことの3つが必要条件です．通常，管理者自身は直接患者の診療にあたりませんので，個別の患者の死亡を具体的に予期することは不可能です（管理者自身が医療を行った場合を除く）．また，管理者には各診療科の専門知識が常にあるわけではありません．このため，管理者は現場医療従事者の考えをふまえて判

断することとされているのです．したがって，管理者と現場の医療従事者の双方が予期しなかった死亡，いわば「その医療機関のみんなが，意外に思う死亡」についてのみ「予期しなかった死亡」と判断して報告すべき可能性がでてきます．

　②で勘違いしないでほしいことは，「死亡という結果そのものを予期しなかったかどうか」が問題で，「死因を予期しなかったかどうか」は問題ではないということです．

　「予期」という言葉は，法律ではほとんど使用されない用語であって，国語的には緩やかな言葉です．このことから，予期の程度は具体的に予期する必要はなく，抽象的に予期していればよいものだといえます．医療法施行規則第1条の10の2に該当する，厚労省通知においても，「臨床経過等を踏まえて，当該死亡又は死産が<u>起こりうること</u>」と表現されています．すなわち，本制度でいう「予期しなかった」とは，「まさか亡くなるとは思わなかった」という状況だといえます．よって，事後的にみて，死亡はまれでも，「あることはあるよね」というレベルであれば報告する必要はないのです．

〈佐藤一樹〉

## Q15　Ⅲ．報告の対象となる事例について

単純過誤，薬の間違いなどは報告対象ですか？報告対象事例について，厚生労働省のホームページや検討会の取りまとめでは，「過誤の有無は問わない」と明記されています．一方で，省令や通知には「過誤」という文言が見当たりません．結局，過誤が疑われる事案は報告の対象になるのですか，ならないのですか？

## Answer

単純過誤，単純誤薬等は報告対象ではありません．

**解説**　日本医療法人協会　医療事故調運用ガイドライン p26～に以下のように記載されています．
「過誤」類型は削除されたこと
　改正医療法の旧案である「大綱案」の条文では，報告の類型として，①「誤った医療行為による死亡」と，②「予期しなかった死亡」の2つをあげていました．
　しかし，「過誤」を報告の要件とすることは法曹界・医療界からの批判が根強く，医療安全の確保を目的とする改正医療法では，①の類型の文言は明確に削除され，②の類型である「予期しなかった死亡」類型のみになりました．改正医療法の文言では，「過誤」「過失」に触れた文言は全くありません．
　つまり，①の類型は本制度の対象から除かれ，②類型のみが本制度の対象となったことが法律文言の推移から明らかです．
　また，厚労省の医療事故調査制度の施行に係る検討会資料では
http://www.mhlw.go.jp/file/05-Shingikai-10801000-Iseikyoku-Soumuka/0000078773.pdf
p2 表に報告対象として，「過誤の有無は問わない」と明記されています．
　更に過誤事例については，すでに日本医療機能評価機構の医療事故情報収集等事業で情報が収集，分析されています．あとは，現場への具体的なフィードバックが待たれている状態です．
　管理者の判断により，本制度で単純過誤を報告することを止めるものではありませんが，既存の制度があるものについてはなるべく既存の制度を利用し，本制度では既存の制度でカバーできなかった事例に限定することが，大切な医療資源の有効利用につながると思われます．
　したがって，各医療機関は，過去に報告されている単純過誤，単純誤薬については，「予期できた」と判断できるよう予期能力の向上をはかる必要があります．
　また，今回の制度では過誤があるからといって，報告の義務があるわけではありません．省令や通知で「過誤の有無」について言及がないのは，「過誤の有無を問わない」のが制度の前提となっているからです（厚労省・医療安全室長の答弁より）．本制度はあくまで医療安全レベル向上のためであり，過誤があった時の贖罪意識や説明責任，遺族の納得のための報告ではないのです．
　単純過誤については，この制度の枠外の問題で，医療機関として迅速に真摯に対応し，補償しなければならないことは言うまでもありません．

〈坂根みち子〉

# Q16　Ⅳ. 報告対象の具体例
## 以下の例ごとに，報告対象になるのか，ならないのか教えて下さい．

### Q16-1　80歳代　男性

下肢閉塞性動脈硬化症に対し局所麻酔下で経皮経カテーテル血管形成術を受けたが，当日，夕食摂取直後に心肺停止となった．いったん蘇生し2日目には気管内チューブを抜去したものの4日目には再挿管となった．その後，徐々に全身状態が悪化し，敗血症，成人呼吸促迫症候群，多臓器不全のため，14日目に死亡した．

**Answer**

リスクを具体的に説明していれば，医療法施行規則第1条の10の2第1項第1号から報告対象外です．

高齢者のASOの手術は，一般に予後不良で，血管内治療について，非常に好成績というわけではありません．また，全身麻酔の後，感染症などで全身状態が悪くなる場合も多いと思われます．

このようなハイリスクケースでは，何が（原疾患，年齢，手術侵襲，糖尿病などの合併症の存在）リスクなのか具体的に説明して，手術に向かっていただくのがよいと思われます．単に大丈夫だと思うが，高齢者なのでなにがあってもおかしくないよ，では不十分でしょう．

本件は，これらの点が術前に説明されていれば，予期していた死亡として報告対象になりませんが，そのような具体的な説明もなく，死亡した場合は，医療起因性が認められれば報告対象になると思われます．

また，本人に認知症があり，身寄りも説明に来ない場合は，カルテ等に死亡リスクと効果を勘案した思考過程，カンファレンス結果などを記載してあれば報告対象になりません．（同2号）

### Q16-2　30歳代　男性

頸椎椎間板ヘルニアの患者に対して，第5・6頸椎椎間板ヘルニア前方摘出，骨移植・プレート固定を施行したところ，手術後，呼吸困難を生じ，呼吸停止から脳死状態に陥り，約5カ月後に死亡した．

**Answer**

麻酔合併症として死亡リスクを説明していれば医療法施行規則第1条の10の2第1項第1号から報告対象外です．

このような場合は頸椎のリスクですので，対麻痺などの重篤な合併症の説明はしていると思われますが，死亡リスクについては明確にせず，せいぜい「首の手術ですので，何が起こるかわかりません」といった程度の説明ではないでしょうか．これでは改正法の通知にもあるよう

に，抽象的な説明に過ぎず，報告対象となりそうです．

　しかし，全身麻酔の合併症としての喉頭浮腫とそれによる死亡リスクが説明されていれば，報告対象とはなりません．手術は，外科医だけが行うのではなくて，麻酔科などのチーム作業です．その全体の中で，死亡リスクを説明されていれば，外科医が死亡リスクを説明していなくても報告対象にはなりません．

### Q16-3　60歳代　男性

　肝内胆管癌の疑いの診断のもとに行った肝切除手術の際に，血管損傷を伴う大量出血をきたし，出血性ショックに陥った．手術終了後ICUにて管理されたが，手術の翌日に死亡した．

**Answer**

　死亡リスクを説明していれば医療法施行規則第1条の10の2第1項第1号から報告対象外です．

　肝切除術は，大きな侵襲を伴う手術で，腹腔鏡でも開腹でも，出血リスクは高いものです．肝硬変などがベースにあれば，「あなたの肝臓は，肝硬変があるためもともと止血因子を十分作れない上に，止血が難しいと思われます．そのような事態になった場合は命に関わる場合もあるので，この点はご了承ください．」といった説明があれば，当該患者の死亡が予期されていることを説明していた類型になると思われます．

　このようなケースで問題になるのは，出血については説明していますが，血管損傷については説明していないので，リスクの具体的説明として十分かどうかという点があります．

　しかし，省令上は予期の対象は「死亡かどうか」で，その原因の詳細や，ましてやその原因が法的にどう評価されるか（過誤の有無は問わないとされています）までは規定されていません．

　したがって，死亡リスクが具体的に当該患者の受ける侵襲行為に沿った形で説明されていれば報告対象にはなりません．本件は出血死のリスクを説明しているので1号での対象外ケースと考えられます．

### Q16-4　20歳代　女性

　統合失調症にて外来治療中，幻覚，興奮などのため入院後，隔離室にて加療．約2週間後，夜に睡眠薬を服用し入眠．翌日の朝に死亡．

**Answer**

　医療起因性が高くなく報告対象になりません．

　統合失調症患者は突然死率が0.8％と高く，突然死の原因は，ほとんどが心血管疾患（62.8％）であることが判明しました．また特異的要因としては，心筋梗塞（52.9％），肺炎（11.8％），気道閉塞（7.8％），心筋炎（5.9％），拡張型心筋症，心膜血腫，肺塞栓症，出血性脳卒中，脳腫瘍（それぞれ2.0％）などで，6例（11.8％）の原因が不明とされるケースでも，そのうち3例は，剖検で冠動脈硬化症の所見がみられたとされています（Schizophrenia Research online 2014年4月3日号）．

　したがって医療起因性がなく，上記のように医療が起因する割合は50％を超えてはいない

ので報告対象にはなりません．

### Q16-5　70歳代　男性

大腸多発ポリープに対して行われた内視鏡摘除により大腸穿孔が合併し，それによる腹膜炎に対する開腹手術が行われた．軽快退院した後3日目に死亡した．

**Answer**

医療起因性がなく報告対象になりません．

軽快退院しているのですから，医療起因性が高いとは思えません．70歳の患者の突然死の多くは心血管疾患ですから，医療起因性が高いとは考えられず，開腹手術をしても「軽快退院」している以上，医療起因性は想定すらできないと思われます．「予期しない」要件が明らかであればあるほど医療起因性は否定されるべきですね．

### Q16-6　60歳代　女性

前日より発熱がみられた状態で，予定されていた整形外科の手術を受ける目的で入院した．入院当日に，発熱，低血糖，意識障害を伴うショックとなり，急速な経過で深夜に死亡された．

**Answer**

医療起因性がなく報告対象になりません．

本制度の報告対象となる医療起因性は，手術などの積極的，作為的な医療行為が想定されます．通知でも，手術等に準ずるものとなっており，何もしないという不作為は対象ではありません．

もちろん，放置したということでの過失責任が生ずる場合がありますが，今回の制度にいう「医療事故」ではないことは明らかです．

### Q16-7　60歳代　女性

脳出血で保存的治療を受けていた患者にMRAで2mm台の未破裂脳動脈瘤が見つかったため，脳血管造影検査を行ったところ，検査中に急性大動脈解離を発症し死亡．

**Answer**

偶発症であり医療起因性がなく報告対象になりません．

通知にある典型的な偶発症です．無理に血圧変動や，カテーテル操作などに結びつける必要はありません．

### Q16-8　60歳代　男性

直腸癌の患者に超低位前方切除術を施行，術後約1週間後に縫合不全を認めた．その治療として経肛門に吻合部付近にドレーンが挿入された．その肛門ドレーンが抜去された後に下血（鮮血）が数回認められ，トイレで突然意識障害を伴い血圧低下し突然死をきたした．術後3週間以内で死亡した事例．

**Answer**

突然死の他の原因が除外され，医療起因性が50％を超えれば報告対象になりうると思われます．

予期については，超低位前方切除術の際の死亡リスク説明で，本件のような術後相当期間経過した際の死亡は説明されていない場合，1号除外類型には該当しません．

しかし，予期しない死亡については医療起因性がないというケースが多いと思われます．本件でも，下血はありましたが，死亡原因が出血死であれば医療起因性は高いと思われますが，死亡時の貧血の程度からみてさほどでなかったり，測定できていない場合は，心筋梗塞や肺塞栓も十分想定されますので，偶発症といえます．

今回の医療事故調査制度は，再発防止・医療安全のためのもので，偶発症の発生予防などは医療安全・調査機構がいくらデータを集めても，とても提言できないでしょう（誰も今回のような制度で心筋梗塞の発症予防策を立てられるとは思いませんね）．突然死の原因推定や原因不明の死亡について探偵的なことをするための制度ではなく，学習・医療安全のための制度であることを肝に銘じて，原因不明だから事故調といった安易な発想は慎むべきです．

### Q16-9　40歳代　女性

右大腿部の滑膜肉腫に対して広範切除術および血管再建術が行われた約9カ月後に，下大静脈内に再発増殖した腫瘍の離断遊離組織から致死的肺動脈幹塞栓症をきたして死亡．

**Answer**

医療起因性がなく報告対象ではありません．

明らかな原疾患の進行によるもので，今回の事故調査報告制度では報告対象にならないことは明らかです．したがって，医療起因性がなく，予期していたかどうかなどといった点は問題になりません．

### Q16-10　40歳代　女性

高熱，頭痛，全身の疼痛で発症し，A病院で治療を受けたが，3日後（土曜日）より意識障害，神経症候，けいれんをきたし，B病院に入院するも発症4日目（日曜日）血圧低下，呼吸数減少をきたし死亡した事例．

**Answer**

医療起因性が高くなく報告対象ではありません．

髄膜炎などが想起される事案で，医療起因性を疑う情報はありませんので報告対象になりません．

原疾患の治療の過程で，薬剤が投与される場合もありますが，このような治療が行われているからといって医療起因性があるとは到底いえません．

単に侵襲的医療行為が行われているだけでなく，その寄与が50％を越える場合に，はじめて医療に起因した疑いがあるというべきです．本件では，既に死亡経過につながるような症状が治療前から生じており，疾病の進行による事由の方が高いので，医療起因性の疑いはないと断定できます．

なお，疾病A, B, Cが各20％，医療による可能性が40％である場合，もっとも想定されるのは医療によるものといえますが，医療起因性自体は50％を越えないので，報告対象にならないと言うべきなのです．

### Q16-11　70歳代　女性

徐脈性失神発作を起こした患者に永久ペースメーカーを挿入した後，状態が急変し数時間後に死亡した事例．

**Answer**

医療起因性についても50％を越えているかどうか，医療法施行規則第1条の10の2第1項第1～3号の要件を満たすかは事案を詳細に分析する必要があります．

原疾患が徐脈性不整脈ですから，原疾患が十分突然死リスクを有するもので，医療起因性は50％を越えるとは必ずしもいえないと思われます．

もっとも，ペースメーカーの作動があれば，通常は徐脈性不整脈による死亡はないと思われますので，不整脈死であれば，作動がなかったという点で，虚血性心疾患や心不全などの原因もなければ医療起因性が肯定されそうに思います．

確かにペースメーカー挿入という行為は，もちろん侵襲的な医療行為ですが，ペースメーカーを入れずに放置していて死亡したら，医療起因性はありません．したがって，ペースメーカーの不作動といった事故が，本制度の医療起因性に該当するかどうかは議論の余地があります．

これを作動しない，欠陥のあるペースメーカーを挿入したという前提なら医療起因性を論ずることになりますが，その場合でも，ペースメーカーの感度は100％ではなく，作動しない場合や，その場合の死亡リスクなどを説明しているか，基礎疾患が死亡リスクが高いもので，医療安全管理委員会や担当医の意見などから死亡する可能性が高い場合は，必ずしも報告対象にならないことは留意するべきです．

### Q16-12　60歳代　男性

患者は変形性頸椎症のための椎弓切除術後，両上肢の残存疼痛，うつ症状に対し抗うつ薬（トリプタノール），抗けいれん薬（テグレトール）の投与を受けた．投薬開始3カ月後，薬疹（後日，スティーブンス・ジョンソン症候群とされた）と診断され，上記2剤の投与は直ちに中止，副腎皮質ホルモン投与．白血球増多，血液培養で黄色ブドウ球菌が検出され，抗菌薬を投与．

プレドニン投与中止3日後，突然ショック状態に陥り，敗血症性ショック，脱水症と診断されたが，血液検査では高血糖（血糖833 mg/dL），高ナトリウム血症（Na 172 mEq/L）．補液，インスリン投与を行い，高ナトリウム血症，脱水症は改善したが，その後DIC傾向が出現し，意識レベルの低下，血中ビリルビン値上昇，血圧低下，乏尿，呼吸不全などあり，多臓器不全へと進展した．薬疹出現約3カ月後に多臓器不全にて死亡した．

**Answer**

医療法施行規則第1条の10の2第1項第3号から報告対象外です．

医療起因性については，①薬剤投与という医療行為による薬疹（SJS），②これに対する副腎皮質ホルモン投与という2つの原因による敗血症が最大の死因ですので，認められると思われます．

抗うつ薬の投与自体は侵襲的ではないと思われますが，厚労省の通知でも，投薬は医療起因性の類型にあげられており，本当に薬剤で生じた死亡であれば，医療起因性はあると思われます．

したがって，投与の原因を侵襲的な椎弓切除術に求めて，これに起因したと考える必要はありません．

次に，予期の点ですが，椎弓切除，抗うつ薬の投与の時点での死亡リスクの説明があれば，医療法施行規則第1条の10の2第1項第1号で報告対象から除外されそうですが，死亡原因が通常の説明内容とは大きく異なると思われ，1号の除外事由にはならないとも考えられます．

本来ですと，重症薬疹の説明や副腎皮質ホルモンの大量投与を行う際に，死亡リスクを説明しておくべきですが（それであれば医療法施行規則第1条の10の2第1項第1号で報告除外です），していない場合でも，担当医や医療安全管理委員会から事情を聞けば，容易にこのような経過は起こりうる経過であることがわかるはずです〔「重症多形滲出性紅斑に関する調査研究班」（塩原班）の調査等では死亡率5〜20％，多くは敗血症を合併します〕．

したがって，医療法施行規則第1条の10の2第1項第3号から報告対象外です．

### Q16-13　70歳代　女性

長期（12年余）にわたり人工透析を必要としてきたが，近年の心不全症状に対応するため，石灰化大動脈弁狭窄と僧帽弁閉鎖不全に対する弁置換術と左回旋枝動脈へのバイパス術が予定され心臓血管外科へ入院．しかし，両弁置換術と左回旋枝へのバイパス手術を一期的に施行するのはリスクが高いと判断され，外科手術前に左回旋枝への経皮的冠動脈形成術が循環器内科医に依頼された．入院約1週間後に経皮的冠動脈形成術が施行されたが重症大動脈弁狭窄と冠動脈多枝病変に伴って内在した心筋虚血が経皮的冠動脈形成術により急激に悪化し，心停止に至った．救命処置によりいったん回復し，経皮的冠動脈形成術を終了したが，多臓器不全に陥り，経皮的冠動脈形成術3日後に死亡した．

**Answer**

医療法施行規則第1条の10の2第1項第1-3号から報告対象外です．

高齢者で長期の透析患者ということもあり，CABGはかなりのハイリスクは言うまでもありません．だからこそ2期的手術ということになったのでしょうが，当然死亡リスクは説明しておくべきです．

死亡リスクの説明の際は，厚労省Q&Aにあるように単に高齢者であるから何があってもおかしくないといった表現ではなく，冠動脈の動脈硬化による変性や透析の長期化による血管や心臓が弱っているので，血管や心臓が手術に耐えられない可能性も十分あり，手術中や手術後に心臓が原因で命を失うこともある手術です，とはっきり記載した方がよいでしょう．

ただ，このようなケースでは，死亡は十分予期したものとはいえ，2号や3号でも報告対象外と思われます．しかし，注意するべきは，リスクを説明していないが，客観的に死亡リス

が高い場合や，主治医がそれを予期していた記載を診療記録に書いている場合は，当然，なぜ説明しなかったのだという点が問題になりますし，説明義務違反の賠償請求につながる可能性が高くなります．

### Q16-14　50歳代　男性

腹腔内または後腹膜由来の悪性腫瘍の疑いで骨盤内腫瘍摘出術を施行，術中大量出血し，腫瘍が大きく止血に難渋する．MAP 26 単位，血小板 15 単位，新鮮凍結血漿 5 単位，リンゲル液および生食 5,800 mL，ヘスパンダー 2,500 mL，プラズマネートカッター 1,000 mL が投与された．ようやく腫瘍を完全摘除した後，急激に心停止をきたし死亡した症例．最終出血量は 11,400 mL であった．

**Answer**

死亡リスクの説明がされていれば，医療法施行規則第 1 条の 10 の 2 第 1 項第 1 号から報告対象外です．

出血量が予想された量より遙かに多いこと，および手術に伴う出血によって死亡している事案ですので，医療起因性はあると思われます．

後腹膜の悪性腫瘍は，一般に難手術で出血量も多くなり止血も難渋しがちです．ですから通常は，手術の説明の際に出血のリスクや輸血の可能性は記載していることと思われますが，本制度の省令（施行規則）の規定からは，「後腹膜というお腹の深いところの手術ですので，難手術になり，出血が多くなってしまうことも多いです．輸血などを行い対処しますが，場合によっては命にかかわるような大量出血になることもあります．」と記載しておくのが賢明でしょう．

### Q16-15　70歳代　女性

後頭部痛に対して神経ブロックを行ったところ心肺停止し，約 3 週間後に死亡．

**Answer**

報告対象となりえます．

後頭部痛が，特発性後頭神経痛か緊張型頭痛，頸肩腕症候群や外傷後頸部症候群，頸椎症などによる後頭部痛かわかりませんが，一般には刺入部からの小出血を生ずるくらいで，大きな合併症の頻度は高くない手技です．したがって，死亡リスクなどは説明していることは少なく，予期せぬ死亡にあたりうるでしょう．

しかし，後頭部痛への神経ブロックという身体の枢要部への穿刺ですから，他の心筋梗塞や肺塞栓といった死亡原因が特に想定されないので（手技中に心肺停止したのでしたら，これらの循環器系の死亡は可能性が低いですね），医療起因性は少なくとも疑いレベルで肯定されるのではないでしょうか．

また，穿刺の際の深部への刺入があれば業務上過失致死傷が問われかねない案件ですから，そのようなことがないのであれば，深部に刺していないことが証明できる穿刺針の保全が有用でしょうね．

### Q16-16　70歳代　女性

低栄養，熱中症様の高熱，意識障害，ショックのため，緊急搬送され，全身管理にて徐々に改善していたが，意識障害の遷延，四肢麻痺，尿失禁状態が続き，原因を検索中であった．摂食不能のため施行されていた経鼻胃管の再挿入時に，チューブが気管内に誤挿入され，その後に栄養剤が誤注入されたことで重度の肺炎，肺膿瘍を生じ，抗生剤の投与にもかかわらず，1週間後に死亡した．

**Answer**

報告対象になると思われます．

おそらく，入院時から状態が悪く，死亡リスクも説明あるいは診療記録に記載されていたと思われますが，最終的な死因は状態が改善している中での，気管誤注入による誤嚥性肺炎ですので，原疾患による死亡ということは困難でしょう．

もっとも，入院時から状態が悪く，誤嚥性肺炎のリスクも高い中で，経過中に誤注入があったが，持ち直して，その後肺炎で死亡したような場合は，原疾患の進行によるものと考えてよいと思います．

明白な医療過誤で，予期し得なかったような事態は，過誤事案として報告対象と即断しがちですが，原疾患の進行に「影響を与えた」という程度でしたら，医療起因性または疑いという要件は充足しないと考えるべきです．また，明白な医療過誤事案の場合，因果関係の立証困難で嫌疑不十分による不起訴になる場合もあるので，その認定は慎重に慎重を重ねるべきでしょう．

なお，医療法人協会のガイドラインでは，衆知の単純過誤の場合は，予期していたものとして報告対象にならないと考えますので，本件のような場合は医療法施行規則第1条の10の2第1項第3号によって報告対象から除外されると考えるべきでしょう．もちろん遺族への説明・謝罪，適切な賠償は不可欠です．

### Q16-17　4歳　男児

2歳時に大動脈弁バルーン拡大術を施行された．術後には大動脈弁弁口面積がいったん改善し，圧格差が減少した．しかし，その2年後（4歳時）に心臓カテーテルを施行したところ再度増悪し重症大動脈弁狭窄症の病態であることが判明．そのため2回目の大動脈弁バルーン拡大術を施行されたが改善は得られず，術後3日目に死亡した．

**Answer**

報告対象になりません．

明らかに原病の進行によるものでしょう．大動脈弁狭窄は突然死をきたすことも多く，医療起因性は50％を越えていないと判断されます．

### Q16-18　9カ月　女児

RSウイルスによる急性細気管支炎に罹患した際に，三心房心による重症肺高血圧およびうっ血性心不全と診断された．RSウイルス感染症の影響が軽減する2カ月後以降に手術の予

定であったが，術前評価目的で行われた心臓カテーテル検査終了直後に肺高血圧クリーゼにより急変し，死亡した．

**Answer**

報告対象になりません．

重症肺高血圧による肺高血圧クリーゼは原病の進行と考えられますから医療起因性はありません．肺高血圧クリーゼは交換神経刺激で生じますから「心カテが影響を与えた」と評価する余地もありますが，50％以上の寄与はないといえます．また，このようなリスクの高い患者に侵襲的な検査を行う場合には，それが直接死亡を引き起こすような関係が乏しいものでも，病態からの死亡リスクを説明しておくということもトラブルを避ける上で有用かも知れません．

### Q16-19　0歳　女児

鉗子分娩により出生し，新生児仮死と帽状腱膜下血腫のため NIICU で管理中の新生児が出生12時間後に死亡した事例．

**Answer**

報告対象になりません．

侵襲的・積極的医療がなされていない点，そもそも医療が原因（起因している）だという疑いの根拠すらありません．医療機関内で生じた事案を全て報告するような制度ではないので，SIDS のような事案は全く報告対象になりません．SIDS のような事案は，遺族には無関係の匿名情報として研究班などで検討する案件だと思われます．

### Q16-20　20歳代　男性

脳幹部腫瘍（神経節膠腫）で嚥下障害があり胃瘻形成術が施行されており，唾液分泌を抑制したいという希望にそって硫酸アトロピンを処方された．翌日から7回服用した時点で動悸がしたので病院に連絡し，硫酸アトロピン服用の中止と，翌日受診することを指示された．その翌日，意識消失して倒れ，心臓拍動は再開したが意識は戻らなかった．調剤時に誤って10倍量の 7.5 mg/日を調剤していたことが判明．13日目に死亡．

**Answer**

報告対象と思われます．

動悸といった症状が出ておりアトロピン中毒による死亡の蓋然性が50％を超える程度はあり，医療起因性はあると思われます．予期についても，外来通院患者で致死性不整脈があるわけではないので，死亡リスクの説明などはしていないと思われますし，報告対象でしょう．しかし，これは過誤だからではなく，積極的な医療に起因しており死亡について予期しない死亡だからという理由であることは忘れないでください．

### Q16-21　40歳代　男性

僧帽弁閉鎖不全症に対する僧帽弁形成術およびメイズ手術開始直後，経食道心エコープローブによる食道穿孔を起こした．心臓手術は中止され，直ちに穿孔部縫合修復術が行われた．術

後より発熱や下痢がみられ，144日目には菌血症から敗血症性ショックに至った．重篤な状況は脱したが，再手術が困難な状況となり，食道穿孔後187日目に死亡．

**Answer**

死亡リスクの説明がされていれば，医療法施行規則第1条の10の2第1項第1号から報告対象外です．

検査の場合は，手術以上に致死的合併症のリスク説明が不十分になりがちで，このために予期せぬ死亡と評価されてしまいがちになります．

しかし，経食道的超音波検査や，消化管の内視鏡検査は，一定頻度の穿孔や，それによる死亡リスクがあるので，検査前にしっかり説明しておくべきでしょうね．説明と同意書の記載については，今まで記載していた，……出血・消化管穿孔やそれによる腹膜炎・感染症……などの命にかかわるような合併症が起こることがあります，と記載しておけばよいでしょう．

### Q16-22　70歳代　女性

食道がん術後出血に対して再開胸・止血術を行い，その後に生じたSIRS，敗血症，そして想定外のいわゆる「たこつぼ型心筋症」を発症し，多剤耐性緑膿菌感染が回復せずに死亡した症例．

**Answer**

報告対象外です．

医療起因性については，緑膿菌性敗血症と心筋症が競合的に死因になったということです．緑膿菌性敗血症は手術合併症と評価できますから，医療起因性がありますが，通常は食道癌の手術の場合，感染症の合併は説明していると思われますから，「命にかかわる感染症」と説明していれば，医療法施行規則第1条の10の2第1項第1号で報告対象外です．

そして，心筋症は偶発症ですから厚労省通知から報告対象外ですので，報告する必要はありません．

### Q16-23　70歳代　女性

3年前骨折を生じ，右大腿骨人工骨頭置換術を受けた．同部骨頭のゆるみのため右股関節痛が生じ，人工骨頭抜去，右人工股関節置換術を行うために入院．骨セメント使用人工股関節置換術後に突然血圧低下，呼吸停止したため，直ちに開胸，用手的心マッサージを試み，さらに人工心肺装置を装着するも血圧の回復，左心室の動きを得られず死亡に至った．

**Answer**

報告対象と思われます．

手術という侵襲行為の直後あるいは最中に，心肺停止状態になっていますので医療起因性は少なくとも疑いが高いと考えられます．

合併症といえば合併症でしょうが，出血や感染症，肺塞栓など，通常説明する合併症でもないようですし，予期しない死亡といってよいのではないでしょうか．死亡自体は，蓋然性があっても，死亡経過が術前に説明したり（医療法施行規則第1条の10の2第1項第1号の予期），担当医が予想していたりしていたもの（同2号の予期），あるいは通常合併症として想

定されている死亡原因（3号の予期）とも明らかに異なるからです．Q16-3と微妙な違いがありますが，難しいケースかと思います．

### Q16-24　70歳代　女性

ぜんそく・糖尿病の治療目的で入院．糖尿病の治療後，入院9日目に胆石症および臍ヘルニアの手術目的で外科に転科したが，原因不明の発熱，嘔気，嘔吐を発症したため手術は中止．転院後死亡．

**Answer**

報告対象になりません．

手術目的で転院はしましたが，まだ何もしていない段階ですので，医療起因性があるとは到底いえません．今回の制度は，原因不明の死亡の原因を究明する趣旨のものではなく，医療事故の再発防止が主眼ですから，CPCや臨床カンファレンスのような機能を期待してはいけません．ただ，院内で，種々の検討をすることは必要かと思いますが，それはあくまで学術的な検討であるべきです．

### Q16-25　60歳代　女性

健診発見の左肺腫瘤影の精査を受け原発性肺癌，臨床病期ⅠB期と診断され，胸腔鏡補助下左肺上葉切除術を受けた．術後第2病日，右内頸動脈の塞栓症を生じ，血栓溶解療法を施行されたが右前・中脳動脈は開通せず，開頭外減圧術を受けた後，人工呼吸管理となった．第6病日，新たな梗塞巣が出現，その後死亡．

**Answer**

心房細動などがないなど医療起因性が50％を超えていれば報告対象です．

肺葉切除後，頸動脈塞栓が生じたことは，心房内に血栓があったか，肺静脈断端の血栓かが原因と思われますが，心房細動が術前にないなら前者は否定的ですね．後者も稀な合併症で（脳卒中．2014; 36: 275-7）関連性もよくわかっていないようです．

前者であれば心房細動で予期した合併症ですから，手術関連性というより原病進行として報告対象になりませんが，後者であれば報告対象としてよいでしょう．

### Q16-26　60歳代　男性

授産施設入所中．脳出血後遺症，高血圧症，うつ病．胃潰瘍，便秘症と診断のもとに内服加療されていた．熱発し近医を受診して普通感冒と診断．帰園して昼食摂取後，居室にて心肺停止状態で発見．

**Answer**

報告対象になりません．

投与薬剤は，よほどの過量投薬でもない限り死亡リスクの生ずるようなものではなく，医療起因性はないと断定できます．このようなケースで事故調に出していたら，在宅医療は100％崩壊するでしょう．報告してはいけない典型です．

### Q16-27　10歳代　男児

松果体胚腫の診断の下，化学療法が施行され，髄液中の細胞検査のために施行された腰椎穿刺後，トイレで心肺停止の状態で発見され，死亡．

**Answer**

報告対象になりません．

腰椎穿刺後の心肺停止ですが，腰椎穿刺で死亡するような事故は，深く刺したとしても，およそ考えがたく，Kaneらの報告（Anesth Analg. 1981; 60: 150-61）でも，65,000例中そのような報告例はなく，せいぜい血管損傷としても根動脈の損傷くらいと思われます．

したがって医療起因性は蓋然性が低く報告対象になりません．

### Q16-28　40歳代　男性

AVMに対して，脳血管内手術による塞栓術を行った．塞栓術の目的は放射線治療が可能な大きさになるまで縮小すること．2回目の塞栓術術中にAVM栄養動脈の1本である上小脳動脈分岐部に生じていた動脈瘤にカテーテルが迷入し，動脈瘤破裂．止血を試みるも不成功，髄液ドレナージの後，コイル塞栓等の操作により止血．その後死亡．

**Answer**

死亡リスクの説明がされていれば，医療法施行規則第1条の10の2第1項第1号から報告対象外です．

AVMの治療としての血管内治療ですから，動脈瘤破裂等の脳出血リスクは当然説明されていると思われます．

### Q16-29　60歳代　男性

急性上気道炎にて近医でクラリスロマイシン，去痰薬，鎮咳薬，消炎酵素剤の投与を受けた．1週間後に，右下肢痛，背部痛，腰痛および高度蛋白尿，尿鮮血が出現し，多発性の疼痛を伴う口腔内潰瘍で食べられない状態が続き，近医で，著明な脱水と診断治療後，腎機能障害，肝機能障害，低ナトリウム血症，高カリウム血症，高CPK血症，全身倦怠感のため第19病日紹介入院．バイタルサインは安定しており，全身倦怠感，食思不振，脱水症状疑い，心窩部痛で入院となり，持続点滴，濃縮尿100 mLの自尿もみられたが，呼吸困難感のため酸素吸入開始され落ち着いていたが，病室で心肺停止状態となり急死．

**Answer**

報告対象になりません．

原因は不明ですが，医療起因性によるものではなく，何らかの疾病の進行が強く疑われます．したがって医療起因性要件を欠き，報告対象になりません．医療事故調は症例検討会ではないので，診断をつける場ではありません．

### Q16-30　20歳代　女性

2回帝王切開手術の既往．今回妊娠早期より前置胎盤と前の帝王切開創への癒着胎盤と診断

され，自己血貯血と輸血を準備し帝王切開を予定．33週に性器出血が増量し，さらに破水し，陣痛発来したため緊急帝王切開．手術は帝王切開に引き続き胎盤剥離することなく，ただちに子宮全摘術を行ったが，摘出直後に予期せぬ心拍停止が発生し，急激な予測不能な大量出血により母体死亡をきたした．最終出血量は 9,053 mL.

**Answer**

報告対象の可能性があります．

有名な福島県立大野病院事件を思わせる事案ですが，前置胎盤・癒着胎盤ケースへの帝王切開，子宮全摘に伴う死亡です．子宮摘出直後に予期せぬ心拍停止が生じていますが，出血がそのためによるものだとすれば，子宮全摘に伴う出血合併症による死亡という，合併症として説明されている（本件では命にかかわる状況であることは説明すべきでしょう）のであれば医療法施行規則第1条の10の2第1項第1号の予期があったとして報告対象にならないのですが，心肺停止が先行しています．

羊水塞栓や肺梗塞などが考えられ，これらの可能性を，致死的な合併症として説明していれば1号予期があったとするべきでしょうし，そうでないなら報告対象とするのではないでしょうか．

### Q16-31　70歳代　男性

71歳　男性．PCI中，心タンポナーデを生じてショックになった．後方病院に搬送して種々の手を尽くしたが死亡した．病理解剖の結果，大動脈解離による心タンポナーデであったことが判明した．

**Answer**

どこかでみたことがあるようなケースですが，日本医師会のガイドラインの報告例をモディファイしたものです．ただ，医師会のガイドラインでは，大動脈解離が報告後に判明していますし，PCIのときに命にかかわる心タンポナーデの説明もしていないという設定ですから，事情はQ16-31とは大きく違いますね．

このケースでは3つの点から報告対象になりません．

ひとつは，複数医療機関にまたがっている点です．

法律の条文では「当該病院等に勤務する医療従事者が提供した当該死亡」が対象になっています．これは，医療行為と死亡が，同じ医療機関で完結していることを指すべきです．「当該」病院等の医療従事者による「当該」死亡であって，本制度が医療機関内での調査を基本として，センターによる調査はあくまで補完的とされる（院内事故調査2000に対してセンター調査は300程度とされている）ことから，院内で全経過を把握しうるケースが対象となっていることは明らかでしょう

この点厚労省Q&Aでは複数医療機関にまたがる場合は，医療機関同士で相談して調査を行うようにとの記載があるのですが後医において，患者の死亡した事実を公的に前医に通知する法律上の規定はなく，複数の医療機関が診療情報をどのように提供しあって，調査を行うのか，その手法等も定まっておらず，法律の明文の規定もないのに，乱暴としか言いようがないです．

したがって，現行の本制度では，当面，単独医療機関で医療行為と死亡が完結した場合のみが報告対象であると解釈すべきで，その意味から本ケースは報告対象外です．

次に，医療起因性要件ですが，大動脈解離という偶発症ですので，通知からも報告対象外であることは明白です．日本医師会のケースでは，報告後に支援団体の助力で病理解剖が実施されており，大動脈解離が判明したという設定なのですが，厚労省のQ&A18では当該医療機関の管理者が医療事故であると判断し，医療事故調査・支援センターに報告した事案について，その後の過程で「医療に起因しない」または「予期していたと認められる」ことが判明した場合には，それぞれ次のとおり対応することとなります．

1. 調査前に「医療に起因しない」または「予期していたと認められる」ことが判明した場合には，医療事故には該当しなかったことを遺族へ説明し，センターへも連絡してください．医療事故ではなかったとして，その後の調査および報告は不要となります．
2. 調査開始後に「医療に起因しない」または「予期していたと認められる」ことが判明した場合には，その内容を含めた医療事故調査の結果を遺族へ説明した後にセンターへ報告してください．

となっているので，何を以て調査開始とするのかわからない解説ですが，センターや遺族に言って，それ以降は特に何もする必要はないことになりそうです．

また，心タンポナーデによる死亡は，PCIのきは必ず説明したほうがよいでしょう．厚労省Q&Aでも合併症の説明だけでは足りず，それが死亡についての説明でなければならないとしていますので，心タンポナーデで命にかかわることがあるという説明が必要でしょうね．

〈田邉　昇　山崎祥光〉

# Q17 　V．報告の方法について

医療事故の発生報告は具体的にどのような方法で行うのでしょうか．書式等はありますか？

## Answer

病院管理者が医療事故と判断した後，事故発生から1カ月以内程度を目安に，書面，もしくはWeb上のシステムにて行います．決まった書式はありません．定められた事項をごく簡単に記載しましょう．

### 参照

**医療法施行規則　第1条の10の2**

2　法第6条の10第1項の規定による医療事故調査・支援センターへの報告は次のいずれかの方法により行うものとする．
一　書面を提出する方法
二　医療事故調査・支援センターの使用に係る電子計算機と報告をする者の使用に係る電子計算機とを電気通信回線で接続した電子情報処理組織を使用する方法

**本通知**

○以下のうち，適切な方法を選択して報告する．
　・書面
　・Web上のシステム

### 解説

医療機関がセンターへ最初の報告（発生報告）を行うことで，医療機関には院内調査義務，センターへの報告書提出義務，センターの遺族の要請に基づく再調査などの各法的効果が生じます．手続き上簡単であっても，これらのような重要な効果を念頭において，発生報告は慎重に行うべきです．

報告書は，その時点で判明している確かな事実が，最小限記載できる適切な形式で作成します．指定の書式はありません．

調査開始前は事実関係が不確かであるのがむしろ普通です．そのような状況では，病院管理者が医療事故であるという判断が早急にはできなかったり，調査を進めて行く中で，医療事故ではないと事後的に判断されることも少なくないと考えられます．そのような中で，具体的な期限は定まっていないものの「遅滞なく」事故発生報告をすることが求められているのですから，発生報告の時点での報告事項の記載については，最小限のもので足ります．最初の発生報告の際には「その時点で不明な事項については不明」（本通知）と記載し，確実に確認できている事実のみをごく簡単に記載するようにしましょう．詳細な記載は，後々院内調査結果の非識別化を困難にしてしまうことにも留意が必要です．

〈岡崎幸治〉

# Q18

V．報告の方法について

センターへの事例発生報告の時間的制限はありますか？
24時間は関係なくなったのですか？

## Answer

　医師法21条（異状死体等の届出義務）には，24時間以内の規定がありますが，本制度は24時間以内に報告する必要はありません．本制度による発生報告は「遅滞なく」となっています．慌てることなく，しっかりと確認作業を行ってから報告するようにしてください．

### 参照

**医師法21条**
　医師は，死体又は妊娠4月以上の死産児を検案して異状があると認めたときは，24時間以内に所轄警察署に届け出なければならない．

**改正医療法　第6条の10**
　病院，診療所又は助産所（以下この章において「病院等」という．）の管理者は，医療事故（当該病院等に勤務する医療従事者が提供した医療に起因し，又は起因すると疑われる死亡又は死産であつて，当該管理者が当該死亡又は死産を予期しなかつたものとして厚生労働省令で定めるものをいう．以下この章において同じ．）が発生した場合には，厚生労働省令で定めるところにより，遅滞なく，当該医療事故の日時，場所及び状況その他厚生労働省令で定める事項を第6条の15第1項の医療事故調査・支援センターに報告しなければならない．

**医政発0508第1号　平成27年5月8日厚生労働省医政局長通知**
　個別の事案や事情等により，医療事故の判断に要する時間が異なることから具体的な期限は設けず，「遅滞なく」報告とする．
＊なお，「遅滞なく」とは，正当な理由なく漫然と遅延することは認められないという趣旨であり，当該事例ごとにできる限りすみやかに報告することが求められるもの．

### 解説

　医師法21条の異状死体等の届出は24時間以内ですが，本制度の報告に24時間の時間制限はありません．議論の過程で24時間を主張した構成員もありましたが，センターへの発生報告は，「遅滞なく」となりました．「遅滞なく」とは，正当な理由なく漫然と遅延することは認められないという趣旨であり，通常1カ月以内が目安と考えてください．
　医師法21条の届出基準は，「外表異状」です．死亡が発生した場合には，医師法21条の届出対象となるべき外表面の異状がないかどうかをチェックし，医師法21条の届出対象でなかった場合には，24時間以内に結論を出す必要はありません．関係者等のヒアリング，しかるべき相談等を行い，本制度の報告対象となるべき，「医療に起因した死亡」で，かつ「予期しなかった死亡」で

あるか否かを慎重に検討してからの報告をお勧めします．急ぎ，慌てることはありません．

　センターへの第1報すなわち「発生報告」はきわめて重要です．センターへの報告を行った事例はセンター調査の対象となるばかりではなく，遺族等からの調査依頼の対象となります．また，平成27年6月25日鹿児島で行われた医療事故調研修会で大坪寛子医療安全推進室長は，一度出された報告は取り下げ不能と見解を述べました（この点，われわれは見解を異にしています）．この見解によれば，一旦，発生報告を行えば，たとえ紛争になっても取り下げ不能で，奈落への一本道となりかねません．十分に検討した上で報告することをお勧めします．

〈小田原良治〉

## Q19　V. 報告の方法について

センター報告の際に，遺族とはどのように対応するべきでしょうか．言ってはいけないことはありますか？

### Answer

法が定める事項（①「医療事故」が発生した日時・場所・状況，②事故調査の実施計画概要，③事故調査制度の概要，④解剖・Ai が必要な場合はその同意事項）について遺族に事前に説明する必要があります．その時点で確実な事実を説明し，推測等に基づく不正確な説明をしないよう注意しなければなりません．また，調査結果報告の際と同様，医療従事者等の「非識別化」が必要です．言うまでもありませんが，医療従事者個人に責任を押し付けるような説明をしてはなりません．

### 参照

**改正医療法　第 6 条の 10 第 2 項**

病院等の管理者は，前項の規定による報告をするに当たつては，あらかじめ，医療事故に係る死亡した者の遺族または医療事故に係る死産した胎児の父母その他厚生労働省令で定める者（以下この章において単に「遺族」という．）に対し，厚生労働省令で定める事項を説明しなければならない．

**医療法施行規則　第 1 条の 10 の 3**

2　法第 6 条の 10 第 2 項に規定する厚生労働省令で定める事項は，次のとおりとする．
　①医療事故が発生した日時，場所及びその状況
　②医療事故調査の実施計画の概要
　③医療事故調査に関する制度の概要
　④医療事故調査の実施に当たり解剖又は死亡時画像診断（磁気共鳴画像診断装置その他の画像による診断を行うための装置を用いて，死体の内部を撮影して死亡の原因を診断することをいう．次条第 5 号において同じ．）を行う必要がある場合には，その同意の取得に関する事項

### 解説

法律が求める遺族への説明事項は，①医療事故が発生した日時，場所及びその状況，②事故調査の実施計画概要，③事故調査制度の概要，④解剖・Ai が必要な場合はその同意事項です．これらの事項につき，センター報告前に遺族に説明しましょう．

まず①については，発生報告をする時点では調査開始前で，事実関係も不明確であること，「予期しなかった死亡」により家族を亡くした遺族は動揺・混乱した状態にあり医療従事者の説明がうまく伝わりにくい状況にあることに注意が必要です．

特に「医療事故の状況」については，正確に，わかっている事実を説明し，不明確な事柄を断定的に説明したり，推測・憶測で説明したりしないよう十分注意すべきです．一度した説明を訂正することは困難です．

②については，条文上も「概要」と書かれていることから，報告時での予定，概要の説明で足ります．

③については，医療安全の確保を目的とした制度で，個人責任の追及の目的ではないこと，法律上の要件に当たる死亡（「予期しなかった死亡」要件と「医療に起因する死亡」要件の双方を満たすもの）はセンターに報告が必要となること，院内調査を中心として行うこと，調査結果については非識別化の上で遺族とセンターに改めて伝えること，センターは院内事故調査結果の整理・分析を主として行うことなどを説明しましょう．

④については，解剖もAi（死亡時画像診断）も今回の制度で必須ではありません．院内調査に際して必要であるか否か判断してください．なお，これまでと同様，死因の解明のために必要と考える場合，本制度とは別に病理解剖を実施することがあり得ます．病理解剖の結果，本制度の報告対象に当たると判断してセンター報告をすることもあり得ます．

なお，発生報告の際の遺族説明では，調査結果の遺族説明には医療従事者等の「非識別化」が法律上求められていることから，仮に医療従事者等の特定にかかわる説明をする場合は発生報告の遺族説明の際にも当然「非識別化」が必要です．

なお，本制度は個人の責任追及を目的としないこと，WHOドラフトガイドラインの精神からも，個人に責任を押し付けることがあってはなりません．

〈山崎祥光〉

## Q20 Ⅵ. 報告と他制度について
センターへの「報告」は，なぜ「届出」でなく「報告」なのですか？

### Answer

一言でいえば，「医療事故調査・支援センター」の法律での重みが軽いからです．

#### 参照

**改正医療法　第6条の15**（平成27年10月1日から施行）
　厚生労働大臣は，医療事故調査を行うこと及び医療事故が発生した病院等の管理者が行う医療事故調査への支援を行うことにより医療の安全の確保に資することを目的とする一般社団法人又は一般財団法人であつて，次条に規定する業務を適切かつ確実に行うことができると認められるものを，その申請により，医療事故調査・支援センターとして指定することができる．

**行政手続法　第1章　総則　定義　第2条の7**
　届出　行政庁に対し一定の事項の通知をする行為（申請に該当するものを除く．）であって，法令により直接に当該通知が義務付けられているもの（自己の期待する一定の法律上の効果を発生させるためには当該通知をすべきこととされているものを含む．）をいう．

**医療法施行規則　第1条の11第1項**
　病院等の管理者は，法第6条の10の規定に基づき，次に掲げる安全管理のための体制を確保しなければならない．
　一　医療に係る安全管理のための指針を整備すること．
　二　医療に係る安全管理のための委員会を開催すること．
　三　医療に係る安全管理のための職員研修を実施すること．
　四　医療機関内における事故報告等の医療に係る安全の確保を目的とした改善のための方策を講ずること．

#### 解説

　「報告」先の医療事故調査・支援センターは，厚生労働大臣が指定します．しかし，特別な国家資格をもった職員で構成される機関ではなく，単なる社団法人か財団法人です．なにしろ，法律施行の1カ月前になってやっと決まった機関ですから，とってつけたようなところです．
　一方で，「届出」は単なる国語の意味ではありません．「行政庁に対し一定の事項の通知をする行為」と行政手続法で厳密に定義されています．このように，「報告」と「届出」では全く重みが違うのです．
　今回の法律で定義された「医療事故」を民間機関である医療事故調査・支援センターに報告しなかったとしても刑罰はありません．もちろん，法治国家において法律を守る姿勢は大切ですが，病

院等の管理者は「法律の医療事故の定義にはあたらない」と判断したのであれば,「報告」せずに堂々と医療者本来の活動を行えばよいのです.すなわち,デスカンファレンスやM&Mカンファレンス,医療法施行規則で定められた既存の安全管理委員会など「医療の内」にある「学習」システムなどによって,失われた,かけがえのない命を次の医学や医療安全の向上の礎として役立たせていただけばよいのです.

本邦には全ての医療機関が医療事故をどこかに「届出」する法律はありません.もし,あなたが,「医師法21条があるではないか」というのなら大きな勘違いです.司法すなわち日本国の法律の最終決定機関である最高裁判所判決(平成16年4月13日)を根拠に,行政庁トップの厚生労働大臣が「医師法第二十一条は,医療事故等々を想定しているわけではないわけでありまして,これは法律制定時より変わっておりません」(平成26年6月10日)と国会答弁しています.医師法21条は,「死体に外表異状を認めた場合にのみ届出」すればよいだけの法律です.

本制度の施行に向けて講習会が各地で開かれています.警戒すべきは,この「報告」を「届出」と誤って流布する役人や「責任追求派」らの存在です.

たとえば,厚生労働省医政局総務課医療安全推進室室長の大坪寛子医系技官は,「報告」を「届出」として記載したスライドハンドアウトを日本医師会,東京都医師会,四病協の講習会などで平然と配布しています.これは,完全な誤りです.

〈佐藤一樹〉

# Q21

**Ⅵ. 報告と他制度について**

今回の制度でセンターに報告しておけば医師法 21 条の届出はいらないのですね．医療事故による死亡は異状死とは異なるのですか．異状死体と異状死は違うと書いてある本もあり，医療事故による死亡と混乱しています．

## Answer

元々，医療事故での届出はいりません．医療事故による死亡は異状死とは異なります．異状死体と異状死は違います．

### 参照

**医師法　第 21 条**

医師は，死体又は妊娠 4 月以上の死産児を検案して異状があると認めたときは，24 時間以内に所轄警察署に届け出なければならない．

**改正医療法　第 6 条の 10**

病院，診療所又は助産所（以下この章において「病院等」という．）の管理者は，医療事故（当該病院等に勤務する医療従事者が提供した医療に起因し，又は起因すると疑われる死亡又は死産であつて，当該管理者が当該死亡又は死産を予期しなかつたものとして厚生労働省令で定めるものをいう．以下この章において同じ．）が発生した場合には，厚生労働省令で定めるところにより，遅滞なく，当該医療事故の日時，場所及び状況その他厚生労働省令で定める事項を第 6 条の 15 第 1 項の医療事故調査・支援センターに報告しなければならない．

### 解説

Q&A20 で最高裁判所の判決や厚生労働大臣の国会答弁について述べたように「医療事故による死亡と医師法 21 条の届出は，全く関係ありません」．同様に，「死体の外表に異状を認めない」限りにおいて，「異状死」も，「異常死」も，「医療過誤死」も，「診療関連死」も，「明らかな『医療過誤死』」も，医師法 21 条の届出とは全く関係ありません．したがって，「医療事故による死亡」，すなわち今回の医療事故調査制度における「医療事故の定義（病院等に勤務する医療従事者が提供した医療に起因し，又は起因すると疑われる死亡又は死産であって，当該管理者が当該死亡又は死産を予期しなかった死亡）」に当たる死亡だろうが，当たらない死亡だろうが，医療事故調査・支援センターに報告しようが，報告しまいが，医師法 21 条には一切関係ありません．

異状死体の「死体（dead body, corpse）」と異状死の「死（death）」は全く違う概念です．

ここで，本当に医師法 21 条について詳しい医療法律の真の専門家と，世間では「医療法律に詳しい専門家」とされているのに本当はわかっていない法律屋の見分け方を教えましょう．その法律家が書いた医師法 21 条の論文が，「異状死体」について論じられていれば真の専門家です．これに対して，「異状死論」を展開しているのであれば，似非で法律屋です．

大学教授でも，法律学の分野で格の高い刑法を専門としている学術研究者などであれば「異状死体」を「異状死」にすり替えることは普通ありません．医療六法を開けば医師法21条の条文の前には［異状死体等の届出義務］となっています．「異状死体」であって「異状死」の法律ではないのです．もちろん，本書の執筆者の法律家は「異状死体」と「異状死」を明確にすみ分けしています．

　一方で，大学教授とはいっても元々他の法律を専門としていたのにお年を召してから医療関連の法律に口出しするようになってきた法律家や遺族側の弁護士だけでなく，何らかの権益を得たい病院（管理者）側の弁護士のほとんどが，間違っていて「医師法21条の異状死」云々といった論文を平気で書いています．そして，正確な知識がなくて間違えたのか，意図的に間違えを書いているかは，大体推測できます．

　もちろん，医療法，医師法に関連した監督官庁である厚生労働省の法令系官僚も法律の専門家とも言えるでしょう．こちらの見解は，やはり平成26年6月10日の国会，参議院厚労委員会の大臣の答弁で明らかになっています．「医療事故調査制度に係る検討会，これ平成24年10月26日でありますけれども，出席者から質問があったため，我が省の担当課長からこのような話がありました．死体の外表を検査し，異状があると医師が判断した場合にはこれは警察署長に届ける必要があると．」

〈佐藤一樹〉

## Q22　Ⅵ. 報告と他制度について

医療事故を報告しない場合，何か罰則など，ペナルティーはありますか．医師法 21 条は異状死体の届出義務違反は罰金刑がありますが．

### Answer

医師法 21 条のような刑事罰はもちろん，その他何のペナルティーもありません．

#### 参照

**医師法 21 条**

医師は，死体又は妊娠 4 月以上の死産児を検案して異状があると認めたときは，24 時間以内に所轄警察署に届け出なければならない．

**医師法 33 条の 2**

次の各号のいずれかに該当する者は，50 万円以下の罰金に処する．

一　第 6 条第 3 項，第 18 条，第 20 条から第 22 条まで又は第 24 条の規定に違反した者
　（以下略）

**改正医療法　第 6 条の 10**（平成 27 年 10 月 1 日から施行）

病院，診療所又は助産所（以下この章において「病院等」という．）の管理者は，医療事故（当該病院等に勤務する医療従事者が提供した医療に起因し，又は起因すると疑われる死亡又は死産であつて，当該管理者が当該死亡又は死産を予期しなかつたものとして厚生労働省令で定めるものをいう．以下この章において同じ．）が発生した場合には，厚生労働省令で定めるところにより，遅滞なく，当該医療事故の日時，場所及び状況その他厚生労働省令で定める事項を第 6 条の 15 第 1 項の医療事故調査・支援センターに報告しなければならない．

罰則規定はない

#### 解説

医師法 21 条は，異状死体の警察への届出について刑事罰があります．このために，憲法 31 条の定める罪刑法定主義（刑事罰を定めた法令は，その要件が一義的に明確でない場合は，憲法違反で無効になるというルール）に抵触しているとして憲法違反だという刑法学者らの意見も有力なくらいです．異状死体の定義は，厚労省も最高裁の判断とは食い違っていましたし，最高裁平成 16 年判決が出た後でも，医療界は，解釈が昏迷しているとか，厚労省の大坪医療安全室長までもが，最高裁の解釈である外表面異状説を否定するような講演で発言をしているくらいですから，条文として憲法違反と言われても仕方がないものです．

また，刑事罰を科しているだけに，医療過誤による死体が異状死体という定義になると，黙秘権（憲法 38 条 1 項）の対象になることから，最高裁，東京高裁は異状死体の定義に外表説を採用し

たことは，既に別項で記載した通りです．

　また，いわゆる大綱案（資料参照）も，医師法21条についての東京高裁，最高裁判決をよく勉強せずに作成したのか，要件が明確でないですし，医療過誤による死亡について管理者に第三者機関への報告義務を刑事罰を付して定めていましたから，管理者の診療行為による死亡がカバーされないという重大な欠陥をもっていました．

　流石に，厚労省も懲りたのか，今回の医療事故調査制度は，報告しないことについて全く何の罰則規定も置かれていません．

　また，医療事故の明確な定義も，省令や通知を読んでもはっきりせず，かなり限定的に解釈されるべきことは本書のQ＆Aでも詳しく説明されています．

　したがって，医療事故かどうかも明確でないものを，報告しないからペナルティーを与えるという前提すら欠けているというべきです．

　本制度で報告しても，医療機関や医師ら医療従事者にとって，何の免責も得られませんから，報告のインセンティブも皆無だといえましょう．そのような制度に義務を担保しないこととしたのは，あくまで今回成立した医療事故調査制度は，自発的な報告によって，医療界が報告と調査を有効に活用して，学習のための制度として作り出していくべきものだといえます．

　最初は様子見で，報告しない医療機関も多いと思われますが，事故調査によって有用な知見が蓄積し，遺族や警察なども，この制度を賠償請求や処罰の材料に絶対に使用しないという確固たる姿勢が定着した時点で，徐々に拡大していくのではないでしょうか．医療界の制度活用の工夫と，遺族や警察などの対応が期待されます．

〈田邉　昇〉

## Q23 Ⅵ. 報告と他制度について

センターへの報告以外に，医療事故があった場合に報告や届け出をする制度はありますか．医師法21条以外にあれば教えて下さい．

### Answer

　本制度も含めて制度ごとに報告対象の要件，報告先，報告義務の有無，対象となる医療機関などが異なるので，混同しないように注意が必要です．医療に関連する報告制度として主なものは，①医療事故情報収集等事業，②医薬品・医療機器等安全性情報報告制度などがあり，他にも③予防接種法に基づく副反応報告制度，薬局ヒヤリ・ハット事例収集・分析事業（参加薬局限定）などがあります．警察関係では，④警察等に対する検視対象の死体（主に変死体）の届出があります．また，これまでに例はありませんが，「消費者事故で広く消費者に同種または類似の事故が発生しうる場合」に，⑤消費者安全調査委員会への申出もありえます．

　別項目で取り上げましたが医師法21条の届出が必要な場合もありますので，罰則付きの規定にご留意ください．

### 1. 医療に関する報告制度

| 制度名 | 本制度 | 医療事故情報収集等事業 | ヒヤリ・ハット事例収集等事業 | 医薬品・医療機器等安全性情報報告制度 | 予防接種法に基づく副反応報告制度 | 薬局ヒヤリ・ハット事例収集・分析事業 |
|---|---|---|---|---|---|---|
| 対象医療機関 | 全て | ・特定機能病院（義務）<br>・参加医療機関（任意） | 参加医療機関（任意） | 医薬関係者 | 病院もしくは診療所の開設者または医師 | 参加登録申請薬局（任意参加） |
| 報告対象 | 「予期しなかった死亡」要件と，「提供した医療に起因する死亡」要件の双方を満たすもの | ①誤った医療または管理が明らかで，それにより死亡・障害もしくは治療が必要または<br>②行った医療または管理に起因して患者が死亡・障害もしくは治療が必要または<br>③医療機関内における事故の発生の予防および再発の防止に資する事案 | ①医療に誤りがあったが，患者に実施前に発見または<br>②誤った医療が実施されたが，患者への影響なし，または軽微な処置治療または<br>③誤った医療が実施されたが患者への影響が不明 | 医薬品，医療機器等の使用による副作用，感染症または不具合の発生について，保健衛生上の危害の発生または拡大を防止する観点から報告の必要があると判断した情報 | （医薬品・医療機器等安全性情報報告制度と一元化）予防接種等を受けたことによるものと疑われる所定の症状を呈している場合 | ヒヤリ・ハット報告対象のうち，医薬品等が関連した事例で薬局で発生または発見されたもの |
| 報告・届出先 | センター | 日本医療機能評価機構 | 日本医療機能評価機構 | PMDA | PMDA | 日本医療機能評価機構 |

## 2. 警察に対する報告制度（検視対象）

医師法21条については別稿をご参照ください．

検視については，検察官は，犯罪による死亡でないと断定できない死体の報告を受けた際，検視を行う義務があります（ただし通常は代行検視として司法警察職員である警察官が実施）．検視の対象となる死体の主なものは，変死体（病死・自然死以外で，犯罪死の疑いがある場合）があげられます．

しかし，医療従事者も，一般国民も，変死体等の死体を届け出る法律上の義務はありません．

なお，軽犯罪法第1条第18号では，「自己の占有する場所内に，（中略）人の死体若しくは死胎のあることを知りながら，速やかにこれを公務員に申し出なかった者」に対する刑罰（拘留または科料）が定められています．これは，死体が放置されている状況となれば，戸籍上の対応や，捜査の開始ができなくなるために定められた趣旨と考えられます．病院敷地内で入通院中の患者さんが死亡した状況は，軽犯罪法が想定する対象ではありません．病院敷地内で，いきなり死体が発見された（行き倒れ，死胎の置去り等），という特殊なケースで，警察，保健所，地方自治体等に連絡すれば足りるでしょう．

## 3. 例外的なケース

本制度の通知では，消費者安全法に基づく消費者安全調査委員会への申出が参考として記載されています．

消費者安全調査委員会の対象の選定指針は，同種または類似の生命身体事故等が発生するおそれ（公共性），多数の消費者の身体に被害が発生または発生するおそれ（事故の規模），一定期間に同種または類似の事故が多数発生（多発性）などを総合的に考慮し（「事故等原因調査等の対象の選定指針」），典型的にはガス湯沸器による多発死亡事故などです．なお，医療の不確実性に起因する死亡は消費者事故に当たらず対象外です（「事故調査機関のあり方に関する検討会取りまとめ」4頁）．これまでに消費者安全調査委員会で調査が終了し公表している案件の中で医療にかかわるのは，子どもによる家庭での医薬品誤飲の多発に関するもの1件のみです．

〈山崎祥光〉

## Q24 Ⅵ. 報告と他制度について

医師法 21 条では，外表異状がなければ届出の対象にならないことがよく理解できました．では，1995 年以降厚生省が診療関連死を警察に届け出るように誘導した「死亡診断書記入マニュアル」や，2000 年に厚生省国立病院部が国立病院の施設長に，医療過誤による死亡や傷害を警察に届け出るよう指導した「リスクマネージメントマニュアル作成指針」は現在どうなりましたか？

### Answer

2015 年版の死亡診断書記入マニュアルで，"「法医学的異状」については，日本法医学会が定めた「異状死ガイドライン」等も参考にしてください"との文言が削除され，診療関連死を警察に届け出る根拠はなくなりました．また，「リスクマネージメントマニュアル作成指針」は，国立病院の独立法人化に伴い失効しました．現在，診療関連死や医療過誤による死亡や傷害を警察に届け出るよう定めたいかなる法令も存在しません．

### 参照

**医師法 21 条**
　医師は，死体又は妊娠 4 月以上の死産児を検案して異状があると認めたときは，24 時間以内に所轄警察署に届け出なければならない．

**医師法 33 条の 2**
　次の各号のいずれかに該当する者は，50 万円以下の罰金に処する．
　一　第 6 条第 3 項，第 18 条，第 20 条から第 22 条まで又は第 24 条の規定に違反した者

**死亡診断書記入マニュアル：平成 27 年度版から削除された文言**
・「異状」とは「病理学的異状」ではなく，「法医学的異状」を指します．「法医学的異状」については，日本法医学会が定めている「異状死ガイドライン」等も参考にしてください．
・また，外因による死亡またはその疑いのある場合には，異状死体として 24 時間以内に所轄警察署に届け出が必要となります．

**リスクマネージメントマニュアル作成指針（抜粋）**
(1) 医療過誤によって死亡又は傷害が発生した場合又はその疑いがある場合には，施設長は，速やかに所轄警察署に届出を行う．
(注) 医師法（昭和 23 年法律第 201 号）第 21 条の規定により，医師は，死体又は妊娠 4 カ月以上の死産児を検案して異状があると認めた場合，24 時間以内に所轄警察署に届け出ることが義務づけられている．

| 解説

　いわゆる医療事故調の議論の発端は，1999年に医療事故が社会問題化して以降，警察の医療現場への介入が激増したことです．しかし医療への警察介入が増えた真の原因は，医療者が自ら診療関連死を警察に届け出たからでした．これに伴って，年に数件だった医療事故の立件送致も90件超に膨れ上がりました．

　ではなぜ医療者が診療関連死を警察に届け出るようになったのでしょうか．その原因として3つの出来事をあげることができます．まず第1に，日本法医学会が1994年に発表した「異状死ガイドライン」で，診療関連死を医師法21条に定める異状死体として警察に届け出るよう提言したこと．第2に，1995年に当時の厚生省が，「死亡診断書記入マニュアル」に，"法医学的異状については，法医学会の異状死ガイドラインを参考に"と記述し，診療関連死を警察に届け出るよう誘導したこと．第3に，2000年同じく当時の厚生省が，国立病院向けの「リスクマネージメントマニュアル作成指針」で，国立病院の施設長に医療過誤による死亡又は傷害を警察署に届け出るよう指導したことです．これらが警察届出の3点セットといえますが，その3者に共通する法的根拠とされたのが医師法21条です．

　医師法21条は，異状死体の警察への届出について定めたもので，本来は殺人，傷害致死，死体損壊，堕胎等の犯罪による死体を警察に通報するための法律です．では，診療関連死とりわけ医療過誤による死亡は，医師法21条でいう異状死体として警察に届け出る義務があるのでしょうか．この問題は，別項にあるように広尾病院事件（消毒薬誤注射）の最高裁判決（2004年4月）によって解決しています．同判決では「医師法21条にいう死体の『検案』とは，医師が死因等を判定するために死体の外表を検査すること」とされました．すなわち，問題となるのは死体の外表の異状であって，死に至る過程の異状ではありません．診療関連死・医療過誤であるか否かは，医師法21条でいう異状死体とは無関係なのです（外表異状説）．

　であるならば，"法医学的異状については，法医学会ガイドラインを参考に"と記述した「死亡診断書記入マニュアル」や，医療過誤による死亡・傷害を警察に届け出るよう指導した「リスクマネージメントマニュアル作成指針」には法的根拠がないことになります．厚労省は，警察介入によって医療現場が困窮していることを知りながら，2004年以降もこの異常状態を長く放置してきましたが，本書の執筆者でもある田邉昇弁護士や佐藤一樹医師らの運動により，漸く2012年10月，田原克志医政局医事課長が外表異状説を追認しました．さらに2015年版の死亡診断書記入マニュアルで，ついに"法医学的異状については，法医学会の異状死ガイドラインを参考に"の文言が削除されました．また，本書のテーマからは外れますが，外因死の警察届出についての規定も同時に削除されました．外因死には転倒・転落死，誤嚥による窒息死などが含まれます．

　「リスクマネージメントマニュアル作成指針」についても，非公式ながら厚労省から，国立病院の独法化に伴って既に失効している旨，伝えられています．すなわち独立行政法人国立病院機構法（平成14年法律第191号）の施行（平成15年10月）及び新法人の登記（平成16年4月）により失効し，ナショナルセンターについても平成22年4月施行の「高度専門医療に関する研究等を行う独立行政法人に関する法律」によって，国立でなくなった際に失効したと思われます．しかし，一部の国立病院機構ではいまだに従前どおりの，"医療過誤による死亡又は障害が発生した場合に

は，各院長は所轄警察署に届出を行う"との方針を採用している模様です．2014年の国立国際医療研究センター病院のウログラフィン事故において，研修医が同院から警察に通報されたのも，この内規に従ったものと思われます．もともと法的根拠がなく，すでに厚生省の指針も失効し，またウログラフィン事故にみるように，こうした通報によって現場の医療者の人権が不当に侵害されているのですから，このような内規は一刻も早く撤廃すべきでしょう．ただし，医療過誤によって患者が死亡した場合，これを誠実に遺族へ説明しなければならないのはいうまでもありません．

〈満岡　渉〉

## Ⅵ. 報告と他制度について
## Q25 遺族から警察に届けてほしい，あるいは届け出ると言われたらどうしたらよいですか？

### Answer

医療事故は警察に届ける必要がありません．遺族にもその旨をよく理解してもらう事が必要です．

#### 解説

　医療者は合法的に人に侵襲を加えることが許されている職業であるために，事故が障害や人の死に結びつきやすく，現在の法体系（業務上過失致死罪）では通常の医療行為がたやすく犯罪扱いになってしまいます．ですから故意に行った犯罪でもない限り，警察に届ける必要はありません．

　医師法21条は，1999年に起きた都立広尾病院事件により，医療のうちの問題にも適応されるようになってしまいましたが，これも「犯罪の痕跡をとどめていることがあり得るので，外表を検案してそのような明らかな異状を認めた場合は届ける」という趣旨です．

　業務上過失致死罪については，世界医師会が2009年に行ったマドリッド宣言の考え方が参考になります．この宣言では，専門職としての倫理規定は国内法の上に位置する．これにより「悪法といえども法である」という悪法問題を超えて医師集団として自律することで患者の権利を守ることにつなげる，と宣言しています（医師が「患者の人権を尊重する」のは時代遅れで世界の非常識．平岡諦著より）．医療者としてやるべきことをやったのであれば事故が起きたからといって警察に届ける必要はないのです．ただし，遺族には，迅速に真摯に対応し，明らかな過誤に対しては民事で補償することが前提です．そして刑事化はしない，つまり警察には届けないことを理解してもらうよう努めてください．病院から警察に届けることは，WHOの医療安全のためのドラフトガイドライン（報告者の秘匿性，非懲罰性）に照らしても，現場の医療者の人権侵害につながります．2014年4月に国立国際医療研究センター病院で起きた研修医による脊髄造影剤の誤薬投与事件では，病院は患者が亡くなってすぐに警察へ届け記者会見を行いました．このため研修医が特定され，世間の批判にさらされました．また警察への届け出によりこの事故は裁判となり，研修医は公開で遺族の強い処罰感情にさらされました．同様の単純誤薬事故は過去に何度も起き医療者が有罪となっておりますが，刑事罰は現場の医療安全には全く資することなく医療者の現場からの立ち去りを誘発し，当事者の心にも大きな傷跡を残してきました．

　先進国で，日本のように医療機関が自ら単純過誤を警察に届けているところはありません．都立広尾病院事件を発端に始められたこのような悪しき届け出が未だになされているのは，各病院の内規が警察への届け出条項を残したままにしているためと思われます．このような内規が残っているところは早急に内規を変更し，警察への届け出を止めてください．

　ただし，それでも遺族が警察に届けると言った場合には，遺族側からの届け出を止める手だてはありません．そうならないように，事故が起きた時の初動体制を整えてください． 〈坂根みち子〉

## Q26 Ⅶ. 院内調査の方法について

院内調査はどのようなことを調査するのでしょうか.
留意する点を教えて下さい.

### Answer

日本医療法人協会「医療事故調運用ガイドライン」を参照なさって下さい.
原則①: 遺族への対応が第一であること
原則②: 法律にのっとった内容であること
原則③: 本制度は医療安全の確保を目的とし, 紛争解決・責任追及を目的としない
原則④: 非懲罰性・秘匿性を守るべきこと（WHOドラフトガイドラインに準拠していること）
原則⑤: 院内調査が中心で, かつ, 地域ごと・病院ごとの特性に合わせて行うべきであること
原則⑥: 本制度により医療崩壊を加速してはならないこと（範囲を限定すべきこと）

### 参照

**改正医療法　第6条の11**
　病院等の管理者は, 医療事故が発生した場合には, 厚生労働省令で定めるところにより, 速やかにその原因を明らかにするために必要な調査（以下この章において「医療事故調査」という.）を行わなければならない.

**医療法施行規則　第1条の10の4**
1　病院等の管理者は, 法第6条の11第1項の規定により医療事故調査を行うに当たつては, 次に掲げる事項について, 当該医療事故調査を適切に行うために必要な範囲内で選択し, それらの事項に関し, 当該医療事故の原因を明らかにするために, 情報の収集及び整理を行うものとする.
　一　診療録その他の診療に関する記録の確認
　二　当該医療事故に係る医療を提供した医療従事者からの事情の聴取
　三　前号に規定する者以外の関係者からの事情の聴取
　四　当該医療事故に係る死亡した者又は死産した胎児の解剖
　五　当該医療事故に係る死亡した者又は死産した胎児の死亡時画像診断
　六　当該医療事故に係る医療の提供に使用された医薬品, 医療機器, 設備その他の物の確認
　七　当該医療事故に係る死亡した者又は死産した胎児に関する血液又は尿その他の物についての検査
2　病院等の管理者は, 法第6条の11第4項の規定による報告を行うに当たつては, 次に掲げる事項を記載し, 当該医療事故に係る医療従事者等の識別（他の情報との照合による識別を含む. 次項において同じ.）ができないように加工した報告書を提出しなければならない.
　一　当該医療事故が発生した日時, 場所及び診療科名

二　病院等の名称，所在地，管理者の氏名及び連絡先
三　当該医療事故に係る医療を受けた者に関する性別，年齢その他の情報
四　医療事故調査の項目，手法及び結果

**本通知**
医療事故調査の方法等
○本制度の目的は医療安全の確保であり，個人の責任を追及するためのものではないこと．
○調査の対象者については当該医療従事者を除外しないこと．
○調査項目については，以下の中から必要な範囲内で選択し，それらの事項に関し，情報の収集，整理を行うものとする．
※調査の過程において可能な限り匿名性の確保に配慮すること．
・診療録その他の診療に関する記録の確認
　例）カルテ，画像，検査結果等
・当該医療従事者のヒアリング
※ヒアリング結果は内部資料として取り扱い，開示しないこと（法的強制力がある場合を除く．）とし，その旨をヒアリング対象者に伝える．
・その他の関係者からのヒアリング
※遺族からのヒアリングが必要な場合があることも考慮する．
・医薬品，医療機器，設備等の確認
・解剖又は死亡時画像診断（Ai）については解剖又は死亡時画像診断（Ai）の実施前にどの程度死亡の原因を医学的に判断できているか，遺族の同意の有無，解剖又は死亡時画像診断（Ai）の実施により得られると見込まれる情報の重要性などを考慮して実施の有無を判断する．
・血液，尿等の検体の分析・保存の必要性を考慮
○医療事故調査は医療事故の原因を明らかにするために行うものであること．
※原因も結果も明確な，誤薬等の単純な事例であっても，調査項目を省略せずに丁寧な調査を行うことが重要であること．
○調査の結果，必ずしも原因が明らかになるとは限らないことに留意すること．
○再発防止は可能な限り調査の中で検討することが望ましいが，必ずしも再発防止策が得られるとは限らないことに留意すること．

---

**解説**

**1）調査の目的は医療安全の確保です．**
　本制度での調査は医療安全の確保を目的とすることに常に留意する必要があります．そして，過誤や過失の有無に着目したものであってはなりません．過誤や過失の有無に言及するのは，紛争解決・責任追及のための調査です．

**2）施設ごとに事案に応じて行います．**
　医療機関の規模によって，職員の数や専門職の種類には大きな差があり，調査にかけられる人員の数や時間も大きく異なります．また，事案によって必要な調査の項目や，調査をどの程度詳細に行うかという程度が異なります．

3）院内での通常の医療安全対策は別途これまでどおり行います．

　院内での通常の医療安全対策は，既存のこの制度に基づく常設の院内医療安全委員会において再発防止策を検討し，必要に応じて医療事故情報収集等事業を活用します．

　本制度に基づく調査は，アドホックの院内医療事故調査委員会において行いますが，ここで得られた結果についても，再発防止策の検討については，常設の院内医療安全委員会（センターへの報告義務はありません）での検討を行います．

4）院内調査についての提言です．

　目安として，以下のような調査方法を提示します．

　a）調査項目

　　①臨床経過

　　　客観的な事実関係を以下の方法を含めて確認します．

- カルテ，画像，検査結果等を確認します．記録については，誤記・脱漏がないか否かをチェックし，誤記・脱漏があった場合は，訂正・補正等の追加記載をし，記載した担当者，日付を必ず記入します．
- 当該事故の関係者のヒアリングは必ず行います．その際には関係者の責任追及の結果をもたらさないよう，秘密保持に特に留意します．本通知においても，ヒアリング結果については特に「ヒアリング結果は内部資料として取り扱い，開示しないこと（法的強制力がある場合を除く．）とし，その旨をヒアリング対象者に伝える」とされています．
- 解剖・Ai（死後画像撮影）については，解剖前にどの程度死亡の原因を医学的に判断できているか，遺族の同意の有無，解剖・Ai実施により得られると見込まれる情報の重要性などを考慮して実施の有無を判断します．

　　②原因分析

　　　死亡に至った理由を分析します．医療安全確保のための分析であるため，可能性のある複数の原因を列挙することが重要で，特定の理由に絞り込む必要や，理由の中での可能性の多寡を記載する必要まではありません．

　　＊再発防止策

　　　当該医療機関の人的物的資源の条件を踏まえて，当該事案から実行可能かつ実効性のある再発防止策を立てることは容易ではありません（本通知においても，「必ずしも再発防止策が得られるとは限らないことに留意すること」と述べられています）．この点については，前述のように，院内医療安全委員会等で検討しますが，無理に再発防止策を立ててはいけません．

　b）調査期間

　　まず，医療事故の発生を知った場合，医療事故が予期しなかったものかどうか現場の意見を踏まえて検討し，必要があれば1カ月をめどにセンターに報告します（「発生報告」といいます）．

　　また，報告後の調査については，あまり期間が経過すると当事者の記憶が薄れるなど，調査自体が困難になりますので，3カ月程度以内に調査を終えて報告する（「調査結果報告」といいます）ことを目安とします．なお，遺族との間で紛争が生じた場合などは，管理者の判断で調査を中断することができるものとします．

ただし，解剖が必要な事例では，解剖結果が調査の前提となりますので，解剖結果が出るまでの期間は上記の調査期間からは除くべきでしょう．

c) **調査主体**

各医療機関ごとに，事案の内容に応じて調査を行うメンバーを選びます．医療事故に関わった当事者を調査主体から除外する必要はありません．医療安全目的でのレベルの高い調査を行うためには非懲罰性と秘匿性の確保こそが重要であることはWHOドラフトガイドラインが推奨するところで，医療安全の分野の確立した考え方です．

本制度は医療安全目的で行うもので，紛争解決・責任追及を目的とするものではありませんし，医療現場に即した調査が必要です．さもなければ，医師が1名の診療所では院内調査を実施することが不可能になってしまい，まかり間違えば調査の名のもとに外部者による責任追及が推し進められることになりかねません．

d) **調査進捗報告**

院内調査を中心となって行っている者は，当該管理者に必要に応じて調査の進捗・管理報告を行うものとします．上記の期間（3カ月）の目安のうちに調査が終了しない可能性が生じた場合や，解剖結果報告書作成に多くの時間を要している場合には，管理者は，既に報告をしたセンターもしくは支援団体，および遺族に対して，調査終了が遅延する旨を報告するよう努めます．

e) **医療従事者の人権保護**

院内調査により，医療従事者の法的責任や説明責任に及ぶおそれが予想される場合は，管理者はあらかじめ当該医療従事者に対してその権利（憲法38条1項―何人も，自己に不利益な供述を強要されない．）を告げなければなりません．

〈於曽能正博〉

**Ⅶ. 院内調査の方法について**

医療事故の院内事故調査の方法で医療安全の立場から推奨できる方法を実践している病院はどこがありますか？ 日本の病院だけでなく，グローバルレベルの方法を教えて下さい．逆に真似をしてはいけない方法があったら教えて下さい．

### Answer

　大阪大学附属病院があります．医療安全学の最先端としてレジリエンス・エンジニアリングを駆使した機能共鳴分析方法（functional resonance accident Mode: FRAM）を用いた方法などを実践しています．医療安全の確保よりも責任追及をまねく危険性がある手法として，不完全な根本原因分析（root cause analysis: RCA）を推奨する団体や個人があり要注意です．

**解説**　大阪大学では，ハーバード公衆衛生大学院で医療の質・安全を学ばれ，日本で最初に医療安全学の講座を開設された中島和江先生（大阪大学医学部附属病院中央クオリティマネジメント部部長・病院教授）がリーダーシップをとって，最高レベルの医療安全に対する取り組みが行われています．その背景には，中島先生の内科医の経験も反映された医療安全学に対する科学者としての真摯かつ厳しい研究活動と実地医療現場における医療の質と安全の実践者としての豊富な経験があります．また，大阪大学医学部附属病院だけでなく，2009年度から国公私立大学附属病院の教職を対象として国公私立大学附属病院医療安全セミナーを主導され，教育者としても一流です．2010年度からは，国際的な医学系学術雑誌BMJ Groupとの特別な契約により，医療の質・安全に関する国際学会"International Forum on Quality & Safety in Healthcare"を遠隔地参加プログラム（Remote Participation Program）として主催されています．これらのセミナーやプログラムの受講対象者以外でも，阪大病院のホームページを閲覧すると大変参考になりますのでお薦めします．

　21世紀のグローバルな医療安全学では，複雑系の医療現場におけるノンテクニカルスキルや「失敗だけでなくうまくいっていることからも学ぶ（Safety-I and Safety-II）」といったパラダイムシフトが起こり，中島先生が実践されているレジリエンス・エンジニアリングを駆使した機能共鳴分析方法（FRAM）が行われるようになり，新たなステージに入っています．ところが本邦では，「トヨタ自動車で有名になった『なぜなぜ分析』のRCA（根本原因分析）が医療でもよい」などと言ってRCAの講習会が行われています．しかし，自動車産業の線形複雑モデル（complicated linear mode）と医療の複雑系（complex system）複合系では次元が異なりますので，RCAがよいとは言えません．むしろ，世界をリードする医療安全学者（チャールズ・ヴィンセント，シドニー・デッカー，エリック・ホルナゲルら）からは，RCAに対する否定的な意見が多くなっています．

　院内事故調を指導する過去の書籍には，「院内事故調の手引き」（生存科学研究所医療政策研究会）「院内医療事故調査の指針」（全日本病院協会）「院内事故調査委員会運営ガイドライン」（厚労省科研費　木村班）などがありますが，いずれも古く20世紀末の前時代的考えかたをひきずっていて，医療安全のパラダイムシフトに追随できていません．医療安全よりも個人の責任追及につながりそうな面がありますので気をつけましょう．

〈佐藤一樹〉

# Q28

Ⅶ．院内調査の方法について

群馬大学腹腔鏡手術事件や東京女子医科大学プロポフォール事件，千葉県がんセンター腹腔鏡手術事件の報告書が強く批判されているのはなぜですか？今回の制度の院内事故調査のセンター報告との関連で教えて下さい．

## Answer

これら3つ全ての調査が責任追及を前提に行われ，憲法に保証された権利を否定し（女子医大），医療者個人の識別化・特定化を容易にし（群大・千葉がんセン），医学的根拠も法的論理もない過失判断（群大）をしたからです．医療事故調制度では，「他の情報との照合による識別」ができる場合は法律違反になるので，記者会見や報道で医療者個人が特定化された群大・千葉がんセンは調査の前から本制度を逸脱した事案となります．そもそも，3例ともに紛争化された後の調査ですから本制度の「学習」を目的とした調査と相反する事件です．

### 参照

**関連条文**

憲法38条　何人も，自己に不利益な供述を強要されない．

**改正医療法施行規則　第1条10の4第2項**
病院等の管理者は，法第6条の11第4項の規定による（注：医療事故調査・支援センターに）報告を行うに当たつては，次に掲げる事項を記載し，当該医療事故に係る医療従事者等の識別（他の情報との照合による識別を含む．次項において同じ．）ができないように加工した報告書を提出しなければならない．

**改正医療法施行規則　第1条10の4第3項**
法第6条の11第5項（注：遺族への説明）の厚生労働省令で定める事項は，前項各号に掲げる事項（当該医療事故に係る医療従事者等の識別ができないようにしたものに限る．）とする．

### 解説

医療安全関係者の中では，「医療事故報告　三大悪書」と評される報告書です．特に群大と女子医大報告書は，「史上最低を争う」との声も高く，反面教師として研究対象になるかもしれません．これらの報告書を作成した3つの委員会の全てに参加した外部委員は，長尾能雅氏（名古屋大学・日本医療安全調査機構）ただ一人です．群馬大学医学部卒業の長尾氏が，外部委員として群大事件の調査にあたる是非についても疑問視されています．

女子医大事件の調査委員会には，長尾氏のほかに元高等検察庁長官の飯田英男氏が報告書の執筆に加わっています．元検察官に医療安全科学的アプローチができるはずもありません．飯田氏が執筆した検察捜査官向けの教科書には，「社会的な影響が大きい事件等，たとえ裏付け資料が不十分

でも立件して捜査を遂げるべきである.」と書かれています.今回も「調査」ではなく「捜査」をしている可能性が強く,真実の追求はそっちのけで「裏付け資料が不十分でも立件して捜査を遂げる」精神ならば,非難されるべきです.今回の群大報告書では,「医師らの供述態度には過剰ともいえる防御的姿勢が認められ,…『記憶がない』.『他の医師に聞いてもらいたい』などと,明らかに供述を避けようとしている態度が認められたことは遺憾と言わざるを得ない.われわれの調査と並行して警察側の捜査が行われていたこともあって,ICU医師団がことさら防御的な姿勢を取っているのではないかとも考えられるが,…本事例調査の目的を遂げるためには,関係者の真摯かつ誠実な協力が不可欠であり,このような中央ICU医師団の必ずしも協力的とはいえない態度が本件調査をいっそう困難にしたことは否定できない.自己に不都合な発言を否定しようとする姿勢は,ICU医師らに共通している過剰ともいえる防御的姿勢と一連のものと思われ,…御遺族および…病院関係者に対しても弁解の余地のない,はなはだ無責任な言動と言わざるを得ないものと考える.(P28)」と書いていますが,明らかに憲法38条の自己負罪拒否特権の精神に反します.憲法38条は,真実解明の名のもとに行われる自白の強要・拷問を排すことで,被告人の人権を守るためにありますが,飯田氏の書きぶりは「医療者には人権はない」と同旨です.

〈佐藤一樹〉

## Q29　Ⅶ. 院内調査の方法について

厚生労働省ホームページのQ&A（http://www.mhlw.go.jp/stf/seisakunitsuite/bunya/0000061201.html）のQ3には，複数の医療機関にまたがって医療を提供した結果の死亡であった場合，「当該患者の死亡が発生した医療機関から，搬送元となった医療機関に対して，当該患者の死亡の事実とその状況について情報提供し，医療事故に該当するかどうかについて，両者で連携して判断していただいた上で，原則として当該死亡の要因となった医療を提供した医療機関から報告していただくことになります.」とありますが，搬送元医療機関からさらに遡って情報提供してもらう必要がある場合は，どのくらい過去にまで遡らなければならないのでしょうか？

### Answer

明確な規定はありません．

#### 参照

**改正医療法　第6条の11**

4　病院等の管理者は，医療事故が発生した場合には，厚生労働省令で定めるところにより，速やかにその原因を明らかにするために必要な調査（以下この章において「医療事故調査」という.）を行わなければならない.

参照通知Q&A：3

#### 解説

医療安全のために必要な他の医療機関の情報を，院内事故調査委員会が照会してはいけないわけではありません．ただし，当該医療機関の管理者からの照会が禁じられているわけではありませんが，各医療機関内での院内事故調査委員会の独立性を明示する意味で，医療事故調査委員会の責任者の名義で，院内事故調査委員会として照会する方が望ましいでしょう．

提供する情報によって，当該医療事故に関係する医療従事者の個人情報が伝わる可能性もありますので，照会を求められた医療機関は，客観的事実を非識別化加工した情報として提供することにとどめた方がよいでしょう．照会元の医療機関も，客観的事実の非識別化情報のみを求めるべきです．

〈中島恒夫〉

## Q30　Ⅶ．院内調査の方法について

院内調査を行うに当たり，自院で十分調査が行える場合であっても外部からの委員は必ず入れるのですか？

### Answer

その必要はありません．

### 参照

改正医療法　第6条の11
2　病院等の管理者は，医学医術に関する学術団体その他の厚生労働大臣が定める団体（法人でない団体にあつては，代表者又は管理人の定めのあるものに限る．次項及び第6条の22において「医療事故調査等支援団体」という．）に対し，医療事故調査を行うために必要な支援を求めるものとする．

参照通知Q&A：13

### 解説

　院内事故調査は，各医療機関の中で行うものです．医療安全の「学習」を，各医療機関自身が行うことを求められています．今回の制度は，各医療機関の自律・自立を促すものです．外部委員を安易に頼ってはいけません．初めから丸投げするようであれば，「学習」を放棄した医療機関とみなされます．

　そもそも外部委員は，それが調査主体の一人である以上，本質的に中立的とはいえません．スポーツ競技での審判の役目を付与されているわけではありません．

　院内事故調査委員会に外部委員を加えるか否かは，各医療機関の管理者の責任において判断されることです．これは，医療事故調査・支援センターへの報告要件とは異なります．

　外部委員を招聘しないことによる法的罰則はありません．

　厚労省のQ&Aは公正・中立性を担保するために院内事故調に外部委員を入れるべきとしていますが，本制度は，遺族等への説明責任を果たすためのものではないので，明らかに誤った記載です．前厚労省医療安全推進室長の大坪寛子氏が，「院内事故調に必ず外部委員を入れるように」「委員長は外部委員にするように」という根拠のない言説を流布していることも，現場を混乱させています．医療事故調査・支援センターに指定された日本医療安全調査機構の元中央事務局長である原義人氏も「院内事故調査委員会委員長は外部委員が良い」と間違った研修内容を広め，現場を混乱させています．

〈中島恒夫〉

# Q31

Ⅶ. 院内調査の方法について

院内事故調査で収集した内部資料に，保管義務はありますか？

## Answer

明確な規定はありません．

### 参照

**医師法　第24条**

1　医師は，診療をしたときは，遅滞なく診療に関する事項を診療録に記載しなければならない．
2　前項の診療録であつて，病院又は診療所に勤務する医師のした診療に関するものは，その病院又は診療所の管理者において，その他の診療に関するものは，その医師において，5年間これを保存しなければならない．

**参照省令：医療法施行規則　第20条**

法第21条第1項第2号から第6号まで，第8号，第9号及び第11号の規定による施設及び記録は，次の各号による．

　（10）　診療に関する諸記録は，過去2年間の病院日誌，各科診療日誌，処方せん，手術記録，看護記録，検査所見記録，エックス線写真，入院患者及び外来患者の数を明らかにする帳簿並びに入院診療計画書とする．

**改正医療法　第21条**

病院は，厚生労働省令〔第1号に掲げる従業者（医師及び歯科医師を除く．）及び第12号に掲げる施設にあつては，都道府県の条例〕の定めるところにより，次に掲げる人員及び施設を有し，かつ，記録を備えて置かなければならない．

　九　診療に関する諸記録

### 解説

改正医療法およびその省令には，事故調査に関わる内部記録の保管期間は記されていません．医師法や医療法の規定以上に長く保管する法的義務はありません．

しかし，紛争になる可能性の高い案件なので，紛争時に潔白を証明する資料を破棄しない方が望ましいと言えましょう．

〈中島恒夫　田邉　昇〉

## Q32　Ⅶ. 院内調査の方法について

医療事故調査支援団体（以下，支援団体）とは何ですか．支援団体は，どのような業務を行うのでしょうか．支援団体となったり，外部委員として支援要請があった場合の注意を教えて下さい．

### Answer

今般の制度では，医療機関の管理者は医療事故が起きた場合，まず「医療事故調査・支援センター（以下，センター）」に報告し，続いて院内調査を行います．この院内調査を支援するのが，支援団体です．支援団体の業務は，医療事故の判断など制度全般に関する相談，調査に関する具体的支援（調査手法，報告書等に関する助言，解剖・Aiなどの技術的支援）などです．

事故調査の支援をする立場になったとき，もっとも避けねばならないのは，医療安全目的の調査と紛争解決（＝責任追及）目的のそれとを混同することです．両者を峻別したうえで，調査で得られた情報が紛争解決に使われぬよう，細心の注意を払わなければいけません．とりわけ調査報告書の非識別化に関する助言は重要です．

### 参照

**改正医療法　第6条の11**

病院等の管理者は，医療事故が発生した場合には，厚生労働省令で定めるところにより，速やかにその原因を明らかにするために必要な調査（以下この章において「医療事故調査」という．）を行わなければならない．

2　病院等の管理者は，医学医術に関する学術団体その他の厚生労働大臣が定める団体（法人でない団体にあつては，代表者又は管理人の定めのあるものに限る．次項及び第6条の22において「医療事故調査等支援団体」という．）に対し，医療事故調査を行うために必要な支援を求めるものとする．

3　医療事故調査等支援団体は，前項の規定により支援を求められたときは，医療事故調査に必要な支援を行うものとする．

**改正医療法　第6条の22**

医療事故調査・支援センターは，調査等業務の一部を医療事故調査等支援団体に委託することができる．

2　前項の規定による委託を受けた医療事故調査等支援団体の役員若しくは職員又はこれらの者であつた者は，正当な理由がなく，当該委託に係る業務に関して知り得た秘密を漏らしてはならない．

### 解説

今般の制度では，医療機関の管理者は，医療事故が起こったと判断した場合まずセンターに報告します．ここでいう医療事故は，一般的な意味でのそれではなく，改正医療法で定められた定義に

よるものです（詳細は別項参照）．支援団体は，管理者の求めがあれば，当該医療機関で起こった死亡がこの制度で定める医療事故にあたるか否かの判断についても支援します．引き続き行われる院内調査は，施設の実情に応じて，なるべく外部に頼らず自律的・自立的に行うべきです．しかし診療所や小規模病院では，自力で院内調査を行うのが困難なことがあり，その場合に必要な支援を支援団体に求めるものとされています．支援団体が行う支援を下記にまとめます．

1. 医療事故にあたるか否かの判断の支援
2. 医療事故調査の支援

調査手法に関する助言，調査報告書の作成に関する助言

解剖，Aiに関する技術的支援（施設・設備の提供を含む）

院内調査に必要な専門家の派遣

支援団体の候補として，都道府県医師会などの職能団体，病院団体，大学病院，医学に関する学会等が想定されていますが，ひとつの団体が上記の支援のすべてを行う必要はなく，たとえば上記1に特化した支援団体もあり得ます．医療機関としては，支援を要請できる団体が複数ある場合は，この制度の目的が医療安全であることに鑑みて，もっとも医療安全に資する支援をしてくれる団体を選ぶべきでしょう．支援団体によっては，調査の名のもとに外部者による責任追及が行われかねませんので注意が必要です．

一方，事故調査を支援するに当たっては，この制度の目的が医療安全であって紛争解決ではないことを，改めて当該施設の管理者に確認してください．医療安全目的に限定されてこそ当事者のエラーに関する情報を収集できるのであって，それが責任追及に使われるのであれば，誰も自らのエラーの情報を提供せず，医療安全は達成できません．また医療安全目的で収集した情報が責任追及に「目的外使用」されれば，それは人権侵害です．院内調査においてそのようなことが行われないよう助言すべきです．とくに管理者が事故の当事者でない場合は，管理者と当事者との間に利益相反が生じる可能性がありますので，より注意する必要があります．

現在，各都道府県医師会が支援団体として登録されています．ほとんどの医師会には紛争処理部門がありますが，上記の理由により，今般の制度に対応して新設される院内調査支援部門は，紛争処理部門から理念的にも組織的にも独立している必要があります．

支援団体が行う支援の中でも重要なのが，院内調査の報告書作成に関する助言です．調査報告書は医療事故調査支援センターに提出するものであり，遺族に渡すものではありませんが，その内容を遺族に説明しなければいけません．報告書の内容が万が一にも責任追及に流用されないように，まず報告書の冒頭に，調査の目的は医療安全の確保であり，個人の責任を追及するためのものではないことを記載します．その上で，医療行為の医学的評価（劣っている，基準から逸脱しているなど）は書き込まないこと，再発防止策の記載は義務ではなく，別の場（院内医療安全委員会）で十分検討すべきことなどを助言してください．とりわけ，医療法施行規則第1条の10の4にあるように，報告書は，医療事故に関係した医療従事者等の識別（他の情報との照合による識別を含む）ができないように加工したものでなければならない点は重要です．支援団体としては，非識別化を徹底した報告書の書き方をしっかりと検討研究して，管理者に助言することが求められます．支援団体が支援して作成された報告書の内容が責任追及に用いられることがあれば，その支援団体は医療機関からの信頼を失いかねません．

〈満岡　渉〉

## Q33 Ⅶ. 院内調査の方法について

各地にできる医療事故調査等支援団体（以下，支援団体）については，「地域間における事故調査の内容及び質の格差が生じないようにすべきだ」「事故調査は中立性，透明性及び公正性が確保されるべきだ」という意見があります．地域間の事故調査に差があってはいけないのでしょうか．事故調査に中立性，透明性は重要でしょうか．

### Answer

　地域間における事故調査の内容および質の格差をなくして，平準化・均質化することは，医療安全に何の意味もありません．むしろ現場の負荷を増やして医療安全を阻害する可能性があります．中立性・透明性も，責任追及に用いられるのであれば，医療安全にとって不要かつ有害で今般の制度の趣旨にも反しています．

### 参照

参議院厚生労働委員会附帯決議（2 医療事故調査制度について）
　イ　院内事故調査及び医療事故調査・支援センターの調査に大きな役割を果たす医療事故調査等支援団体については，地域間における事故調査の内容及び質の格差が生じないようにする観点からも，中立性・専門性が確保される仕組みの検討を行うこと．また，事故調査が中立性，透明性及び公正性を確保しつつ，迅速かつ適正に行われるよう努めること．

### 解説

　医療事故にどれ一つ同じものはなく，患者により，施設により，地域によってそれぞれ異なります．そもそも事故の再発防止の本質はシステムエラーの発見とその改善ですが，システムエラーの多くは，当然ながらそのシステムに固有のものです．例えば表面的には同じ誤薬事故であっても，原因となったシステムエラーはその施設ごとに違います．多くの医療事故はその施設固有のシステムエラーから起こるので，誰よりも現場の医療者がその発見と改善にあたるべきなのです．本制度が院内調査を重視している最大の理由はそこにあります．さらに，都市の大病院と離島の小さな施設では求められる医療水準が違うのと同様に，求めるべき医療安全の水準も地域・施設によって違います．それを無理に平準化しようとすれば，当然ながらより厳しい方の水準を求められますから，現場の負荷が増え，システムがかえって不安定になりかねません．

　これらを踏まえて，我々が作成した日本医療法人協会「医療事故調運用ガイドライン」では，原則⑤として，院内調査が中心で，かつ，地域ごと・病院ごとの特性に合わせて行うべきであること，原則⑥として，本制度により医療崩壊を加速してはならないこととしています．医療安全はあくまで現場の実情に即した形で行うべきであり，かつその改善策が現場に新たな負荷を生じてはいけないのです．

　"地域間における事故調査の内容および質の格差が生じないようにする"とは，一見もっとも

しく聞こえますが，上に述べたように，現場の実情を離れた全国一律の事故調査をやったところで，医療安全には何も役立ちません．むしろそれは，支援団体が行う事故調査を「規範」として権威づけするための方便として使われる可能性があります．何故なら，権威づけされた規範があれば，容易に過失の認定ができるからです．

　一方，複数の事故情報を集積・分析すれば，そこに共通する普遍的なエラーを抽出できることもあります．類似した薬剤名による誤薬事故がその例です．医療事故調査・支援センターの最大の存在意義はそこにあります．センターや支援団体は，決して全国一律の権威づけされた規範を現場に押し付けるためにあるのではありません．

　我々は「中立性」，「透明性」という耳触りのよい言葉にも警戒する必要があります．「中立」というのは利害の対立を前提にした概念で，紛争の時に使う言葉です．「中立な」事故調査とは何を指しているのでしょうか．事故調査に，患者側の代表や弁護士を入れろということでしょうか．今般の制度の目的である医療安全には，患者側と医療側の利害の対立はありえず，「中立性」には意味がありません．医療安全にとって有益かどうかだけが重要なのです．また，医療安全の第一歩はエラーの収集です．そのために，WHOドラフトガイドラインにあるように事故当事者の「非懲罰性」「秘匿性」が担保されなければなりません．つまり事故当事者についての「透明性」は，医療安全に不要どころか，有害なのです．

　利害の対立が起こるとすれば，それはむしろ事故当事者である現場の医療従事者と管理者との間です．院内調査の支援に当たる外部委員は，両者の間で中立性，透明性，公正性が保たれるよう留意する必要があります．

〈満岡　渉〉

## Q34 Ⅷ. 院内事故調査報告について
### 院内事故調査報告書はどのような事項を記載するのでしょうか？

### Answer

　まず，冒頭に「本制度の目的は医療安全の確保であり，個人の責任を追及するためのものではないこと」を記載します（本通知）．

　そして，通知の要請事項として，以下の各項目について明らかな範囲で，関係者を「非識別化」した上で記載します．

　日時／場所／診療科，医療機関名／所在地／連絡先，医療機関の管理者の氏名，患者情報（性別／年齢等），医療事故調査の項目，手法及び結果，調査の概要（調査項目，調査の手法），臨床経過（客観的事実の経過），原因を明らかにするための調査の結果

　加えて，事故に関与した医療従事者の，調査結果報告書の内容についての意見を必ず記載するようにしましょう．

### 参照

**医療法施行規則　第1条の10の4**

2　病院等の管理者は，法第6条の11第4項の規定による報告を行うに当たつては，次に掲げる事項を記載し，当該医療事故に係る医療従事者等の識別（他の情報との照合による識別を含む．次項において同じ．）ができないように加工した報告書を提出しなければならない．

　一　当該医療事故が発生した日時，場所及び診療科名
　二　病院等の名称，所在地，管理者の氏名及び連絡先
　三　当該医療事故に係る医療を受けた者に関する性別，年齢その他の情報
　四　医療事故調査の項目，手法及び結果

3　法第6条の11第5項の厚生労働省令で定める事項は，前項各号に掲げる事項（当該医療事故に係る医療従事者等の識別ができないようにしたものに限る．）とする．

**本通知**

センターへの報告事項・報告方法について

○本制度の目的は医療安全の確保であり，個人の責任を追及するためのものではないことを，報告書冒頭に記載する．

○報告書はセンターへの提出及び遺族への説明を目的としたものであることを記載することは差し支えないが，それ以外の用途に用いる可能性については，あらかじめ当該医療従事者へ教示することが適当である．

○センターへは以下の事項を報告する．
　・日時／場所／診療科

・医療機関名／所在地／連絡先
・医療機関の管理者の氏名
・患者情報（性別／年齢等）
・医療事故調査の項目，手法及び結果
・調査の概要（調査項目，調査の手法）
・臨床経過（客観的事実の経過）
・原因を明らかにするための調査の結果
※必ずしも原因が明らかになるとは限らないことに留意すること．
・調査において再発防止策の検討を行った場合，管理者が講ずる再発防止策については記載する．
・当該医療従事者や遺族が報告書の内容について意見がある場合等は，その旨を記載すること．
○医療上の有害事象に関する他の報告制度についても留意すること．（別紙）①医薬品・医療機器等安全性情報報告制度，②予防接種法に基づく副反応報告制度，③医療事故情報収集等事業，④薬局ヒヤリ・ハット事例収集・分析事業，⑤消費者安全調査委員会への申出
○当該医療従事者等の関係者について匿名化する．
○医療機関が報告する医療事故調査の結果に院内調査の内部資料は含まない．

---

### 解説

　原則として，診療経過の客観的な事実調査の結果を第一に記載します．

　厚労省HP・医療事故調査制度に関するQ&A（Q1）でも謳われているように，この制度は学習を目的とした報告システムであるため，報告書は医学的・客観的事実に基づいた記載であるべきです．したがって，法的な過失の有無の記載がこの報告書に不適当なのはもちろん，指定された項目を無理に「埋める」ようなこともあってはなりません．調査の結果わからなかったものは，「不明」と記載するのが妥当です．

　また，医療法施行規則では，WHOドラフトガイドラインの趣旨を汲み，個人的な責任追及に繋がらないように，医療従事者等を「非識別化」することが規定されています．これは単に人物名を黒塗りすることではない，非常に高度な秘匿化操作です．「非識別化」とは，識別（ある情報が誰か一人の情報であることがわかること，つまり，ある情報が誰の情報であるかがわかるかは別にして，ある人の情報と別の人の情報を区別できること）が不可能にすることです．そのためには，報告書はセンターが入手しうる全ての情報（たとえば，発生報告や，医療機関ホームページ，診療録等の診療に関する記録その他のセンターに提出することがありうる資料，遺族からセンターが聴取しうる説明や提出を受けうる資料）と照合しても，識別できないものでなくてはなりません．これらの情報と照らし合わせ，報告書の内容を包括的に検討する必要があります．また，院内調査の内部資料については，秘匿性を保持するため，報告書とは当然区別されるべきです．

〈岡崎幸治〉

Ⅷ．院内事故調査報告について

センターへの院内事故調査結果報告は，「省令」そのものでは「医療従事者が識別できないよう加工する」旨が明記されています．一方で，該当する法律の「通知」の省令欄には，匿名化となっています．どちらが正しいのですか？ 省令（平成27年5月8日付の『医政発0508第1号』）では，センターへの院内事故調査結果報告は，「当該医療事故に係る医療従事者等の識別（他の情報との照合による識別を含む．事項において同じ．）ができないように加工した報告書を提出しなければならない．」と明記されています．一方で，省令の別添書類では「匿名化」という用語を多用しています．個人情報に該当する項目を単純に黒塗りにすればよいのですか？

## Answer

　「非識別化」と「匿名化」は似て非なるものです．法の趣旨のとおり，「医療従事者が識別できないように加工する」ことができなければ，違法となります．黒塗りするだけでよいと考えているようであれば，間違いです．「非識別化」は「匿名化」以上に，非常に高度な技術を求められます．「非識別化」できなかった場合には，当該医療従事者が人権侵害や名誉棄損で訴えることがありえます．

### 参照

**改正医療法施行規則　第1条10の4第2項**
　病院等の管理者は，法第6条の11第4項の規定による（注：医療事故調査・支援センターに）報告を行うに当たつては，次に掲げる事項を記載し，当該医療事故に係る医療従事者等の識別（他の情報との照合による識別を含む．次項において同じ．）ができないように加工した報告書を提出しなければならない．

**改正医療法施行規則　第1条10の4第3項**
　法第6条の11第5項（注：遺族への説明）の厚生労働省令で定める事項は，前項各号に掲げる事項（当該医療事故に係る医療従事者等の識別ができないようにしたものに限る．）とする．

### 解説

　今回の制度の中で，管理者が最も注意しなくてはならない「非識別化」の問題です．院内の医療事故時の古いマニュアルなどに「医療事故が発生したときには，公表して記者会見をするのが望ましい．」といった記載がある場合は，法律と齟齬が生じるので改訂しましょう．

　記者会見で氏名を発表しなくても，医療事故が発生した病棟，医療従事者の所属部署，該当する国家資格，経験年数，性別などを少しでも公表してしまうと，どんなに注意深く院内事故調査報告書で「非識別化」しても，法律に違反することになります．記者会見の内容が「識別される照合元」の情報となるからです．

たとえば，2014年，国立国際医療研究センター病院のウログラフィン脊髄造影死亡事故後の病院側の対応は最悪でした．この事故では，病院管理者が「外表異状を認めない」にもかかわらず患者死亡から数時間で所轄警察署に届け出てしまいました．さらに，記者会見で職種と診療科と性別と経験年数を公表したため「医療従事者の識別化」が行われ，個人特定されてしまいました．これでは院内調査をやる前から法律違反です．2015年10月以降は，このような対応をしてはいけないことになります．国立国際医療研究センターの医療事故対応マニュアルは，このウログラフィン脊髄造影死亡事故の改訂後も，いまだに医師法21条を逸脱した警察届出，記者会見開催など法律的に根拠のない院内規定が残っています．医療事故調査制度施行後は，法律違反になる可能性が高いといえます．

　また，独立行政法人国立病院機構のマニュアルも国立病院からの移行に伴い失効した後も，義務ではない警察届出や公開に関する事項が放置されたままです．各病院の医療安全担当者は，古くなってしまったマニュアルが放置されたままであれば，病院管理者や顧問弁護士と相談して早急に改訂しましょう．

〈中島恒夫　佐藤一樹〉

Ⅷ. 院内事故調査報告について

## 良い報告書，悪い報告書の例をそれぞれ教えて下さい．

## Answer

### 1. 総論

2015年10月に施行された改正医療法に基づく医療事故調査制度（以下「本制度」という）において，現場の病院管理者や医療安全担当者にとっての最大の関心事は，実際に「報告書をどのように作成したらよいのか」であり，この点こそ本制度がうまくいく上で最も肝要といえる．

今回の医療事故調査制度はWHOドラフトガイドラインに則った制度であり，「to err is human」を前提に秘匿性，非懲罰性をはかりつつ，なぜ誤りが生じたのかをシステム指向的に分析することが求められている．

我が国の医療安全対策は，国際標準から大きく後れをとっている．これは，2000年代に世界に類をみないほど刑事司法が医療現場に介入した結果，法的紛争解決を優先せざるを得なくなったことが原因である．それに加え，法的紛争解決をはかるための方策を弁護士や法学者といった紛争が増加することに利益を有する者に委ねた結果，医療安全の常識からかけ離れてしまった．

すなわち，診療行為に関連した死亡の調査分析モデル事業や産科医療補償制度を代表とする我が国の事故調査においては，医療従事者個人が行った個々の判断や行為を逐一，適切/不適切と評価をすることが重要であるとされた．このような誤った方法論で作成された事故調査報告書は，医療安全に寄与しないのはもちろん，民事医療訴訟における鑑定意見書となり，更には，個人の行為を対象とする刑事責任の追及のための資料となるのである．

実際，我が国では，未だにブランド病院や大学病院においても，誤った方法論で事故調査報告書が作成され，その結果，現場で働く医療従事者個人がマスコミによって誹謗中傷を受け，さらには刑事責任を追及される事例が後を絶たない．

本稿では，良い報告書と悪い報告書の例を示すことで，本制度が意図する正しい報告書を書く際の参考となることを目的とする．

### 2. 現在の正しい医療安全観

かつては，事故は人的要因，すなわち「人が間違えること」によって生じると考えられていた．したがって，事故分析は，「誰が，いつ，どこで，何を間違えたか」を明らかにすることとされ，医療従事者個人の個々の行為を一つ一つ適切/不適切と評価することが重要とされていた．そして，安全のための対策（再発防止策）は，当該誤った人を排除すること，あるいは，教育して誤らないようにすること，又は，マニュアルなどにより人の行動に制約を加えることであるとされてきた．

しかし，1999年，米国the Institute of Medicineが「人は誰でも間違える（to err is human）」

表1 5W1Hと新旧医療安全観

| | 旧い時代の事故調査 | 現在の事故調査 |
|---|---|---|
| Who（誰が），What（何を），When（いつ），Where（どこで） | 事故分析の本質 | 単なる事実<br>（客観的事実経過） |
| Why（なぜ），How（どのように） | 考慮しない<br>＝間違えた人が悪い | 事故分析の本質 |
| 再発防止策 | 間違えた人を処罰<br>教育<br>マニュアル化 | 間違いが起きにくいシステム又は間違えても第三者に損害が生じないシステムを構築 |

と報告して以降，医療安全対策において大きなパラダイムシフトが生じた．すなわち，現在の国際的な医療安全対策においては，「間違えた人がいけない」とする人的要因に基づく非難ではなく，なぜそのように判断したのか背景要因を検討し，システムとしてどのように改善するか検討すべきと考えられている．

　例えば，結果として悪しき結果が生じたとしても，当該判断をした者は，その時点においては「それが適切である」と判断したのであり，それを後から振り返って，すべての客観的な情報をもとに，当該判断が間違いであったとするのは誤りである（後知恵バイアス）だけでなく，結局，今後も同条件下においては同様の判断がなされることから，再発防止にも資さない．そうではなく，背景要因を検討し，同条件下において，別の判断（結果として損害が発生しないような判断）が下されるようなシステムに向けた対策がはかられるべきなのである．

　また，そもそも人の注意力は不確かなものであり，いくら注意喚起をしても間違いはなくならないことから，「フールプルーフ」（利用者が誤った操作をしても危険に晒されることがないよう，設計の段階で安全対策を施しておくこと）や「フェイルセーフ」（故障や操作ミス，不具合などの障害が発生することを予め想定し，それが起きた際の被害を最小限にとどめる工夫をするという設計思想）といった，人が間違えても，それが人の死に繋がらないシステムを構築することが重要なのである．

　したがって，現在の医療安全観にたった事故調査においては，「誰が，いつ，どこで，何を間違えたか」ということは，単なる事実（客観的事実経過）にすぎず，事故分析として，「なぜそのような判断/行為をしたのか」をその背景要因に遡り，検討していく必要があるのであり，再発防止策としては，将来，同様の条件下においても人の死につながらないためのシステムの構築を検討することが求められている（表1）．

## 3. 現在の正しい報告書記載方法

　このような医療安全のための報告システムが成功するためには，資料編に詳述されたように「患者安全のための世界同盟　有害事象の報告・学習システムのためのWHOドラフトガイドライン―情報分析から実のある行動へ」（以下「本ガイドライン」という）にある以下の7つの特性が必要となる（表2）．

　このことは，本制度においても医療事故調査制度に関するQ&A（Q1）（厚生労働省HP）にも「今般の我が国の医療事故調査制度は，同ドラフトガイドライン上の『学習を目的としたシステム』

表2 成功する報告システムの7つの特性

| ①非懲罰性 | ②秘匿性 | ③独立性 | ④専門家による分析 |
| ⑤適時性 | ⑥システム指向性 | ⑦反応性 | |

にあたります．したがって，責任追及を目的とするものではなく，医療者が特定されないようにする方向であり，第三者機関の調査結果を警察や行政に届けるものではないことから，WHOドラフトガイドラインでいうところの非懲罰性，秘匿性，独立性といった考え方に整合的なものとなっています．」と記載されているように，本ガイドラインに沿った解釈が求められている．

資料編に示されたように，本ガイドラインにおいて最も重要となるのは，①非懲罰性と②秘匿性であり，このことは，本制度においては，医療法施行規則1条の10の4第2項「病院等の管理者は，法第6条の11第4項の規定による報告（院内事故調査後のセンターへの報告*筆者注）を行うに当たつては，次に掲げる事項を記載し，当該医療事故に係る医療従事者等の識別（他の情報との照合による識別を含む．次項において同じ．）ができないように加工した報告書を提出しなければならない．」及び，同3項「法6条の11第5項の厚生労働省令で定める事項（院内事故調査後の遺族等への説明*筆者注）は，前項に掲げる事項（当該医療事故に係る医療従事者等の識別ができないようにしたものに限る．）とする．」において定められている．

すなわち，旧い時代の事故調査報告書では，「医師A/看護師Bの●●という判断/行為は，不適切であった」といった記載がなされており，医師Aや看護師Bといった匿名化はなされているものの，遺族からすれば医師Aや看護師Bが誰であるかは一目瞭然であった（そもそも，医療従事者は氏名，所属や専門等の個人情報がインターネット上に公開されている場合が多く，事故をマスコミ経由で知った市民ですら特定が可能なことが多い）．

このような他の情報との照合により医療従事者個人が識別可能な報告書は，秘匿性に欠ける結果，直ちに個人が特定され，個人への責任追及につながることから，非懲罰性にも欠けることとなる．

実際，後に示す悪い報告書例のような，旧い時代の事故調査観に基づき作成され，かつ，非識別化されていない報告書が，医療従事者個人の刑事責任追及のための資料となることがしばしば認められ，大きな問題であった．

そこで，本制度では，センターへの報告や遺族への説明においては，他の情報と照合しても個人が識別不可能となるようにしなければならないと省令で定めることにより，秘匿性および非懲罰性を担保したのである．

そして，この省令に従うと，旧い時代の事故調査観は人の行動に着目するため，報告書の作成が困難となることから，必然的に，なぜ間違えたのかという背景要因に着目する現在の事故調査観をとることとなる．すなわち，省令が我が国で遅れている医療安全におけるパラダイムシフトを後押しすることにもつながるのである（表3）．

## 4．悪い報告書例
### 1) なぜ悪い報告書が未だに作成されるのか

これまでに示してきたように，「人が間違えること」で事故が生ずるとする考え方は，旧い時代

**表3** 非識別化省令によるパラダイムシフトの転換

|  | 旧い時代の事故調査 | 現在の事故調査 |
|---|---|---|
| 事故の原因 | 人的要因<br>人が間違える | システムエラー<br>体制の問題 |
| 原因分析 | 間違えた人を探す<br>個々の行為を評価 | なぜ間違えたのか<br>背景要因を検討 |
| 非識別化 | 不可能⇒省令違反 | 可能 |
| 再発防止策 | 間違えた人を処罰<br>教育<br>マニュアル化 | 間違えが起きにくいシステム又は間違えても第三者に損害が生じないシステムを構築 |
| 医療安全への寄与 | なし，または限定的 | あり |
| 事故調査報告書の民事医療訴訟への転用 | 容易に可能 | 組織の安全配慮義務として可能 |
| 事故調査報告書の刑事医療訴訟への転用 | 容易に可能 | 困難 |

の事故調査観であり，どのように気合を入れても人は必ず間違えることから，医療安全に資さないばかりでなく，そのような観点で作成された事故調査報告書は，民事医療訴訟における鑑定意見書となる．更には，個人の行為を対象とする刑事責任の追及のための資料となることから重大な人権侵害という弊害を生じさせる．

このような重大な人権問題があるにもかかわらず，1999年以降，医療事故が起きるたびに現場の末端にいる医療従事者個人の責任として，大々的に報道され，社会的非難を浴びせられた．そして，それに引きずられる形で再発防止にはおよそ資さない場当たり的な対策が示され，作成された報告書が個人の責任追及に用いられるといった「必罰主義的医療安全対策」が行われてきた．

このようなおよそ間違った対応が繰り返されてきた原因は，2000年代前半に司法とメディアによる苛烈なまでの医療バッシングが行われた際に，医療安全および，法的紛争解決をはかるための方策を弁護士や法学者といった紛争が増加することに利益を有する者に委ねたことにある．

その結果，医療安全の名を語り，医療の非専門家である弁護士が医療紛争を処理するにおいて最も苦心する事実経過（問題となる点）および医学的評価（過失の有無）を記載した報告書を作成するいわば鑑定意見書作成機関としての医療事故調査制度を作るべきとされ，今日まで至ったのである．

本制度では，事例を集積し，医療安全の専門家により科学的に分析し，システムとして再発防止策をはかるという「科学的医療安全対策」へとパラダイムシフトがはかられた．本制度が，個別紛争の解決や，弁護士等紛争を業とする業界利益（私的利益追求）ではなく，後世に，より安全な医療を引き渡すという公的利益のためにあることを理解する必要がある．

2）悪い報告書例① 国立国際医療研究センター病院ウログラフィン事案

a）事案の概要

後期研修医が国立国際医療研究センター病院では初めて脊髄造影検査を行うにもかかわらず，主治医である上級医はおらず，さらに看護師も診療放射線技師もいない中で，医師となって1カ月にも満たない初期研修医2名とで検査が行われた．さらに同病院では，脊髄造影検査を行うに当たり，使用する造影剤は薬剤師による監査を受けることはなく，医師が検査室の廊下にある棚から造影剤を適宜とって使うこととなっていた．また，同病院には，脊髄造影時の手順書等は存在しな

かった.

　このような環境において，後期研修医が検査室の廊下の棚からウログラフィン®をとり，患者に対し投与したところ，患者が死亡した.

　ウログラフィン®は，イオン性造影剤であり脊髄造影には禁忌である．なお，ウログラフィン®のパッケージおよびアンプルには赤い小さい文字で脊髄造影禁止と記載されていた.

### b）脊髄造影検査におけるウログラフイン誤使用による死亡事故についての報告
　　(http://www.ncgm.go.jp/topics/zoueizaigosiyou_houkoku260826.pdf)

　平成26年4月16日，独立行政法人国立国際医療研究センター病院において，脊髄造影検査時に，造影剤ウログラフィン注60％の誤使用により患者さんがお亡くなりになるという医療事故が発生致しました．当院は，外部委員を含めた医療事故調査委員会を直ちに設置し，本件事故の原因の究明と再発防止策の徹底，医療安全管理体制の強化等を図って参りましたが，その結果について報告致します.

　患者さんは78歳女性，腰部脊柱管狭窄症の再発の疑いで，脊髄造影検査を実施致しました．脊髄造影用造影剤イソビストを使用すべきところを，レジデントである担当医が誤って禁忌であるウログラフィンを脊髄腔内に注入致しました．検査後，下肢痛の増強，痙攣，意識消失が発生し，集中治療室にて救命治療を行いましたが，永眠されました．直ちに関係者による検証が行われ，造影剤誤投与の事実を確認致しました．病院長がご家族に説明と謝罪を行い，速やかに牛込警察署に本件事故を報告致しました.

　本件事故後の翌4月17日に院内の全職員へ公表，18日に厚生労働省にて記者会見と謝罪を行い，21日に病院の公開ホームページで事故の報告と謝罪を行いました．医療事故調査委員会を開催し，事実関係の確認と原因，再発防止策，安全管理体制の強化等について検討し，再発防止策の提言がなされました.

　本件事故の主な原因は，担当医の造影剤に対する知識が不足し，脊髄造影検査には禁忌であるウログラフィンを誤使用したためでした．担当医は他病院では脊髄造影検査の経験がありましたが，当院では初めて行う検査でしたので，指導医が検査に立ち会うことが必要であったと考えられました．また，放射線透視室の運用体制や造影剤の管理体制について，セーフティーネットのさらなる強化が必要であること等が指摘されました．また，下記のような再発防止策や医療安全管理体制の強化が提言されました.

　①レジデントや研修医の基本的な知識や手技の確認と研修，②脊髄造影検査のマニュアルの整備，③チーム医療における相互チェックの実践，④ハイアラート薬（注意すべき薬剤）の管理の徹底，⑤指差し声出し復唱ルールの再確認，⑥インシデント報告の推進，⑦医療安全パトロールの強化，⑧造影剤の配置と管理の見直し，等が再発防止策として示されました．これらの防止策を実施して，院内の全職員へ周知徹底致しました．医療安全の向上を図る上で，チーム医療の円滑な推進と相互チェックが極めて重要であり，様々な医療安全体制のセーフティーネットをさらに強化し，教育・研修を徹底して参ります．本件事故のような，起こしてはならない事故を，二度と繰り返さないよう職員一同真摯に反省し，安全で質の高い患者さん中心の医療を実現することを目指して，職員が一丸となって診療に当たることを決意致します.

c) 問題点

①人的要因が主たる原因としている点

　何より問題であるのは，医学的評価において「本件事故の主な原因は，担当医の造影剤に対する知識が不足し，脊髄造影検査には禁忌であるウログラフィンを誤使用したためでした．」と人的要因を主たる原因としている点である．繰り返しになるが，「人が間違えたこと」を主原因とする分析は，旧い時代の事故調査観である．

　また，もし本制度において同様な表記がなされた場合には，他の情報との照合により個人が識別可能であることから（実際，報道直後に，インターネット上では氏名，出身大学等が明らかにされ，個人攻撃の的となった）省令違反（医療法施行規則1条の10の4第2項又は3項）となることにも注意が必要である．

　事故分析において人的要因を主たる原因とした結果，再発防止策の一番目に「レジデントや研修医の基本的な知識や手技の確認と研修」があげられることとなっている．教育が重要であることは当然であるが，教育をすれば事故がなくなるというのは明らかな誤りである．

　また，研修医に必要な基本的な教育をすることが一番にあげられる再発防止策であるならば，事故の主たる原因は研修指定病院として基本的な責務を果たさなかった病院にあるとするのが当然の帰結である．

　そもそも，本件事故は繰り返し発生している事故であり，また，経験の浅い医師が起こす定型的な事故類型といえる（表4）．

　若い研修中の医師に責任を擦り付け，刑事責任を負わせる一方，教育，研修をしますとしても，まともな医療安全対策をしなかった結果が，本件事故の本質的な原因であり，このままでは，再発防止にはつながるべくもない．

②医療安全とは何ら関係のない記載が多い点

　本件報告書は，医療安全には何ら資さない旧い時代の事故調査報告書である一方，「当院は，外部委員を含めた医療事故調査委員会を直ちに設置し，本件事故の原因の究明と再発防止策の徹底，医療安全管理体制の強化等を図って参りましたが，…」，「直ちに関係者による検証が行われ，造影剤誤投与の事実を確認致しました．病院長がご家族に説明と謝罪を行い，速やかに牛込警察署に本件事故を報告致しました．」，「本件事故後の翌4月17日に院内の全職員へ公表，18日に厚生労働省にて記者会見と謝罪を行い，21日に病院の公開ホームページで事故の報告と謝罪を

表4　脊髄造影誤投与死亡事故

| 事件発生率 | 裁判所 | 判決結果 | 医師経験 |
|---|---|---|---|
| 1988年 | 鹿児島地裁<br>福岡高裁 | 禁錮1年<br>執行猶予3年 | 1年半 |
| 1988年 | 花巻簡裁 | 罰金20万円 | 不明 |
| 1992年 | 甲府地裁 | 禁錮2年<br>執行猶予2年 | 研修医1年半 |
| 1993年 | 沼津簡裁 | 罰金50万円 | 3年2カ月 |
| 1996年 | 福島簡裁 | 罰金50万円 | 不明 |
| 2014年 | 東京地裁 | 禁錮1年<br>執行猶予3年 | 5年 |

行いました.」といった医療安全から離れた病院がとった「誠実な」対応が殊更記載されている.
   ③院内事故調査が警察捜査と並行して行われている点
   本件では, そもそも医師法21条による届出は不要な案件である可能性が高いにもかかわらず, 病院自らが刑事事件化している. そして, 警察捜査が行われている最中に, 院内事故調査が行われ, 書類送検の4カ月前に本報告がなされている.
   後に詳述するが, 警察捜査が行われる中では, 医療安全のための試みは著しく困難である. それに加え, 人的要因に帰着した事故調査報告書を作成し, それを公表することは重大な人権侵害である.
  d）事故調査の改善点
   ① 警察捜査中に事故調査を行わない
   ② 医療安全の専門家に調査を依頼する
   ③ 調査委員に対し医療安全についての基本的な知識の研修の義務化
   ④ 調査委員に対し基本的な人権教育の義務化
3）悪い報告書例②　東京女子医科大学病院プロポフォール投与事案
  a）事案の概要
   頸部嚢胞性リンパ管腫に対する手術を受けた気管挿管中の2歳10カ月の男児に対し, 鎮痛薬としてフェンタニル®が, 鎮静薬としてプロポフォール®が持続投与された. 当初は, 早期に抜管する予定であったが, 喉頭浮腫が遷延したため挿管の期間が長くなり, 結果として両剤は約70時間投与された. 抜管を試みるため, プロポフォール®とフェンタニル®を中止したところ, その数時間後に容態が急変し, 同日死亡した.
   プロポフォール®は, 添付文書上, 人工呼吸中の小児鎮静用には禁忌とされている.
  b）東京女子医科大学病院「頸部嚢胞性リンパ管腫術後の死亡事例」調査報告書（抜粋）
   （http://www.twmu.ac.jp/info-twmu/images/investigation-report.pdf）
   V．本患者に実施された禁忌薬投与に関する検証
   (1) 禁忌薬についての考え方の欠落
        ……調査の結果, 本事例に関与した医師のほとんどがこの原則を十分に理解していなかった.
   (2) 小児集中治療の鎮静薬として禁忌薬（プロポフォール）が使用された経緯の検証
     ①禁忌薬（プロポフォール）が選択された理由とその妥当性
     （i）禁忌薬選択における手順の問題
        本患児にプロポフォールを投与することを決定したのは, ICUの実質的責任者である●●である. ●●は本患児の状態を確認したうえでプロポフォールの使用を▲▲に指示, それを受け, ▲▲は具体的な流量を設定し, 注射指示簿に記載した. その理由と妥当性について, 前項で示した4事項に沿って検証した.
       （ア）医学的に合目的な事由の存在
           本患児へのプロポフォールによる鎮静を決定した●●は, プロポフォールが小児の集中治療において禁忌であることを以前から知っていたと供述した. それでもあえてプロポフォールを選択した理由をおよそ以下のように説明している.

……

　　　本事例が嚢胞性リンパ管腫を有する以外は2歳の健康な小児であったことを考えれば，「自己抜管のリスクを避けるため，本患児の術後管理を深い鎮静下で行う必要があると考えた」との●●の判断は，医学的に妥当である．しかし，翌日に抜管が計画されていることを理由に，あえて禁忌薬プロポフォールで深鎮静を行う必要があったかどうかについては疑義が残る．

　　　それは，そもそも鎮静解除がいつになるか見通しが立ちにくいICUで，翌日の抜管を前提にプロポフォールを投与してもよいのか，という問題である．●●は，翌日抜管ができなかった場合の具体的な計画を診療チーム内で共有することなくプロポフォール投与を決定している．しかしICUにおいては，まさに本事例のように，予測に反して鎮静の延長を要する事態が発生しうる．特に本事例のように，人工的に頸部の炎症を惹起させるような治療においては，気道浮腫が想定外に遷延することも予想される．「明日には改善し抜管可能となるだろうから，たとえ禁忌であっても切れ味のよいプロポフォールを使用しておこう」という判断は，あくまでも楽観的な見通しに基づいたものである．多くの医療機関で行われているように，禁忌ではない一般的な鎮静薬を使用して数日間深鎮静をし，気道浮腫が軽減するのを待ってから時間をかけて鎮静を解き，抜管するという選択肢も十分ありうる．●●の判断は，少なくとも事前に小児の頸部領域における十分な専門的検討を尽くして導かれたものではないと考えられた．

　　（イ）家族への説明と同意
　　　……誰が説明を行うべきかについては医療機関毎の診療体制によって異なるため，ここではあえて特定しないが，禁忌薬使用に関する患者側への説明同意手続きが行われていなかったことは不適切である．

②プロポフォールが過量に用量設定された理由とその妥当性
　……本事例の用量設定においても危険な量であるかどうかの検討がほとんどされないまま決定されたものと考えられる．この用量設定に医学的に合目的な事由があったとは認識できず，禁忌薬における用量設定として慎重さを欠いていたといわざるを得ない．

c）問題点
　①医療従事者個々の判断/行為に対し，逐一評価をしている点
　本件報告書では，15ページにわたって，個々の医療従事者の判断/行為に対し，上記のように執拗に，適切/不適切と評価を繰り返している．その一方で，「本事例の背景について」とした項目は2ページしか記載がない．しかも，「本患児へのプロポフォールによる鎮静を決定した●●は，プロポフォールが小児の集中治療において禁忌であることを以前から知っていたと<u>供述した．</u>」との記載がなされるなど，全体としてみると，本件報告書は医療安全のための報告書というよりは，検察官の調書＋鑑定意見書の体となっている．

　②重大な人権侵害がある点
　本件も国立国際医療研究センターの事例と同様，医師法21条とは無関係に大学より警察に通

報され，警察捜査が行われている最中に事故調査が行われている．

このこと自体も問題であるが，本報告書で最も問題な点は，そのような医療安全を目的とした調査が困難な時期に敢えて行われているにもかかわらず，報告書において，「当委員会のヒアリングにおいて中央ICU医師団が<u>診療行為についての供述を避けようとする態度が認められたことについて</u>」なる項目があり，同項において，「われわれの調査と並行して警察側の捜査が行われていたこともあって，ICU医師団がことさら防御的な姿勢をとっているのではないかとも考えられるが，事故原因を解明して再発防止を図ることを目的とする本事例調査の目的を遂げるためには，関係者の真摯かつ誠実な協力が不可欠であり，このような中央ICU医師団の必ずしも協力的とはいえない態度が本件調査をいっそう困難にしたことは否定できない．」，「自己に不都合な発言を否定しようとする姿勢は，ICU医師らに共通している過剰ともいえる防御的姿勢と一連のものと思われ，かかる態度は，事故の真相解明を終始求めてきた御遺族および事故原因の解明に真摯な努力を続けている病院関係者に対しても弁解の余地のない，はなはだ無責任な言動と言わざるを得ないものと考える．」と記載されていることである．

本件のように警察捜査と並行して事故調査が行われる場合には，調査に当たり，調査対象者である現場医療従事者の人権保護には十全の対策がとられなければならないことは当然である．なぜならば，警察捜査が行われている場合には，刑事訴訟法に基づく強制捜査が行われる危険が常にあり，その場合には，医療機関として防御のしようがないからである．

したがって，警察捜査が行われている場合には，医療安全のための調査を行うべきではなく，もし，調査が行われていた場合には，一時中断すべきである．万が一，警察捜査と並行して事故調査を行う場合には，憲法38条1項が定める自己負罪拒否特権が侵害される恐れがあることから，たとえ医療安全が後退しようとも，ミランダルールに基づき，①黙秘権の告知，②話したことが不利な証拠として裁判で用いられることがあること，③弁護人選任権および立会権の説明等を行うことが必要不可欠となる．

しかしながら，本件調査においては，ミランダルールが遵守されていないばかりか，医療従事者の当然の人権の行使に対し，報告書において非難するという不適切極まりない内容となっている．

### 4）悪い報告書例③　群馬大学腹腔鏡下肝切除術事案

#### a）事案の概要

2010年12月から群馬大学医学部附属病院で開始された腹腔鏡下肝切除術において，2014年6月までに92例の内，58例で保険適用外の疑いがあり，その内8例が術後4カ月以内に亡くなっていたことが判明した．

#### b）群馬大学医学部附属病院　腹腔鏡下肝切除事故調査報告書（抜粋）

(http://hospital.med.gunma-u.ac.jp/wp-content/uploads/2015/03/saisyuu_houkokusyo.pdf)

> 3-2-5 患者5
> 【診断】胆管細胞癌
> 【術式】腹腔鏡補助下肝S8切除術
> 【術後経過】腹水が持続していたが術後20日目に退院．退院後6日目に腹部膨満にて救急外来受診，腹水排液後帰宅するが，翌日自宅で意識消失，救急搬送されたが同日死亡確認．

【検証結果】①ある程度進行した肝硬変を有する患者であり，ICG 15 分停滞率や容量計算を行って切除可能な範囲を慎重に検討する必要があった．S8 亜区域切除により，残肝予備能の低下をもたらし，手術後の難治性腹水を惹起した可能性が高く，手術前の評価不足が問題であった．②手術前のインフォームドコンセントにおいて，代替治療の選択肢，合併症や死亡率の具体的データが示された記録がないことから，不十分な説明であったと判断した．③腹水の持続を手術後肝不全として認識すべきであった．④退院後の救急外来受診時には急性腎不全の状態であり，緊急入院させて加療を始めるべきであった．⑤以上のことから，過失があったと判断される．

6．結論

①新規医療技術の導入に際し，IRB への申請を怠る等，診療科として組織的取組が行われていなかった．②術前評価が不十分であり，過剰侵襲から予後を悪化させた可能性が考えられた．③手術に関する説明同意文書の記載が不十分であり，適切なインフォームドコンセントが取得できているか確認ができなかった．④主治医による診療録記載が乏しく，手術適応，術後の重篤な合併症等に対して主治医がどのように判断し対応したかという思考過程等を診療録から把握することが困難であった．⑤カンファレンスなどによる診療の振り返りが十分に行われておらず，手術成績不良に対する診療科としての対応が不十分であった．⑥院内の報告制度は設けられていたが，診療科からの報告がなされておらず，病院として問題事例の把握が遅れた．⑦保険診療制度に対する理解が浅く，不適切な保険請求がなされた．⑧①〜⑥の問題点は，8 例全てで共通に認められた．さらには，腹腔鏡手術の適応，術中の処置，術後管理等においてもそれぞれに問題が指摘された．以上のことから，全ての事例において，過失があったと判断された．⑨病院全体の管理体制として，問題事例の早期把握，倫理審査の徹底，適正な保険請求，医療事故の届け出等に不備が認められた．」

c）問題点

本件医療事故は，一連の腹腔鏡下肝切除術に基づく死亡事例の報告である．そのため，各事例に関して報告書面で深く分析を行っておらず情報が少ないため，各事例の報告に関して誤りを指摘することは難しい．しかし，特筆すべき問題点としてあげられるのは，全事例の検証結果に「過失がある」との記載がなされたことである．

前述のように，本制度に基づく事故調査報告書は，非懲罰性が求められる．しかしながら，過失とは，民法第 709 条の不法行為に基づく民事訴訟において，損害賠償請求を認める要件の一部であり，また，刑法 211 条 1 項の業務上過失致死罪における構成要件の一つでもある．

事故調査報告書上で法的判断を下すことは，民事訴訟，刑事訴訟上の鑑定意見書を目的としたものに他ならない証左であり，非懲罰性の対局に位置する明確に誤った記載といえる．

なお群馬大学医学部附属病院は，最終報告書の公表 2 カ月後に「過失があった」との記載を外部委員の意見を聞かなかったとして削除している．

## 5．良い報告書例

### 1）良い報告書の少なさ

我が国の医療安全対策は国際的に大きく出遅れたため，参考にすべき良い報告書例は数少ない．

まずは，先に示した悪い報告書を作成しないことが何よりも肝要であるが，同時に，真に医療安全に資する良い報告書を作成できるよう一つ一つ努力していかなければならない．

以下に，良い報告書の例を示す．この水準の分析，報告書の作成が全国でできるようになれば，将来の医療安全のためにと全国の医療機関がこぞって報告するようになり，更なる医療安全の推進がはかられるという良循環が生まれるものと思われる．

今後の道標であり，できれば全文を精読することをお勧めする．

### 2）事案の概要　　大阪府立急性期・総合医療センター筋弛緩薬誤投与事案

年末年始体制となっていた同病院の日勤帯において，化学療法の副作用による高度骨髄抑制状態にある患者が熱発したため，主治医より造血薬ノイトロジン®及び抗菌薬マキシピーム®の処方オーダーがなされた．

しかし，処方オーダーを受けた1年目の薬剤師が抗菌薬マキシピーム®ではなく，筋弛緩薬マスキュレート®を調剤し，病棟に配送した．

病棟において看護師2名によるダブルチェックが行われたが，マキシピーム®ではなくマスキュレート®であることに気づくことができず，そのまま，患者に投与された結果，患者は死亡した．

### 3）筋弛緩薬投与事故に関する再発防止策について（抜粋）

(http://www.gh.opho.jp/pdf/report20150625.pdf)

　　3　診療プロセス各段階の検証と背景要因の分析

　　（2）薬局における調剤プロセス

　　　　医師が電子カルテ上での注射処方オーダーを行えば，自動的に薬局内の注射薬自動払い出し機で注射処方箋，注射ラベルと一緒に薬品が払い出される．ノイトロジン®は払い出し機に装填されていたため自動的に払い出されたが，マキシピーム®は装填されていない薬剤であったため，誤った薬剤が取り出される結果となった．当該薬剤師はマキシピーム®を含め抗生剤の知識は十分あったにも関わらずマキシピーム®を取り出そうと考えながら，毒薬保管庫から筋弛緩薬を取り出したことは一般的には不可解な状況である．このようなエラーを引き起こしたと考えられる背景要因やシステム上の問題について，以下に考察した．

　　　（発生の背景要因）

　　　1）注射薬自動払い出し機の使用状況

　　　　　薬局における作業の効率化を図り，また，医薬品取り出しの際のヒューマンエラーを減らす目的で，府立総合医療センターでは注射薬自動払い出し機を導入している．医師が電子カルテ上で注射処方オーダーを行えば，自動的に薬局内の注射薬自動払い出し機で注射処方箋，注射ラベルと一緒に薬品が払い出される．

　　　　　ノイトロジン®は自動払い出し機に装填されていたため自動的に払い出されたが，マキシピーム®は本機器には装填されていなかった．抗生剤等は一般的に使用頻度が高いものであり，その多くは自動払い出し機に装填している．府立総合医療センターでは，従来採用していたセフェピム®は自動払い出し機に装填していたが，セフェピム®の供給不全が発生し，一時的な購入薬であるマキシピーム®は注射薬自動払い出し機に装填していなかった．そのため，マキシピーム®は人の手で取り出す対応となっ

ていた．このことがヒューマンエラーによる事故を生じさせる一因となった．

  3）調剤の鑑査体制

    本件事故が発生したのは休日の日勤帯であり，府立総合医療センターの薬局における休日日勤帯の勤務体制は薬剤師2名体制で行われてきた．休日日勤帯の調剤の鑑査体制は，化学療法薬および退院処方，外来処方を除いては，調剤した医薬品の鑑査は自分自身で「自己鑑査」することになっていた．これは府立総合医療センター薬局の「休日夜間等勤務規定」にも"一人の薬剤師が調剤・監査（自己監査）を行い払い出す"と明記されている．自己鑑査の具体的な方法については「調剤業務手順書」に記載されており，薬局長，副薬局長等も朝礼におけるインシデント報告の際に内容・原因・対策に関する注意喚起を行っていた．

    薬剤師2名体制であっても，調剤した内容を互いに鑑査することが望ましい．

    しかし，薬局から各部署に薬剤を送り出す午後2時の定時配送時間までに，定時注射薬の調剤業務を遂行するためには，相互鑑査は現実的には困難であることから，自己鑑査の運用がとられてきた．この方法は，ヒューマンエラーを検出する体制としては，十分でなかったと考えられた．」

  4）業務量と業務状況

    当日は通常休日の約1.4倍もの処方オーダーがあり，外来部門での急患も多く，調剤業務は忙しい状況にあった．日勤業務の開始時点で，薬局の注射調剤室には，29日当日の緊急処方の薬剤トレイと翌30日分の定時注射薬の薬剤トレイとが合わせて約200ケース山積みになっていた．

    通常は，まず勤務者2名で手分けをして定時注射処方の調剤を行い，その合間に当日主に内服薬を担当する薬剤師は連絡のあった緊急内服処方の調剤を行っているが，当日は1日の緊急内服処方のうち約44％が9時から正午までの3時間に集中しており，内服薬を担当していた薬剤師は注射調剤に手が回らない状況であった．必要であれば深夜勤務明けの薬剤師も居残って手伝うことになるが，12月29日は医薬品卸業者からの麻薬の納品があり，病棟からの麻薬空アンプルの返納処理も通常より多かったため，注射調剤を手伝うことができなかった．

    また，医師・看護師からの問い合わせや，至急薬剤を配送してほしいといった電話がひっきりなしにかかり，業務がしばしば中断される状態であった．実際，本件事故の緊急処方オーダーは，医師から薬局に電話連絡があり，その10分後には病棟に医薬品の払い出しを終了している．

    事故の当日は，通常に比べ調剤すべき処方量が増えた分，2名の薬剤師が互いに調剤のサポートを行うこともままならない状況で，割り込み業務としての電話応対や緊急調剤への迅速な対応も多く生じていた．このことから，一つ一つの調剤や確認作業を時間的，心理的な余裕をもって行うことが困難な状況が発生していたことが推察される．

(3) 病棟における薬剤の確認・調製・投与プロセス
   （発生の要因）

2) 薬剤外観および名称の類似性

　　抗菌薬マキシピーム®と筋弛緩薬マスキュレート®はバイアルの大きさが多少違うだけで，2つ並べないと区別がつきにくいほど，名称，バイアルの形状，キャップの色（ピンク），薬剤ラベルに用いられている色（ピンク）はよく似ている．このようなことから，配送されたマスキュレート®を，病棟でよく使用している外観の類似したマキシピーム®と混同してしまったと考えられる．

　　また，2名の看護師ともに，マキシピーム®はこれまで何度も取り扱ったことがあり，バイアルの形状やピンクのキャップ等の特徴をよく知っていた．

　　一方で，マスキュレート®は一般病棟に配送されることがない薬剤であったため，一度も見たことがなかった．そのため，マキシピーム®を確認する際に，類似の名称と外観を有するハイリスク薬のマスキュレート®と間違えないようにしなければならないという，特段の注意を働かせることはできなかった．

4　本件事故のシステム分析

(1) 注射用セフェピム塩酸塩の供給状況，および注射薬自動払い出し機装填状況

　　一般的に，薬局における調剤は，1名の薬剤師が調剤した（取り揃えた）医薬品に間違いがないかを確認するため，別の薬剤師がチェックを行っている．また，使用頻度の高い抗菌薬は，注射薬自動払い出し機に装填され，医師の処方オーダーに基づいて機械によって自動的に取り出され，さらに薬剤師がチェックを行うことによって，調剤における安全対策が講じられていることが多い．

　　第4世代セフェム系抗生物質である注射用マキシピーム®1g（ブリストル・マイヤーズ株式会社）が府立総合医療センターに最初に採用されたのは，2006年7月である．マキシピーム®は注射用セフェピム塩酸塩の先発医薬品である．本医薬品は，府立総合医療センター薬局の注射薬自動払い出し機に装填され，医師の処方オーダー情報に基づいて，機械で自動的に薬剤トレイに取り出される方法で調剤されてきた．

　　2011年10月からは，マキシピーム®は後発医薬品であるセフェピム®（サンド株式会社）に切り替えられた．これは，厚生労働省の後発医薬品の使用促進施策に基づき，府立総合医療センター薬事委員会で検討され決定されたものである．本医薬品も同様に注射薬自動払い出し機に装填され，機械によって取り出され調剤されてきた．

　　ところが，2014年4月にセフェピム®が医療機関に対して安定供給されない事態が発生した．本医薬品の製造販売元であるサンド株式会社からの通知文「セフェム系抗生物質製品の品薄・欠品のお詫びとお知らせ」（2014年4月付）の中で，オーストリア工場からの出荷が保留となり，解除の具体的な目途が立っていないことが説明された．そこで，府立総合医療センター薬局内で検討し，セフェピム®が安定供給されるまでの一時的な措置として，マキシピーム®を発熱性好中球減少症に限定して臨時購入することとし，本方針は薬事委員会でも承認された．2014年5月からこのような取り扱いを始めたが，マキシピーム®は一時的な購入の扱いとしたため，注射薬自動払い出し機には装填されなかった．

　　しかしながら，その処方数は，適応を発熱性好中球減少症に限定した厳密な運用を行ったにもかかわらず，1カ月平均で234瓶（2014年8月1日〜2014年12月31日）と注射

薬自動払い出し機に次期装填を予定していた医薬品リストの中では最も多く，第2位は「ブドウ糖注射液10%/20 mL/管」の194管（同期間）であった．

(4) 医薬品の類似名称，類似外観，文字表記

本件事故に直接的，間接的に関係したと考えられる4種類の医薬品のデザインを分析した．その結果，次のような問題点が明らかになった．

一つは，毒薬で筋弛緩薬である「マスキュレート®」と抗菌薬「マキシピーム®」の外観および名称が類似しており，容易に取り違えやすいデザインになっていることである．両者ともガラスのバイアルであり，バイアルの形状，キャップの色（ピンク），キャップのサイズ，ラベルの一部にピンク色が使用されている点など，両者の外観は非常に似ている．また，以前に使用されていた抗菌薬セフェピム®のラベル表示やキャップも，マキシピーム®と同様にピンク色が用いられていた．そのため，当該病棟の看護師らがピンク色のバイアルラベルやキャップのついた医薬品を見た時に，セフェピム塩酸塩の抗菌薬を想起しやすい状況にあった．さらに，商品名（容量を除く主要部分）についても，文字数はマスキュレート®は7文字，マキシピーム®は6文字とほぼ同数であり，両者で一致する文字は「マ」「キ」「ー」の3文字で商品名の約半分が共通しており，また一致する文字の順列も同じである．

もう一つの問題は，先発医薬品マスキュラックス®の使用経験はあるが，後発医薬品マスキュレート®は使用したことのない医療従事者にとって，初めてマスキュレート®を見た時に，その外観が先発医薬品マスキュラックス®とは全く異なっており，筋弛緩薬であることを想起させにくいデザインが用いられていることである．さらに，マスキュレート®のラベルの持つ情報出力レベルは弱く，薄いピンクの帯に，白抜きで小さく，細いフォント（書体）で「非脱分極性麻酔用筋弛緩薬」と記載されている．また，「毒」の文字も小さく，またバイアルがカーブしているためにその表示は正面からは見えにくい．

ユーザーに対して危険情報を確実に伝える際の製品表示方法の重要性ついては，日本中毒情報センターと厚生労働省の共同指導による家庭用カビとり剤等への「まぜるな危険」の表示例でもよく知られている．筋弛緩薬マスキュレート®は，誤った使用がなされると患者の命にかかわるような事態を引き起こすことから，医薬品のラベルには，その危険性を医療従事者に察知させることができるような表示が不可欠である．

医薬品によっては，アンプルの背面にも「毒薬 筋弛緩剤」というラベルが貼付されているものもある（例えば，スキサメトニウム注®）．

医薬品製造販売業者の段階でこのような対策がとられることが望ましいが，そうでないものも多く，マスキュレート®もそのような対策は講じられていなかった．そのため，医療機関によっては，薬剤部から払い出す際に，注意喚起のラベル文（例えば，毒薬 要厳重管理）を貼付した透明外袋に入れて払い出す等の方法で，「危険情報」の出力レベルを増幅する工夫を行っている施設もあるが，府立総合医療センターでは，このような対策はとられていなかった．

類似名称（sound-alike）および類似外観（look-alike）により誘発される誤投薬の問題は，以前から我が国でも海外でも指摘されている．類似名称の問題については，これまで

厚生労働省から医薬品販売名の類似性による医療事故防止に関する通知が複数回出されており，医薬品製造販売業者，医療機関での医薬品の採用，現場での確認の徹底や医療従事者の教育など様々なレベルで改善が進められてきた．

　また，後発医薬品の名称については，原則的に含有する有効成分に関する一般的名称を用いることとなっており（平成17年9月22日以降の承認申請分より），ブランド名ジェネリック医薬品が認められていた医薬品についても，日本ジェネリック製薬協会から，一般的名称への変更に関する依頼通知が出されている（平成23年12月27日付）．この中では，名称変更の優先順位を決定するにあたり，名称類似のため誤投薬の危険性が高いものやハイリスク薬に分類されるもの等が参考として挙げられている．このことについては，厚生労働省医薬食品局審査管理課長および安全対策課長の2課長名でも「医療事故防止のための販売名変更に係る代替新規承認申請の取扱いについて（平成24年1月25日付け）」として，医療事故防止対策の強化・推進のために，企業において一般的名称を基本とした記載に変更するよう早期の対応を行うための通知がなされている．両通知に鑑みれば，ジェネリック医薬品でハイリスク薬でもあるマスキュレート®は，早期に名称変更を申請すべき医薬品であったと考えられるが，一般名（ベクロニウム臭化物）は用いられていなかった．

　医薬品の外観類似問題については，個別の有害事象に基づいた個別の対策や，一部の人間工学的研究にとどまっている．「厚生労働大臣医療事故対策緊急アピール（平成15年12月24日付け）」では，医薬品の外観の類似性評価のためのデータベース整備が謳われたものの，現時点では国の施策としての対応は取られていない．

　海外での先進的取り組みとしては，米国，カナダ，南アフリカ，英国，オーストラリア/ニュージーランド等における，麻酔中に使用する薬剤シリンジラベルのカラーコードのISO（国際標準化機構）26825に基づく標準化が知られている．その中では，手術中の筋弛緩薬に使用するラベルの背景色は「Warm Red（RGB253.121.86）」となっており，危険性を惹起するとともに他の薬と見間違えないような工夫が成されている．我が国においてもこのような対策の必要性は，日本麻酔科学会の「周術期の誤薬・誤投与防止対策－薬剤シリンジラベルに関する提言」でも述べられている．本件事故の発生には，医薬品の外観及び名称の類似，および医薬品のラベルにある重要情報の表示の仕方が関与した可能性が高い．

## 5　再発防止に向けた対策

### (1) 薬局における再発防止対策

　人間はエラーをするものだという認識を新たにし，可能な限り人間の手を介さないチェック方法を充実させるとともに，以下の業務体制の改善を行う．

#### 1) 注射薬自動払い出し機の運用の見直し

ア．注射薬自動払い出し機に装填する薬品を見直し，類似性のある薬剤やリスクの高い薬剤は可能な限り自動払い出し機に装填し，人的操作で取り揃えることを少なくする（改善済み）．

　　また，今回のように装填している薬剤が供給不安定になった場合は，早急に代替薬

の装填を検討する.
    イ．将来的には，より多くの品目が装填可能で，キット製剤，バッグ製剤，シリンジ製剤，箱製剤，冷所薬，毒薬等の様々な薬剤にも対応でき，急な薬剤変更を余儀なくされた場合にも容易にカセット調節が可能で，返納薬の自動選別機能を有する機器への更新も検討する．
3) 鑑査体制の整備
    ア．休日日中の勤務体制を2名から3名に増やし，別の薬剤師による鑑査体制を整える（改善済み）．
    イ．注射薬については，処方箋と薬剤本体に表示されているそれぞれのバーコードを二次元バーコードリーダーで照合して薬剤の取違いを防ぐ「薬剤照合システム」を導入する（改善済み）．
4) 薬局への電話の制御について
    ア．業務中断の原因となる電話対応を可能な限り少なくするため，1月27日からの気送管システム運用開始に合わせ，緊急に必要な薬剤については電話連絡ではなく，気送管を利用した請求に変更する．さらに，調剤室の内線電話番号を時間帯別および問い合わせ目的別に整理し院内に通知する（改善済み）．
    イ．薬局への照会電話の本数を削減するため，既に薬局内で試用している「薬品搬送管理支援システム」を病棟でも参照できるようにする．このことにより必要な薬剤の所在（配送済み・配送中・配送待ち・未調剤）が病棟からも確認可能となる（調整中）．

〈大磯義一郎〉

## Q37 Ⅷ．院内事故調査報告について
院内事故調査の際に収集もしくは作成した内部資料などは裁判で開示対象になりますか？

### Answer

　内部資料は開示対象とすべきではありません．特に医療従事者からのヒアリング結果は開示対象ではないと過去の裁判例で明確に判断されています．ただし，解剖やAiの結果など診療記録に近い資料は開示対象となる可能性が高いです．

---

### 参照
通知
4．医療機関が行う医療事故調査について
　○医療機関が行う医療事故調査の方法等
　　・当該医療従事者のヒアリング
　　　※ヒアリング結果は内部資料として取り扱い，開示しないこと（法的強制力がある場合を除く．）とし，その旨をヒアリング対象者に伝える．
6．医療機関からセンターへの調査結果報告について
　○センターへの報告事項・報告方法
　○医療機関が報告する医療事故調査の結果に院内調査の内部資料は含まない

---

### 解説
#### 1）開示手続の種類
　民事的には，①院内規定に基づく開示請求，国公立病院等では情報開示請求，②訴訟前の証拠保全およびその際になされる文書提出命令（検証物提示命令），③訴訟の中での文書提出命令（検証物提示命令）などがあり得ます．また，刑事捜査の関係では，④警察もしくは検察からの任意提出の求め，⑤捜索差押令状に基づく差押えがあり得ます．

　本制度の目的は医療安全の確保ですから，その目的で収集作成した資料を個人や組織の責任追及の目的である民事訴訟・刑事訴訟手続に利用されると，医療安全のための情報収集に支障をきたし，そのような流用は認めるべきではありません．本制度においても調査報告書の非識別化が求められるなど強い秘匿性の要請があり，内部資料については開示しない前提であることが通知でも示されています．

　ただし，裁判所は医療安全目的で作成収集した資料の要保護性を十分理解しているとはいいがたい状況ですので，内部資料について院内規定や，資料そのものの記載で，「医療安全の目的で作成した資料であること」「非開示を前提にした資料であること」を明示するようにしましょう．

## 2）民事手続き

　裁判所は文書提出命令などで文書を提出する義務があるかどうかを判断する際，①内部文書性，②開示により重大な不利益があるかの2点を判断しますが，①は比較的ゆるやかに認められるため，②が主なポイントです．

　重大な不利益があるかどうかは「組織の自由な意思形成」に支障が生じるかどうか，「自由かつ率直な意見の表明に支障をきたすこととなるおそれ」があるかどうかといった点を判断しています．

　過去の文書提出命令に関する裁判例は限られていますが，医療従事者からのヒアリング結果は開示義務がないと判断される可能性が高いです．委員会の議事録など，「忌憚のない意見・批判」が記載された書面は開示義務なしとなる可能性が十分にありますので，院内規定で厳重に保護しましょう（規定や文書記載で要保護性を明示されていると，裁判所もその点を考慮します）．

　これに対し，比較的客観的な内容と考えられる，解剖の結果報告，Aiの結果報告などについては，開示義務ありとされる可能性が高いと思われます．

## 3）警察・検察からの任意提出の求め

　本制度での調査は，医療安全の確保を目的とするもので，個人の責任追及を目的とするものではありません．これに対して警察・検察が行う捜査は，「医療従事者の個人責任の追及」のための手続きです．内部資料はもちろん，調査結果についても，任意提出に応じる必要はありません．

　なお，警察・検察は裁判所の事前審査を経て，捜索差押令状の発布を受けてこれらの資料を正式に入手することができ，仮に令状が発布された場合，医療機関はこれを拒むことはできません．医療安全の確保を目的に収集・作成された資料を個人責任追及に流用するからには，本当に捜索差押えの必要があるのか，裁判所による事前審査を経るべきでしょう．

〈山崎祥光〉

## Q38 Ⅷ. 院内事故調査報告について

院内調査が終了したら調査結果を遺族に説明することとなっていますが，なにをどの程度説明するべきでしょうか．また，院内事故報告書を作成する以前にその内容を遺族に見せて遺族の納得がいくように書き換える必要などはあるのでしょうか？　医療安全の確保という目的に照らして教えて下さい．

### Answer

　医療機関の管理者は，院内調査結果をセンターに報告するにあたり，あらかじめ遺族に対して，センターへの報告内容（医療事故調査の項目，手法および結果など）を説明します．具体的には，診療経過の客観的な事実などです．その際，報告書そのものを遺族に渡す必要はありません．説明する事項は報告書同様，医療従事者が識別できないよう加工されたものですので，遺族の求めるものとは乖離する可能性があります．

---

|参照|

**改正医療法　第6条の11**

5　病院等の管理者は，前項の規定による報告をするに当たつては，あらかじめ，遺族に対し，厚生労働省令で定める事項を説明しなければならない．ただし，遺族がないとき，又は遺族の所在が不明であるときは，この限りでない．

**医療法施行規則　第1条の10の4**

2　病院等の管理者は，法第6条の11第4項の規定による報告を行うに当たつては，次に掲げる事項を記載し，当該医療事故に係る医療従事者等の識別（他の情報との照合による識別を含む．次項において同じ．）ができないように加工した報告書を提出しなければならない．
　一　当該医療事故が発生した日時，場所及び診療科名
　二　病院等の名称，所在地，管理者の氏名及び連絡先
　三　当該医療事故に係る医療を受けた者に関する性別，年齢その他の情報
　四　医療事故調査の項目，手法及び結果

3　法第6条の11第5項の厚生労働省令で定める事項は，前項各号に掲げる事項（当該医療事故に係る医療従事者等の識別ができないようにしたものに限る．）とする．

**医政発 0508 第1号　平成27年5月8日　厚生労働省医政局長通知**

7．医療機関が行った調査結果の遺族への説明について
　遺族への説明方法について
　　○遺族への説明については，口頭（説明内容をカルテに記載）又は書面（報告書又は説明用の資料）若しくはその双方の適切な方法により行う．
　　○調査の目的・結果について，遺族が希望する方法で説明するよう努めなければならない．

### 解説

　管理者は，院内調査の結果を報告書にまとめ，医療事故調査支援センターに提出するにあたり，その内容を遺族に説明します．説明事項は上記の医療法施行規則第1条の10の4第2項の4項目ですが，具体的には診療経過の客観的事実が中心となります．事故の原因が明らかでなく，可能性の範囲にとどまる場合はその説明は厳に慎重にするべきです．医療行為の医学的評価（劣っている，基準から逸脱しているなど）や，過失の有無に対する見解は述べるべきではありません．また再発防止策について尋ねられた場合は，別の場（院内医療安全委員会）で十分検討する旨回答してください．再発防止策が機能するか否かは実際に行って検証しなければわかりません．

　これらの遺族への説明は口頭または書面もしくはその双方のうち，遺族の希望する方法で行うよう努めますが，報告書そのものを渡す必要はありません．前記の医療法施行規則にあるように，報告書は事故に関係した医療従事者等の識別（他の情報との照合による識別を含む）ができないように厳密に加工したものでなければいけませんので，報告書以外の説明用資料の方がむしろ遺族にわかりやすいかも知れません．いずれにしろ，遺族への説明事項も報告書と同様に，事故の関係者の非識別化が求められていますので，遺族の求めとは大きく乖離する可能性があります．遺族の納得を得られればそれに越したことはありませんが，制度の目的は，説明責任を果たすことでも紛争解決でもなく，医療安全です．両者が両立しない場合は，医療安全を優先せざるを得ません．この制度を利用するにあたって，あらかじめ制度の目的と限界を遺族に十分に説明し，遺族が期待する結果が得られない可能性がある旨確認しておくこともまた重要です．

　1つの医療事故には，複数の問題点（要改善事項）が隠されています．これら複数の問題点を全て改善することで，次の医療事故を初めて予防できます．ただし，人を改善させることは，改善策ではありません．人は必ずエラーをします．将来，別の誰かが同じエラーに遭遇します．報告書を作成する際にも，遺族に説明する際にも，改善すべきシステムエラーが複数あることを論じなければなりません．

　説明義務を果たす場合であっても「納得」は，主観的要素が非常に色濃く反映される用語です．ましてや今回の医療事故調査制度は医療安全のための制度です．客観的事実の積み重ねの上に成り立つものであり，いかなる立場のものであっても，「主観」を挟み込んではなりません．主観が入ることで，中立性，公正性の欠けた恣意的な事故調査報告書が作成されることになります．院内事故調査報告書は，次なる医療被害者を生み出さないための将来への「学習」です．「今」を議論しようとしている遺族に見せること自体が，制度の悪用となります．

〈満岡　渉〉

## Q39 Ⅷ. 院内事故調査報告について

遺族団体には,「報告書を渡してくれれば, 警察に告訴したり, 被害届出を出したりしない」とか,「民事事件にはならない」と主張している人がいます. 本当でしょうか. 報告書を渡しても, 刑事事件で業務上過失致死傷罪や民事事件になった事件があれば教えて下さい.

### Answer

判例に基づいた証拠をもって明白な虚偽と断言できます. 都立広尾病院事件があります.

#### 参照

刑事：最高裁　平成平成16年4月13日判決〔平成15（あ）1560 医師法違反, 虚偽有印公文書作成, 同行使被告事件〕

民事：東京高裁平成16年9月30日判決〔平成16年（ネ）第1186号　損害賠償請求控訴, 同第3330号附帯控訴事件〕

#### 解説

被害者の情熱的な叫びが, 明らかな虚偽であっても教条的に真実と評価する姿勢は省察すべきです.

都立広尾病院事件は, 術後経過良好で退院間近の患者に, 看護師が間違えてヒビテン（消毒液）を点滴した直後に容体が急変し, 予期しない死亡となった明白な医療過誤事件です. 事故当日, 主治医は蘇生中に誤薬投与による医療過誤の可能性を認識するとともに, 胸痛症状や心電図所見から心筋梗塞（実際は肺梗塞）も疑い, 原因は詳細不明と判断し, 腕の色素沈着（外表異状）もちらっと見た程度の漠然とした認識でした.

このため, 病院長に相談. 翌日, 病院長は都庁副参事官との相談を経て「実はこれまで病死としてお話ししてきたのですが, 看護婦が薬を間違えて投与した事故の可能性があります.」と口頭で遺族に説明し, 同意のもと病理解剖やヒビテン濃度測定など精一杯の真相究明に努めました. 解剖の結果, ヒビテンによる急性肺塞栓症の可能性が90％程度とのマクロ病理診断結果であったことから, 同日夕刻に「肉眼的には心臓, 脳等の主要臓器に異常が認められなかったこと, 薬の取り違えの可能性が高くなったこと, 今後, 保存している血液, 臓器等の残留薬物検査等の方法で必ず死因を究明すること」を遺族に伝えました. 血液からのヒビテン検出精度を上げる目的で, 各所に外注しました.

解剖から8日後には, 副院長や主治医らが, 遺族の自宅において, 書面に基づき, 事故の経過について, 異常所見としては, 右上肢の血管走行に沿った異常着色を認めたこと, ヘパ生とヒビテンとを取り違えたため薬物ショックを起こした可能性が一層強まったことなどの中間報告をしました. しかし, 遺族は, 自ら撮影した患者の右腕の異常着色を撮影した写真を示し, 事故であることを認めるように求め, 病院の方から警察に届け出ないのであれば, 自分で届け出る旨述べたため,

広尾病院は所轄警察に届出しました．

そのわずか2週間後，広尾病院から遺族に，組織学的所見を含む最終病理解剖結果と死因調査の中間報告補足説明を報告．その席で，副院長は，前腕皮静脈内の新鮮血栓が両肺に急性塞栓症を起こしたと考えられ，したがって，薬の取り替えによる死亡の可能性が高いことを説明しました．

その後，遺族が，生命保険金請求のための診断書作成を求め，担当医は急性肺塞栓症を死因とし，病死・自然死記載欄に○をした診断書を交付．これに対しては，遺族が異議を唱えたと判決文には書かれていません．

同年8月，都立病産院医療事故予防対策推進委員会は，患者はヒビテン誤注入により死亡したと考える旨の報告書を作成・公表し，東京都知事は，同日，記者会見で遺族に謝罪しました．さらに病院は，同年11月23日，遺族の自宅を訪問し，「総合的に判断して，ヒビテングルコネートの誤注入によるものと判断いたしたところです．」などと記載された書面を読み上げて謝罪しました．

事件翌日からここまで誠意を尽くしたのに，遺族の責任追及は際限を知らず，看護師二人，病院長，主治医，都副参事が告訴された結果，主治医を除く四人に厳しい刑事裁判が開廷され，都副参事を除く三人に有罪判決が下されました．それどころか，民事事件で東京都ばかりでなく病院長個人が損害賠償請求されました．民事の一審では，説明が不足していたと認定され，説明義務違反に関しては，都と病院長が連帯して100万円を支払う判決でした．病院長は控訴しましたが，東京都が一審判決後に既に遺族に100万円を支払い，遺族が受領してしまっている事が判明し，裁判官は遺族に訴訟の取り下げを勧告しました．しかし，遺族はそれを拒否し，ダウンしてそのままカウンドアウトされたボクサーにパンチを繰り出すがごとく，100万円に更に10万円上乗せして，合計110万円を請求して付帯控訴して訴訟を継続しました．10万円の上乗せ分につき，遺族は当然敗訴しましたが，とことんまで，個人責任追及に執念を燃やしたのです．

〈佐藤一樹〉

# Q40

## Ⅷ. 院内事故調査報告について

m3.com のアンケートでは実に 80%以上の医師が「院内事故調査報告書を遺族に渡すべきでない」と答えています．一方で，日本病院会のアンケートでは 70%以上が「渡すべき」と答えたと会長が言って，真っ向から逆の結果になっています．何故，これだけの違いが生じたのでしょうか？

### Answer

結果の違いは，回答者の属性の違いに起因します．

m3.com のアンケートへの回答者は，日常診療に携わっている医師が大部分です．

日本病院会のアンケートへの回答者は，病院管理者であることが多いです．一般的に，病院管理者は，早期の「過失認定」によって事態の収拾を図ろうとします．事態の長期化が病院の収益の減少につながるからです．また，過失認定をすることで，損害保険会社からの補償金を引き出させることが可能になるからです．

残念ながら，これが日本の医療界の現状です．医療安全のための事故調査を，病院管理者が未だに理解・実践できていないことが，2 つのアンケート結果の乖離の主因です．

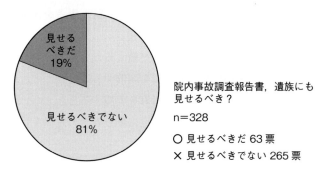

m3.com アンケートより作成　https://community.m3.com/ox/theme/4548

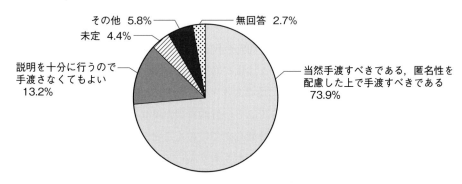

日本病院会「医療の安全確保推進委員会．平成 26 年度医療安全に係わる実態調査．より作成
http://www.hospital.or.jp/pdf/06_20150306_01.pdf

〈中島恒夫〉

## Ⅷ. 院内事故調査報告について

今回の法律の目的は医療安全の確保です．法律では，「再発防止策を院内報告に記載しなくてもよい」と読み取れます．では，どのような方法で医療安全の確保を行うのですか？

### Answer

厚労省通知では，再発防止案は報告書の必要的記載事項ではなく，また医療法人協会の運用ガイドラインでは，再発防止策はアドホックな院内事故調では一切行わず，医療法施行規則で以前から規定されている有床診療所以上の施設に常設されている医療に係る安全管理のための委員会で積極的に再発防止策を検討することになっています．

### 参照

**医療法施行規則　第1条の11**

病院等の管理者は，法第6条の10の規定に基づき，次に掲げる安全管理のための体制を確保しなければならない（ただし，第二号については，病院，患者を入院させるための施設を有する診療所及び入所施設を有する助産所に限る．）．

一　医療に係る安全管理のための指針を整備すること．
二　医療に係る安全管理のための委員会を開催すること．
三　医療に係る安全管理のための職員研修を実施すること．
四　医療機関内における事故報告等の医療に係る安全の確保を目的とした改善のための方策を講ずること．

### 解説

個々の事例毎に再発防止策を考えても一般性に乏しく再発防止につながりません．事例を集積して検討しなければなりません．また「個々の事例での再発防止策」は時に予見可能・結果回避可能であったと解釈され「結果回避義務違反」に問われ民事訴訟では著しく不利となり，さらに刑事責任も追及される恐れがありますので，充分な注意が必要です．精神論的な「基本手技の再確認や指差し声出し復唱の徹底」では再発防止策にはなりません．今回の法律の目的は「医療安全の確保」ですから，責任追及に使われ得る院内報告ではその目的を果たせません．医療安全の確保を行うためには普段から常に医療事故を予期しその対策を立てておくことです．そして院内常設の医療安全管理委員会（事故調査センターへの報告義務はありません）で事例を集積・検討し，対策を実行していくことが必要です．

〈於曽能正博〉

# Q42

Ⅷ. 院内事故調査報告について

報告書等の内容から，医療従事者の個人情報が特定された場合，医療従事者は何をしたらよいですか？ また，裁判の資料に用いられ，特定されたり，被告になりそうなときはどうすればよいでしょうか？

## Answer

あなたの個人情報が特定された以後，まずは，当該事例に関する一切の発言を控えてください．そして，できるだけ速やかに，あなた自身を守るための弁護士を探し出して，依頼して下さい．

---

参照

日本国憲法　第 38 条

第 1 項　何人も，自己に不利益な供述を強要されない．

第 2 項　強制，拷問若しくは脅迫による自白又は不当に長く抑留若しくは拘禁された後の自白は，これを証拠とすることができない．

第 3 項　何人も，自己に不利益な唯一の証拠が本人の自白である場合には，有罪とされ，又は刑罰を科せられない．

平成 27 年 厚生労働省令第百号（医療法施行規則の一部を改正する省令）

第 1 条の 10 の 4

2　病院等の管理者は，法第 6 条の 11 第 4 項の規定による報告を行うに当たっては，次に掲げる事項を記載し，当該医療事故に係る医療従事者等の識別（他の情報との照合による識別を含む．次項において同じ．）ができないように加工した報告書を提出しなければならない．

一　当該医療事故が発生した日時，場所及び診療科名

二　病院等の名称，所在地，管理者の氏名及び連絡先

三　当該医療事故に係る医療を受けた者に関する性別，年齢その他の情報

四　医療事故調査の項目，手法及び結果

改正医療法　第 6 条の 21

医療事故調査・支援センターの役員若しくは職員又はこれらの者であつた者は，正当な理由がなく，調査等業務に関して知り得た秘密を漏らしてはならない．

---

解説

当該医療機関と契約している弁護士はあなたを守りません．契約している医療機関を守ることがその弁護士の役割だからです．

医療機関が医療従事者の名前を同意なく明らかにすることは，医療従事者の名誉が棄損されたり，人権が侵害されたことになります．貴方の人権を守ってくれる弁護士に依頼しましょう．

基本的人権を守ることは日本国憲法で謳われており，それを犯すことは，たとえ国家であっても「何人も」許されません．

〈中島恒夫〉

# 第2部
## 資料編

# 資料 ①

## 日本医療法人協会
## 「医療事故調運用ガイドライン」最終報告書

平成 27 年 5 月 30 日
日本医療法人協会医療事故調運用ガイドライン作成委員会

［委員会構成］

| | | |
|---|---|---|
| 委員長 | 日本医療法人協会 常務理事 | 小田原 良治 |
| 副委員長 | 日本医療法人協会 常務理事 | 伊藤 雅史 |
| 副委員長 | 医療法人 櫻坂 坂根 M クリニック 院長<br>現場の医療を守る会 代表世話人 | 坂根 みち子 |
| 委員 | 医療法人社団 爽風会 おその整形外科 院長 | 於曽能 正博 |
| 同 | 医療法人社団 いつき会 ハートクリニック 院長 | 佐藤 一樹 |
| 同 | 弁護士法人 染川法律事務所 弁護士 | 染川 真二 |
| 同 | 中村・平井・田邉法律事務所 弁護士 | 田邉 昇 |
| 同 | 一般社団法人 全国医師連盟 理事 | 中島 恒夫 |
| 同 | 医療法人社団 光楓会 満岡内科・循環器科 院長 | 満岡 渉 |
| 同 | 日本海総合病院 医師 | 岡崎 幸治 |
| 同 | 井上法律事務所 弁護士 | 山崎 祥光 |
| 同 | 国立大学法人 浜松医科大学 医学部医学科 3 年生 | 森 亘平 |
| 顧問 | 日本医療法人協会 会長 | 日野 頌三 |
| 顧問 | 日本医療法人協会 顧問 | 井上 清成 |
| 顧問 | 東京大学医科学研究所 特任教授 | 上 昌広 |

　医療法の一部が改正され，新たに事故調査についての制度（以下，「本制度」といいます）ができ，「医療事故調査制度の施行に係る検討会」での検討の結果が取りまとめられました[1]．改正された医療法（以下，「改正医療法」といいます）を受けた省令（医療法施行規則）が定められ，通知（平成 27 年 5 月 8 日付医政局長通知 医政発 0508，以下「本通知」といいます）も出されました．

　しかし，改正医療法の条文や省令・通知だけでは医療従事者には理解しにくい部分もあるのではないかと思われます．当ガイドラインでは，臨床現場の医療従事者が判断に迷わないよう，また，当制度により臨床現場に過剰な負担が生じ，本来臨床に充てるべきリソースを消費することがないよう，改正医療法の条文を原則論から解説するとともに，本制度の実施・運用の在り方について提言を行います．

---

[1] 平成 27 年 3 月 20 日付『医療事故調査制度の施行に係る検討について』医療事故調査制度の施行に係る検討会作成（以下，「検討会とりまとめ」といいます）http://www.mhlw.go.jp/stf/shingi2/0000078202.html

# 目 次

**巻頭資料**
  コラム：医師法 21 条について ……………………………………………… 123
  報告対象（＝医療事故）……………………………………………………… 125
  フローチャート『死亡から報告の流れ』①〜② ……………………… 126〜127
  図 1 『医療事故の定義について』基本的な考え方 ……………………… 128
  表 1 予期しなかった死亡と過誤 …………………………………………… 129
  表 2 管理者と現場の予期の違い …………………………………………… 129
  図 2 基本的な考え方（四病協・日病協合意に基づく概要図）………… 130

## 1. 当ガイドラインが示す本制度原則 ……………………………………………… 131
 1) 原則①：遺族への対応が第一であること ……………………………… 131
 2) 原則②：法律にのっとった内容であること …………………………… 131
 3) 原則③：本制度は医療安全の確保を目的とし，紛争解決・責任追及を目的としない …… 131
 4) 原則④：非懲罰性・秘匿性を守るべきこと（WHO ドラフトガイドラインに
   準拠していること）…………………………………………………… 132
 5) 原則⑤：院内調査が中心で，かつ，地域ごと・病院ごとの特性に合わせて
   行うべきであること ………………………………………………… 133
 6) 原則⑥：本制度により医療崩壊を加速してはならないこと（範囲を限定すべきこと）…… 134

## 2. 報告対象について ………………………………………………………………… 137
 1) 「予期しなかった」とは（「予期しなかった死亡」要件）……………… 137
 2) 「提供した医療に起因し，又は起因すると疑われるもの」とは
   （「医療に起因する死亡」要件）……………………………………… 140
 3) 法律文言の推移（「過誤」類型・「管理」類型は削除されたこと）…… 143
 4) 「過誤」「過失」は報告要件ではない（表 1）………………………… 144
 5) 死産について ……………………………………………………………… 145
 6) 医療事故の判断プロセス ………………………………………………… 145
 7) 報告対象についての提言 ………………………………………………… 146

## 3. 医療機関からセンターへの発生報告 …………………………………………… 147
 1) 医療機関からセンターへの報告方法 …………………………………… 147
 2) 医療機関からセンターへの報告事項 …………………………………… 147
 3) 医療機関からセンターへの報告期限 …………………………………… 148

## 4. 医療機関から遺族への発生報告時説明 ………………………………………… 149
 1) 遺族の範囲 ………………………………………………………………… 149
 2) 遺族への説明事項 ………………………………………………………… 149

5. 院内調査の方法 ……………………………………………………………………… 152
　1) 調査の目的は医療安全の確保であること ……………………………………… 153
　2) 施設ごとに事案に応じて行うべきこと ………………………………………… 154
　3) 院内での通常の医療安全対策は別途これまでどおり行う …………………… 154
　4) 院内調査についての提言 ………………………………………………………… 155
　図3　再発防止策の検討・対策の流れ ……………………………………………… 156
6. 院内調査結果のセンター及び遺族への報告（非懲罰性・非識別性）…………… 157
　1) センターへの調査結果報告が中心とされていること ………………………… 158
　2) センターへの調査結果報告書 …………………………………………………… 159
　3) 調査報告書での非識別性の確保 ………………………………………………… 159
　4) 遺族に対する調査後の説明 ……………………………………………………… 161
7. 院内事故調査の支援体制について（支援団体と支援内容）……………………… 163
　図4　支援団体（案）………………………………………………………………… 164
　1) 院内での調査完結を原則とすべきこと ………………………………………… 164
　2) 多様なサポート体制確保の必要があること …………………………………… 165
8. センター指定について ……………………………………………………………… 166
9. センター業務について ……………………………………………………………… 168
　1) センターの位置づけ ……………………………………………………………… 168
　2) 院内調査結果報告の整理及び分析とその結果の医療機関への報告 ………… 169
　3) センター調査に係る事項 ………………………………………………………… 170
　4) センターが負う守秘義務・報告書の秘匿性 …………………………………… 173
　5) 公表について ……………………………………………………………………… 174
　6) センター調査に伴う遺族及び医療機関の費用負担 …………………………… 174
　7) センターが行う研修について …………………………………………………… 174
　8) センターが行う普及啓発について ……………………………………………… 175
　9) センターが備えるべき規定について …………………………………………… 175
　10) センターの事業計画等の認可・事業報告書の提出について ………………… 176
　11) センターの業務の休廃止の許可について ……………………………………… 177
　12) センターが備える帳簿について ………………………………………………… 177

**巻頭資料**

## コラム：医師法21条について

　今回の事故調制度ができたのは，そもそも，医師法21条に基づく警察への届出回避との希望が反映されたという経緯があるようです．しかし，医師の間には，医師法21条に対する誤解がいまだにあるように思われますので，この点を説明しておきます．

**医師法21条**  ·······················································································
　医師は，死体又は妊娠4月以上の死産児を検案して異状があると認めたときは，24時間以内に所轄警察署に届け出なければならない．（違反すると同33条の2で50万円以下の罰金刑．）
···································································································

　法律の条文の解釈は，裁判官によっても分かれる場合がありますが，条文の意味を最終的に解釈する権限があるのは最高裁です．行政庁は，この解釈に従って法律を運用する義務がありますし，国会も，最高裁の解釈に不満があれば，立法によって解決するしかありません．医師法21条については，最高裁平成16年4月13日判決（判例タイムズ1153号95頁）が解釈を確立させています．

　同事案は，すでに退院予定のある関節リウマチに対する手指手術の患者に，准看護師が誤って消毒薬を静注して死亡せしめたという事案であり，明白な医療過誤事件です．医師法21条の届け出義務違反事件の共犯として起訴された病院長について，東京地裁は，①患者の予期しない急変，②明白な医療過誤，③医師の死亡診断時の外表面の異常性の認識を認定し，死体を検案して死亡原因が不明であるというのであるから，死体を検案して異状性の認識があったとして有罪認定をしました（東京地裁平成13年8月30日判決　最高裁刑事判例集58巻4号267頁）．

　ところが，この判決について，東京高裁は，同様の事実認定ながら，あくまで異状性の認識は外表面に求めるべきであるとして，医師が死体の外表面の異状を明確に認識していないのであれば異状性の認識はないとして原審を破棄したのです（東京高裁平成15年5月19日判決　判例タイムズ1153号99頁）．上告審である最高裁も死体の検案とは外表面を調べることであるという定義を採用して，高裁判決を支持しました．

　従って，院内での診療行為に起因した死亡は，外表面に特段の異状がない場合がほとんど（外科手術の手術痕は，手術を行うことが異状でない限り外表面の異状ではないことは当然でしょう）ですから，診療関連死に医師法21条が適用されるケースはきわめて稀なのです．たとえば，インスリンを誤って過量投与したケースや，手術中に血管損傷があり，出血性ショックに陥り，DICを合併し多臓器不全で死亡したようなケースは異状死体ではありません．あくまで，医師が「死体の外表面」をみたときに，これはいったい!?　と思うような「異状」があるケースのみが届出義務の対象なのです．

今回の事故調制度は，医師法とは並列的な位置づけですので，それぞれについて要件を検討して，それぞれについて届出あるいは報告の必要性を判断することになります．
　また，正しい医師法21条の解釈を厚労省，医師会は医療現場に周知させるべきではないでしょうか．

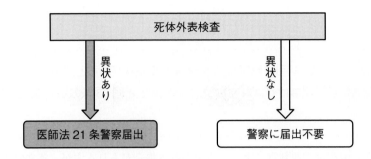

**巻頭資料**

## 報告対象（＝医療事故）

【このページを救急室・病棟などの目立つところに掲示してください】

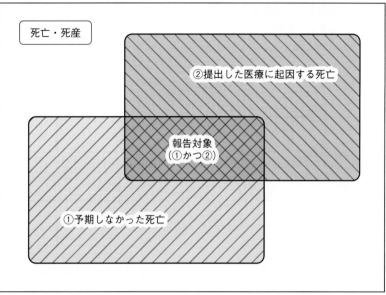

※①「予期しなかった死亡」要件と，②提供した医療に起因する要件（「医療に起因する死亡」要件といいます）を同時に満たす場合（①かつ②）のみ報告対象です．

| 巻頭資料 | **フローチャート『死亡から報告の流れ』①**

◉「予期しなかった死亡」要件

【このページを救急室・病棟などの目立つところに掲示してください】

「予期しなかった死亡」要件
※詳細は 137〜140 頁

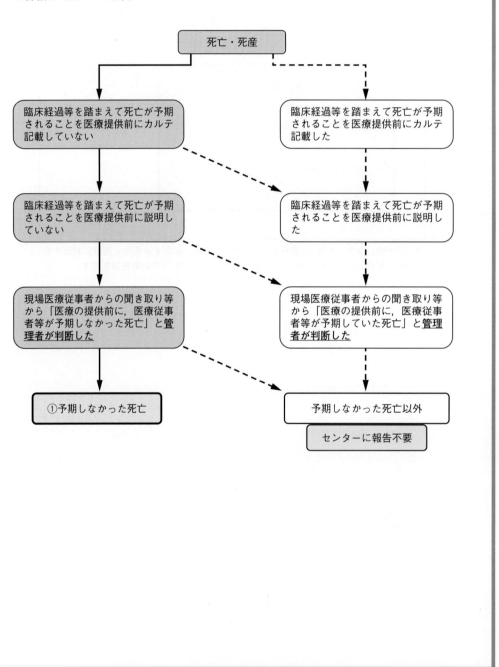

巻頭資料

## フローチャート『死亡から報告の流れ』②

◉「医療に起因する死亡」要件

【このページを救急室・病棟などの目立つところに掲示してください】

「医療に起因する死亡」要件
※詳細は140〜143頁

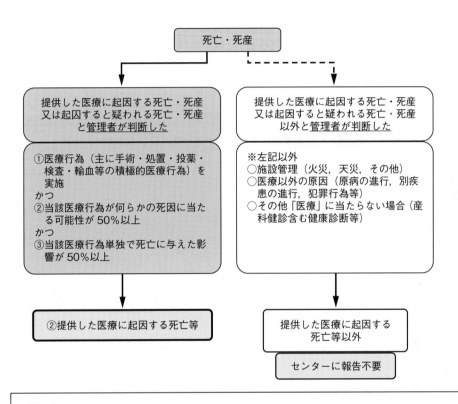

【備考】
* ①予期しなかった死亡要件, ②医療起因性要件の該当性は, いずれも「管理者が判断」します（法第6条の10第1項, 規則第1条の10の2第1項柱書）.
* 疾患や医療機関における医療提供体制の特性・専門性によって該当性が異なります.
* 医師法21条に基づく届出は, 死体の外表に異状がある場合のみ行います（「死体を外表検査したところ異状を認めなかった」とカルテ・診療録に明記してください）.
* 死亡を知ってから医療事故調査・支援センター（以下,「センター」といいます.）への報告（発生報告）は,「遅滞なく」です. 1カ月以内が目安です. 必要な情報収集と管理者の判断が済んだ時点で報告を行ってください.
* 過誤・過失の有無は, 報告の判断とは無関係です.
* 遺族の要望も, 報告の判断とは無関係です.
* 医師法21条とは異なり, センターへの報告義務に罰則はありません.

巻頭資料

# 『医療事故の定義について』基本的な考え方

## ◉ 基本的な考え方

| 法律 | 第6条の10<br>　病院，診療所又は助産所（以下この章において「病院等」という．）の管理者は，医療事故（当該病院等に勤務する医療従事者が提供した医療に起因し，又は起因すると疑われる死亡又は死産であつて，当該管理者が当該死亡又は死産を<u>予期しなかつたものとして厚生労働省令で定めるもの</u>をいう．以下この章において同じ．）が発生した場合には，厚生労働省令で定めるところにより，遅滞なく，当該医療事故の日時，場所及び状況その他厚生労働省令で定める事項を第6条の15第1項の医療事故調査・支援センターに報告しなければならない． ||
|---|---|---|
| 省令事項 | | ②「予期しなかったもの」 |
| 通知事項 | ①「医療に起因し又は起因すると疑われる」 | ②「予期しなかったもの」 |

**図1** 『医療事故の定義について』基本的な考え方[2]

## ◉ 医療事故の範囲

| | 医療に起因し，又は起因すると疑われる死亡又は死産 | 左記に該当しない死亡又は死産 |
|---|---|---|
| 管理者が予期しなかったもの | 制度の対象事案 | |
| 管理者が予期したもの | | |

※過誤の有無は問わない

---
[2] 検討会とりまとめ http://www.mhlw.go.jp/stf/shingi2/0000078202.html

**巻頭資料**

### 表1　予期しなかった死亡と過誤

| 過誤＼予期 | 予期した | 予期しなかった |
|---|---|---|
| 過誤なし | 1A<br>・合併症・副作用<br>・原病の進行 | 2A<br>・通常想定しない合併症<br>・原病の通常想定しない急激な進行 |
| 過誤あり | 1B<br>・頻発する類型のエラー（誤薬等） | 2B<br>・非常にまれな類型のエラー |

＊2A〜Bは「予期しなかった死亡」要件に該当します．しかし，原病の進行や偶発症的な合併症は，医療起因性がない（本通知参照）ので，報告対象ではありません．

＊1A〜Bは「予期しなかった死亡」要件を満たさず，報告対象ではありません．

### 表2　管理者と現場の予期の違い

| 現場の医療者＼管理者 | 予期した | 予期しなかった |
|---|---|---|
| 予期した | Ⅰ<br>・合併症<br>・原病の進行 | Ⅱ<br>・合併症（専門的知見）<br>・原病の進行（専門的知見） |
| 予期しなかった | Ⅲ<br>・頻発する類型のエラー（誤薬等） | Ⅳ<br>・通常想定しないような死亡 |

＊Ⅳが「予期しなかった死亡」要件に該当します．

＊Ⅱについては報告対象とすべきではありません．本通知においても，「当該医療事故に関わった医療従事者等から十分事情を聴取した上で，<u>組織として判断する</u>」とされています．管理者と現場医療従事者がよく話し合って判断すべきです．

巻頭資料

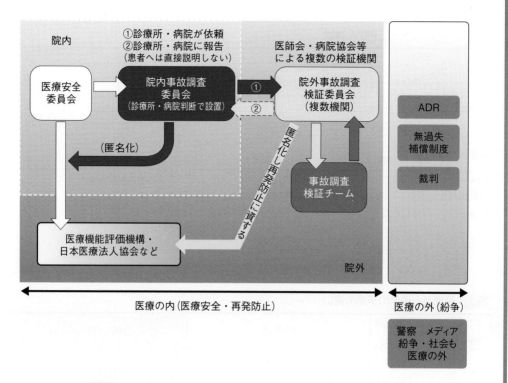

図2 ▶ 基本的な考え方（四病協・日病協合意に基づく概要図）

## 1. 当ガイドラインが示す本制度の原則

### 1）原則①：遺族への対応が第一であること

　患者が死亡した時に，迅速にすべきことは，遺族への対応・遺族に対する説明で，センターへの報告ではありません．

　遺族への対応・説明は，本制度の目的である医療安全の確保そのものとは別ですが，医療の一環として非常に大事な事柄であること，遺族とのコミュニケーション不足が予想外の紛争化を招き，遺族にとっても医療従事者にとっても不幸な事態となることから，当ガイドラインにおいてもその重要性を強調します．

### 2）原則②：法律にのっとった内容であること

　『地域における医療及び介護の総合的な確保を推進するための関係法律の整備等に関する法律』が平成26年6月，第186回通常国会で成立し，これにより医療法が改正され，新たに事故調査についての制度ができました．

　国会で成立した法律は，国民が投票により選んだ国会議員により構成される国会の議決を経ていますので，<u>法律の文言には重みがあり，文言をはずれた解釈をすべきではありません</u>．特に，国民に負担を課す規定ですので，安易な拡大解釈は許されないことは言うまでもありません．「省令」は「法律」が具体的な中身を詳しく規定していない場合に，行政庁（この法律では厚労省）が，中身を規定するものです．「通知」は，「法律」の具体的な解釈を行政庁が行うものです．「省令」と「通知」について「法律」の内容をある程度補則することはできても，法律の趣旨を変更することはできず，本制度に関する省令や通知についても改正医療法の趣旨にのっとり，文言を理解する必要があります．

　とりわけ，ガイドラインやQ＆Aは厚労省の作成したものであっても，一つの解釈を示したものにすぎず，最高裁の判例でも，国民を拘束するものではないとされています．特に，本制度については，既に厚労省の通知において，ガイドライン等はひとつの参考に過ぎないと明記しています．

　特に本制度は，10年以上もの長い期間をかけて議論され，さまざまな意見を踏まえ，法律案にも再三の修正が加えられた経緯がありますので，<u>修正の経緯を踏まえて条文を理解することが不可欠</u>です．この点は，後述する報告対象の項で重要になります．

　また，法律・省令・通知が具体的に求める部分と，管理者に裁量として委ねられた部分の違いを理解することも重要です．

### 3）原則③：本制度は医療安全の確保を目的とし，紛争解決・責任追及を目的としない

　本制度は，医療法の第3章「医療の安全の確保」の中に「第1節　医療の安全の確保のための措置」を設けていること，本通知においても「<u>本制度の目的は医療安全の確保であり，個人の責任を追及するためのものではない</u>」と繰り返し明言されていることから，<u>医療安全確保を目的とするものであることは明らかで，紛争解決と責任追及は目的ではありません</u>．この点は，本制度に関する厚労省のQ＆A[3]でも明確にされており，<u>説明責任や紛争解決の視点で本制度を捉えることは誤</u>

解のもとであり，厳に戒められるべきことです．

同 Q&A が，本制度の基盤として位置づけている WHO（世界保健機構）のいわゆる WHO ドラフトガイドライン（WHO Draft Guidelines for Adverse Event Reporting and Learning Systems[4]，以下「WHO ドラフトガイドライン」といいます）は学習のための事故報告制度と，説明責任のための事故報告制度を峻別しており，両方の趣旨を両立することは困難であるとしています．WHO ドラフトガイドラインは，前者の特徴として，懲罰を伴わないこと（非懲罰性），患者，報告者，施設が特定されないこと（秘匿性），報告システムが報告者や医療機関を処罰する権力を有するいずれの官庁からも独立していること（独立性）などが必要であるとしています．そして，本制度は責任追及を目的とするものではないこと，匿名化を求めていること，第三者機関の調査結果を警察や行政に届けるものではないことから，明らかに本制度は WHO ドラフトガイドラインで言うところの学習のための制度で，このことは前述の Q&A（Q1）でも明示されています．

医療の内（医療安全・再発防止）と医療の外（紛争）は明確に切り分けるべきものです（図2，130頁）．医療安全確保のための仕組みであるならば，そのための「原因分析」のみを行うべきです．「原因究明」は責任追及と結びつくため，医療安全の確保と並列かつ同時に行う仕組みは機能しません．本通知においても，「必ずしも原因が明らかになるとは限らないことに留意すること」をわざわざ指摘しています．

本制度の目的は医療安全の確保で，紛争解決や責任追及ではないことを踏まえて本制度の解釈と運用を行わなければなりません．

### 4）原則 ④：非懲罰性・秘匿性を守るべきこと（WHO ドラフトガイドラインに準拠していること）

WHO ドラフトガイドラインは，医療安全の分野，特に有害事象等の報告システムの基本的な考え方について述べるとともに，WHO 加盟国に対する提言を行っています．

WHO ドラフトガイドラインは，医療安全分野での文献の調査，報告システムが存在する国での調査などを踏まえて作成されたもので，その内容については医療従事者の多くが賛同するところです．わが国の各病院団体も WHO ドラフトガイドラインを支持しています．

この WHO ドラフトガイドラインにおいては，報告した医療者を懲罰しないことを求めるとともに，報告された情報の秘匿性が重要であることを述べています[5]．多くの実践を通じて，非懲罰性・秘匿性の遵守が報告システムの成功する必須条件だと分かってきたからです．

学習のための制度という視点でみれば，医療安全の確保のためには失敗から学ぶことも重要で

---

[3] 「医療事故調査制度に関する Q&A（Q1, Q19）」
http://www.mhlw.go.jp/stf/seisakunitsuite/bunya/0000061209.html
http://www.mhlw.go.jp/stf/seisakunitsuite/bunya/0000061227.html

[4] http://www.who.int/patientsafety/implementation/reporting_and_learning/en/
中島和江（2011）『有害事象の報告・学習システムのための WHO ドラフトガイドライン』へるす出版

[5] 医療安全における最大の目標は現在と将来における患者の安全の確保です．そして，組織事故に対する研究により，ヒューマンエラーによる事故に対しては，有害事象に対して処罰をもって対応しても効果はなく，むしろヒヤリ・ハット事例の情報も含めて多数の事例を収集し，原因分析を行い，再発防止策をとることが重要であるとのコンセンサスが専門家の間で得られています．このため，医療安全目的の情報収集では，必要な情報と意見を集めることが肝要で，かつ，医療安全目的で収集した情報が，責任追及に用いられないよう担保することが非常に重要です．

す．そのため，医療事故が発生した場合，当事者からの聞き取りを含め，どのような事実があったのか必要な情報を収集して分析することが肝要ですが，収集した情報が当事者等の責任追及に使われるのであれば，十分な情報収集はできません．また，責任追及につながる情報の提供を医療従事者等に強要することは人権侵害にもなりかねません．そこで医療安全の確保を目的とする制度では，WHOドラフトガイドラインが求めるように，非懲罰性と秘匿性が不可欠となります．

　前述のように，本制度の目的は医療安全の確保で，かつ，改正医療法，医療法施行規則，本通知のいずれにおいても，秘匿性（非識別性）を守ることが求められています．つまり，本制度は「学習のための制度」で，WHOドラフトガイドラインに準拠したものです．この趣旨をよく理解し，本制度が準拠するWHOドラフトガイドラインにのっとった解釈・運用をすべきです．

5）原則⑤：院内調査が中心で，かつ，地域ごと・病院ごとの特性に合わせて行うべきであること

　ア　現場に即した院内調査が中心

　　　本制度は，院内調査が中心で，報告対象の判断から病院等の管理者の判断に委ねています．センターは，これを支援・補充する役割で，調査についても院内調査が先行し，センター調査は原則として院内調査の結果を検証するにとどめることが本通知でも明示されています．本制度は医療機関の自立性と自律性を重視するもので，第三者機関であるセンターは院内調査に優越するものではありません．

　　　院内調査は，医療安全の確保のために行うものですので，医療現場に密着し，各医療現場に即した調査をしなければなりません．そこで，医療機関は，自立性と自律性に基づき，原則として自力で調査を行うべきで，「中立性」の題目のもと，安易に外部に調査を丸ごと任せることがあってはなりません．従来からも，第三者機関とされるモデル事業などで，適切とはいい難い調査が行われてきた経緯を踏まえて，外部に調査を委託すれば解決が得られるという幻想は捨てるべきです．

　　　医療は，各医療機関の中でそれぞれの医療従事者が現場に合わせ，さまざまな調整をしながら実施しているものです．このため，院内調査を行うにも，院内医療安全委員会で再発防止を行うにも，それぞれの現場での調整の状況を踏まえながら行うことにこそ意味があるのです．

　イ　現場を見ない一般化・標準化をすべきでないこと

　　　医療機関ごとに規模や性質はさまざまなものがあり，調査にかけられる人員や時間，費用に差があり，とりうる対策もそれぞれです．このため，調査対象や調査方法については，各医療機関の現状を踏まえて行うべきで，一般化・標準化は不要です．実際に本制度では調査の手法も含めてそれぞれの医療機関に委ねられており（規則1条の10の4第1項柱書参照），委員会の設置や外部の専門家の支援の要否も含めて個々のケースごとに医療機関がそれぞれ判断すべきです．本通知においても医療機関の体制・規模等に配慮することが必要とされています．

　ウ　非懲罰性・秘匿性

　　　院内調査の結果は，遺族に十分説明すべきですが，報告書そのものを開示する改正医療法

上の義務はなく，管理者が適切だと判断する方法によります．医療安全確保の目的で作成された報告書は，本来は，医療の改善のため，内部的に使用する目的で作られたもので，匿名化・非識別化が求められています（規則1条の10の4第2項柱書，同条3項）．また，医療安全確保のためには，ベストの医療を目指す観点から，調査の結果，問題点を指摘して改善策を立てることが求められます．しかし，遺族や社会の視点からはこれらの「問題点・改善策」が法的な過失を示すものだと誤解され，医療安全確保のための報告書が責任追及の目的で使用されることが残念ながら想定され，実際にそのような使用をされた実例もあります．たとえ少数でも，そのような事態となれば医療安全確保と再発防止の仕組みは機能せず，むしろ医療の萎縮を招きます．前述のWHOドラフトガイドラインにあるように，非懲罰性・秘匿性の原則は必須で，関係した医療従事者の責任追及の結果をもたらさないよう秘密保持に留意しなければなりません．以上を踏まえて管理者は適切な方法で遺族に説明を行います．

なお，院内規則についても，WHOドラフトガイドラインにのっとった内容にする必要があります．

### エ　センターの位置づけと守秘義務

前述のようにセンターは院内調査に優越するものではありません．個々の医療機関ごとの事情を踏まえ，現場にそった形で調査をすることにこそ意味があるからです．それぞれの医療機関の現場の状況を体感していないセンターは，謙抑的に，補助的な役割を担うこととなっています．

医学と同様，医療安全も科学であり，複数の異なる分析や見解があることこそが健全な状態です．また，本制度は，今までのモデル事業の経緯や，様々な事故調査報告書の実態を見ると，ややもすればセンターが医療安全の視点を逸脱し，一方的な見解の押しつけや医療従事者の責任追及を行うリスクがあることからも，センターは複数の民間機関とすべきです．

センターの職員らには改正医療法第6条の21で刑罰をともなった守秘義務が課されていますが，これは上記の秘匿性を示すものというべきです．さらに，個別事例につき，警察その他行政機関への報告を行ってはならないと考えます．〔ちなみに，医師法21条の解釈に関しては，最高裁判決（平成16年4月13日判決，刑集58巻4号247頁）により確定しています．詳細は123頁コラムを参照ください．厚労省もようやく，死亡診断書記入マニュアル[6]の法医学会ガイドライン参照文言を削除しましたが[7]，さらに誤解の解消に努めるべきです．〕

## 6）原則⑥：本制度により医療崩壊を加速してはならないこと（範囲を限定すべきこと）

### ア　医療事故調査にかかるマンパワーと費用

医療事故調査制度として，平成17年度より『診療行為に関する死因究明のためのモデル

---

[6] http://www.mhlw.go.jp/toukei/manual/dl/manual_h27.pdf
[7] 当然のことですが，厚生労働省も最高裁判決と同様の解釈です（田村憲久厚生労働大臣答弁，原徳壽医政局長答弁，田原克志医事課長発言，大坪寛子医療安全推進室長発言）．
[8] 「診療行為に関連した死亡の調査分析モデル事業　これまでの総括と今後に向けての提言」

事業』（以下「モデル事業」といいます）が実施されていました．年20件ほどの取り扱いで，報告書が出るまでに1件平均10カ月，1件当たり9人の医師と95万円の費用がかかっています．現在もこの事業は日本医療安全調査機構に引き継がれていましたが，年1億8千万円もの予算をかけて，年間20例から30例の事例に対応していたに過ぎません[8]．一方で，医療安全における具体的な効果は不明と言わざるを得ません．

　本格的な事故調査を行う場合，一般的に①事実関係の確認，②問題点の抽出，③問題点についての議論と対策などが必要になります．場合によっては，①について解剖，関係したすべての医療従事者からの聞き取りと事実経過のまとめが必要になります．②と③につき院内・院外の各専門家を集め，2時間程度の会議を何度も行う必要があります．そして，結論をまとめた報告書案を作成の上，誤ったところがないか，一方的な内容となっていないか，各医療従事者を含めて確認しなければなりません．各医療従事者を長時間拘束することが必要になり，多額の費用もかかり，これらの事務作業には専属の職員が複数名必要となります．<u>院内死亡が年間99万人（平成25年）とも言われる現状で，このような調査を幅広く行うことは非現実的です</u>．

　特に，医療従事者の負担という意味では，ハイリスクな手術・検査・処置を行う診療科や院内死亡の確率の高い診療科（救命救急・ICU，外科，小児科，産婦人科，循環器内科，消化器内科，呼吸器内科，血液内科等）においては，医師数不足が著しく，過剰業務による医療崩壊がすでに起きています．もし本制度が漫然と広範に適用されれば，これらの診療科は，頻繁に医療事故調査の対象になることが考えられます．それは医療現場の負担をさらに増し，本来の業務である診療への悪影響は不可避で，患者へのリスクが増大します．また，そのような状況を見て，当該診療科を志望する医師が減少し，さらに医療崩壊が進むとの悪循環に陥る懸念も現実のものとして存在します．<u>医療安全を目的とする制度で，このような結果は本末転倒だと言わざるを得ません</u>．

　このことからも，本制度の対象は，範囲をごく限られたケースに限定し，膨大なマンパワーと費用をかけて行うべき事案に絞り込んで行うべきことは明らかです．

### イ　既存の制度との重複

#### i　院内医療安全委員会

　医療安全確保のための既存の制度として，改正前医療法第6条の10（改正医療法においても第6条の12として，本制度とは別個のものとして維持されています．）を受けた医療法施行規則第1条の11第1項が医療機関の責務を定めています．

　具体的には，①『医療に係る安全管理のための委員会を開催すること』（医療法施行規則第1条の11第1項第2号．いわゆる院内医療安全委員会です．無床診療所は除きます．），②『医療機関内における事故報告等の医療に係る安全の確保を目的とした改善のための方策を講ずること』（医療法施行規則第1条の11第1項4号）が求められています．

　さらに詳細には，厚労省の通知[9]において，①につき『重大な問題が発生した場合は，速やかに発生の原因を分析し，改善策の立案及び実施ならびに従業者への周知を図ること』と

---

[9] 平成19年3月30日付厚生労働省医政局長通知（医政発第0330010号）「良質な医療を提供する体制の確立を図るための医療法等の一部を改正する法律の一部の施行について」

され，②につき，効果的な再発防止策等を含む改善策の企画立案を行うこととされています．

本制度は，これら既存のものとは別のものとして創設されました（条文上，改正医療法第6条の12は「前二条に規定するもののほか」としています．）．（156頁の図3を参照）

以上から，再発防止策は，死亡に至らないケースや，ヒヤリハット事案も含めて，院内医療安全委員会などで多くの事例から，個々の医療機関の状況を踏まえながら慎重に検討すべきで，個々のケースから短絡的に無理に再発防止策を導き出そうとしてはなりません．

### ii ヒヤリハット・医療事故情報収集等事業

医療事故の情報を含めて広く収集し，再発防止に役立てようとする取り組みに関しては，既に医療法施行規則第12条が特定機能病院等について定めています．

そして，日本医療機能評価機構が，医療事故情報収集等事業を行っており，「医療機関等から幅広く事故等事案に関する情報を収集し，これらを総合的に分析した上で，その結果を医療機関等に広く情報提供していく」としています（ヒヤリハット事例についての情報収集も含みます）[10]．なお，医療事故情報収集等事業には，希望する医療機関は参加可能です（事業要綱第8条第1項第5号[11]）．

このように，幅広い情報を集め，再発防止に生かそうとする試みは，既存の制度もあり，これらを活用すべきでしょう．なお，医療事故情報収集等事業がすでに収集した膨大な情報が，活かされてこなかったのは事実であり，現場への予算化を含め，早急な再検討が必要です．

### ウ 報告対象が不明瞭で，広範囲の報告のおそれがあること

後述のように，本制度の報告の対象は，「医療に起因する疑い」や「予期しなかった」という抽象的な文言から，医療従事者の誤解を招くおそれがあり，「念のため」幅広い報告が行われる可能性があります．

院内死亡が年間99万人（平成25年）とも言われる現状で，このような幅広い報告がなされれば，各医療機関の業務は莫大なものとなり，医療従事者の本来業務に支障を来すことは明白です．最高裁判例が十分理解されていなかった経緯があるとはいえ，異状死体の届出件数を見れば，この懸念が現実のものであることは明らかです．

このことからも，本制度の報告対象は範囲を絞り込む必要があります．

### エ 結論

医療機関にとっては通常の診療を継続する中で本制度に対応することは，人的・物的に新たな負担が生じ，当然費用面での負担が生じる一方，特に費用的な側面でのサポートは全く予定されていません．医療機関，特に病院ではただでさえマンパワーが少なく，まずは本来業務である診療を最優先とすべきことから，本制度の対象は人的・物的コストをかけて分析すべき事案に限定すべきです．

それ以外の事案については，本制度の外で，改正医療法第6条の12（改正前の医療法第6条の10）及びそれを受けた医療法施行規則第12条が求める「医療の安全を確保するための措置」も踏まえ，既存制度である医療事故情報収集等事業なども利用して対応すべきです．

---

[10] http://www.mhlw.go.jp/topics/bukyoku/isei/i-anzen/jiko/
[11] http://www.med-safe.jp/pdf/youkou_h22.pdf

## 2. 報告対象について

> **改正医療法**
> 第6条の10　病院，診療所又は助産所（以下この章において「病院等」という．）の管理者は，医療事故（当該病院等に勤務する医療従事者が提供した医療に起因し，又は起因すると疑われる死亡又は死産であつて，当該管理者が当該死亡又は死産を予期しなかつたものとして厚生労働省令で定めるものをいう．以下この章において同じ．）が発生した場合には，厚生労働省令で定めるところにより，遅滞なく，当該医療事故の日時，場所及び状況その他厚生労働省令で定める事項を第6条の15第1項の医療事故調査・支援センターに報告しなければならない．

　改正医療法第6条の10第1項は，「医療事故」として，『当該病院等に勤務する医療従事者が提供した医療に起因し，又は起因すると疑われる死亡又は死産であって，当該管理者が当該死亡または死産を予期しなかったものとして厚生労働省令で定めるものをいう』としており，「医療事故」をセンターに報告する義務を課し，かつ同第6条の11第1項で「医療事故」につき必要な調査を行う義務を課していますが，報告・調査義務の対象はいかなるものでしょうか．

　『1．当ガイドラインの原則』で述べたように，報告の対象を適切に限定しなければ，医療崩壊を進行させ，医療安全がさらに脅かされる結果になりかねません．

　報告対象についてのポイントは，①-㋐予期しなかった死亡であり（「予期しなかった死亡」要件），かつ，①-㋑提供した医療に起因し，又は起因すると疑われる死亡（「医療に起因する死亡」要件）の2つの要件を満たす場合に限ることです．

　また，②「過誤」類型が対象でなくなり，③単なる「管理」類型も対象ではなくなりました．

　当ガイドラインでは，「予期しなかった」「提供した医療に起因し，又は起因すると疑われる」といった改正医療法の文言について解説するとともに，以下のように提言します．改正医療法及び本通知は「医療事故」に当たるかどうかの判断を管理者に委ねていますので，特に管理者の方は改正医療法と医療法施行規則（省令），本通知をよく理解してください．

### 1）「予期しなかった」とは（「予期しなかった死亡」要件）

> **医療法施行規則**
> 第1条の10の2　法第6条の10第1項に規定する厚生労働省令で定める死亡又は死産は，次の各号のいずれにも該当しないと管理者が認めたものとする．
> 一　病院等の管理者が，当該医療が提供される前に当該医療従事者等が当該医療の提供を受ける者又はその家族に対して当該死亡又は死産が予期されることを説明していたと認めたもの
> 二　病院等の管理者が，当該医療が提供される前に当該医療従事者等が当該死亡又は死産が予期されることを当該医療の提供を受ける者に係る診療録その他の文書等に記録してい

たと認めたもの

三　病院等の管理者が，当該医療を提供した医療従事者等からの事情の聴取及び第1条の11第1項第2号の委員会からの意見の聴取（当該委員会を開催している場合に限る．）を行つた上で，当該医療が提供される前に当該医療従事者等が当該死亡又は死産が予期していたと認めたもの

本通知
○左記（省令）の解釈を示す．
・省令第一号及び第二号に該当するものは，一般的な死亡の可能性についての説明や記録ではなく，当該患者個人の臨床経過等を踏まえて，当該死亡又は死産が起こりうることについての説明及び記録であることに留意すること．
・患者等に対し当該死亡又は死産が予期されていることを説明する際は，医療法第1条の4第2項の規定に基づき，適切な説明を行い，医療を受ける者の理解を得るよう努めること．

### ア　要件の内容・判断の主体

条文上，『管理者が当該死亡を予期しなかったもの』と明示されていますので，①管理者を基準に，②死亡することを，③予期しなかったことが必要です．

①については，管理者を基準とすることが原則なのは当然ですが，通常，管理者自身は直接患者の診療にあたるわけではなく，その意味で個別の患者の死亡を具体的に予期することは，管理者自身が医療を行った場合を除いて，通常不可能です．また，管理者には各診療科の専門的知識が常にあるわけではありません．本制度では，管理者は現場医療従事者の考えをふまえて判断することとされ（規則1条の10の2第1項各号），本通知でも「当該医療事故に関わった医療従事者等から十分事情を聴取した上で，組織として判断する」ことが明示されました．

すなわち，管理者と現場の医療従事者の双方が予期しなかった死亡，いわばその医療機関のみんなが，意外に思う死亡についてのみ「予期しなかった死亡」要件に該当すると判断することになります（129頁の表2でいうと，Ⅳのみが「予期しなかった死亡」要件に該当し，Ⅱは「予期しなかった死亡」要件に該当しません）．

なお，遺族の要請は管理者の判断を左右するものではありません．

### イ　予期の対象

②については，死亡という結果そのものを予期しなかったかどうかが問題で，死因を予期しなかったかどうかは問題ではありません．つまり，予期の対象は，当該死亡の「医療起因性」ではなく，あくまでも当該患者の当該死亡又は死産そのものです．

### ウ　予期の程度

予期という言葉は，現行法や法律用語として頻繁に用いられる用語ではありませんので，明確な定義は困難ですが，緩やかな言葉ですので，予期の程度は具体的に予期する必要はなく，抽象的に予期していればよいものだと考えます．本通知においても，「臨床経過等を踏まえて，当該死亡又は死産が起こりうること」と表現されています．

すなわち，本制度でいう「予期しなかった」とは，「まさか亡くなるとは思わなかった」

という状況だといえます．

また，本制度の報告対象となる「予期」は医療過誤の司法判断の要件である「予見」とも異なる概念です．本制度の「予期」とは，具体的な予見までは必要としておらず，事後的に見て，死亡は仮に稀だとしても，「あることはあるよね」というレベルで足りると考えられます．

どのような手術の際にも，出血は「予期」していますから，事前の説明と同意では，出血のリスクは説明しますが，自己血保存は，手術によっては不要ですね．「予期」していたとは言えるが，法的な「予見可能性」はない例と言えます．

エ　規則の定める具体的内容

なお，「予期」の文言だけでは不明確であるため，規則第1条の10の2第1項各号において，「予期しなかった死亡」要件に該当しない類型が列挙されました．また，本通知で「当該患者個人の臨床経過等を踏まえて，当該死亡又は死産が起こりうることについての説明及び記録」とされています．

具体的には，

㋐医療を提供する前に医療従事者等が患者又はその家族に対して当該死亡等が予期されることを説明していた場合（1号）

手術，処置，投薬，検査，輸血等の前に，医師から患者もしくは家族に対して，「あなたの（患者の）臨床経過を踏まえると，この医療行為の後に死亡することもあり得ます」と説明した場合です．説明したことを明確にするため，カルテに記載しておきましょう．

手術などの同意文書にも，単に感染，出血，血栓症が起こることがありますというだけでなく，「…によって生命に危険が及ぶこともありえます．」といった記載があった方が，この規定に当てはまりやすいかと思われます．

㋑医療を提供する前に医療従事者等が当該死亡等が予期されることを患者のカルテ等に記録していた場合（2号）

手術，処置，投薬，検査，輸血等の前に，「患者の臨床経過を踏まえると，この医療行為の後に死亡することもあり得る」とカルテ記載した場合です．

㋒管理者が，医療従事者等からの事情の聴取，医療安全委員会からの意見の聴取を行ったうえで，医療を提供する前に医療従事者等が当該死亡等を予期していたと認めた場合（3号）です．

㋒は，たとえば一人医師の無床診療所で医療安全管理委員会が存しない場合でも，適用され得ます．もちろん，医療安全管理委員会を設置した方が望ましいといえます．

救急搬送されて，説明も，カルテ記載も行う暇もなく，緊急手術を行ったが，合併症で死亡したような場合が該当しますが，合併症で死亡した場合，特に説明もカルテ記載もしていない場合も，本号に該当します．もちろん，当然説明しておくべき合併症を説明していない場合は，説明義務違反として過失とされる場合がありますが，センター報告の要件とは別ですので，このような場合は3号に該当し，センター報告の必要はありません．

オ　具体例

およそ患者が死亡するリスクがあるとは考えていなかったにもかかわらず，予想外に患者が死亡した場合がこれに当たります．

極めて低リスクの手術・処置・投薬（上記のように患者が死亡するリスクがおよそないもの）の後に患者が急変して死亡した場合などが考えられます．

　ただし，この際には後述の「医療に起因する死亡」要件該当性があるかどうかは別途判断する必要がある点をよく注意してください．両要件を満たした場合に初めて報告対象となります．

## 2）「提供した医療に起因し，又は起因すると疑われるもの」とは
（「医療に起因する死亡」要件）

---

**本通知**

医療に起因し，又は起因すると疑われるもの

○「医療」に含まれるものは制度の対象であり，「医療」の範囲に含まれるものとして，手術，処置，投薬 及びそれに準じる医療行為（検査，医療機器の使用，医療上の管理など）が考えられる．

○施設管理等の「医療」に含まれない単なる管理は制度の対象とならない．

○<u>医療機関の管理者が判断するものであり，ガイドラインでは判断の支援のための考え方を示す．</u>

※参照：「医療に起因する（疑いを含む）」死亡又は死産の考え方

---

**本通知**

「医療に起因する（疑いを含む）」死亡又は死産の考え方

※あくまで「参照」です

「当該病院等に勤務する医療従事者が提供した医療に起因し，又は起因すると疑われる死亡又は死産であって，当該管理者が当該死亡又は死産を予期しなかったもの」を，医療事故として管理者が報告する．

| 「医療」（下記に示したもの）に起因し，又は起因すると疑われる死亡又は死産（①） | ①に含まれない死亡又は死産（②） |
|---|---|
| ○診察<br>　－徴候，症状に関連するもの<br>○検査等（経過観察を含む）<br>　－検体検査に関連するもの<br>　－生体検査に関連するもの<br>　－診断穿刺・検体採取に関連するもの<br>　－画像検査に関連するもの<br>○治療（経過観察を含む）<br>　－投薬・注射（輸血含む）に関連するもの<br>　－リハビリテーションに関連するもの<br>　－処置に関連するもの<br>　－手術（分娩含む）に関連するもの | 左記以外のもの<br><br>＜具体例＞<br>○施設管理に関連するもの<br>　－火災等に関連するもの<br>　－地震や落雷等，天災によるもの<br>　－その他<br>○併発症<br>（提供した医療に関連のない，偶発的に生じた疾患）<br>○原病の進行<br>○自殺（本人の意図によるもの） |

| | |
|---|---|
| －麻酔に関連するもの<br>－放射線治療に関連するもの<br>－医療機器の使用に関連するもの<br>○その他<br>以下のような事案については，管理者が医療に起因し，又は起因すると疑われるものと判断した場合<br>　－療養に関連するもの<br>　－転倒・転落に関連するもの<br>　－誤嚥に関連するもの<br>　－患者の隔離・身体的拘束・身体抑制に関連するもの | ○その他<br>　－院内で発生した殺人・傷害致死，等 |

※1 医療の項目には全ての医療従事者が提供する医療が含まれる．
※2 ①，②への該当性は，疾患や医療機関における医療提供体制の特性・専門性によって異なる．

ア　判断の主体
　　「医療に起因する死亡」要件の該当性判断をするのは，もっぱら管理者です．
イ　「提供した医療」とは
　　「提供した医療に起因する」とは，手術，処置，投薬，検査，輸血等の積極的医療行為を提供した場合を主に指します．
　　規則第1条の10の2第1項各号（特に1号2号）は明らかに積極的医療行為を想定した条文であること，本通知において，「手術，処置，投薬及びそれに準じる医療行為」とされていること，本通知参照表でも，原病の進行は「医療に起因する死亡」要件に該当しないとされていることが理由です．
ウ　「医療に起因する死亡」要件に該当しない例
　　「提供した医療に起因する」に「該当しない」ものとしては以下のものがあります．医療起因性への該当の判断は，疾患の特性・専門性や，医療機関における医療提供体制の特性・専門性によって異なります．
　　　①管理（火災，地震や落雷等の天災等）（なお，医療上の管理は，積極的医療行為と一体となる管理が典型的です）
　　　②医療以外の原因（原病の進行，別疾患の進行，自殺，患者自身の危険行動，犯罪行為等）
　　　③妊婦健診で通院継続中の死産は，原則として「医療に起因する死亡」要件に該当しません．
　　　④転倒・転落，誤嚥，隔離・身体拘束・身体抑制，褥瘡，食事・入浴サービスなどについては，それ自体は「医療」に当たりませんので，通常「医療に起因する死亡」要件に該当しません．しかし，投薬等，他の医療行為（特に積極的医療行為）が介在して死亡を起因したと管理者が判断した場合には「医療に起因する死亡」要件に該当します．
エ　複数の原因が死亡に影響する場合の判断
　　複数の原因が死亡に影響（原因が競合）している場合には，複数の原因のうち，医療行為

が死亡に与えた影響が50％を超えると考えられる場合に，「医療に起因する死亡」要件該当性が認められます．従って，「原因不明」は報告対象にはなりません．

　裁判では，因果関係の証明は，検察官や原告側の立証責任がありますが，その程度は刑事裁判では，99％程度，民事裁判でも80％程度の心証とされています．本制度は「疑い」についても対象としていますので，少なくとも50％程度の心証が対象と考えるべきでしょう．

　とりわけ医学的な分析では，死亡に影響した原因は同時に多数が存在することが当然ですが，これらの中に「医療行為」があれば常に「医療に起因する死亡」要件に該当することとなると，この要件はほぼ常に成立することとなり，無意味となります．このため，少なくとも，50％を超えて「医療行為」が死亡に影響を与えた場合に「医療に起因する死亡」要件を充足すると考えるべきです．

オ　死因の候補が複数ある場合

　死亡の原因として複数の可能性・候補がある場合には，複数の可能性のうち，医療行為が死亡の原因である可能性が50％を超えると考えられる場合に「医療に起因する死亡」要件該当性が認められます．

　時間的な指標は直接的な関係はありませんが，たとえば積極的な医療行為を行った直後の死亡であれば，積極的医療行為が原因である可能性を増す要素です．

　医学的な分析では，死亡の原因を確定することは不可能で，多数の原因の可能性が常に存在します．これらの可能性・候補の中に「医療行為」があれば常に「医療に起因する死亡」要件に該当することとなると，この要件はほぼ常に成立することとなり，無意味となります．このため，少なくとも，「医療行為」が死亡の原因である可能性が50％を超える場合に「医療に起因する死亡」要件を充足すると考えるべきです．

カ　死因への医療行為の直接的・近接的・医学的関連性

　また，本制度は学習を目的とした医療事故調査制度ですから，風が吹けば桶屋が儲かる式の条件関係や，死亡の時期が，医療事故と離れているような場合には，調査対象とするには無意味です．

　従って，医療行為が間接的に死亡につながったような場合は対象外ですし，転倒後長期間を経て，その後褥瘡ができて何度か感染症を起こし，あるとき敗血症に進展して死亡したような場合は報告の対象にするべきではありません．

　そして，因果関係については医学的検討によって判断するべきで，当該医療行為によって，結果発生についての寄与エビデンスが存在するものに限るべきです．すなわち，採血をしたら急に心停止が起こった場合，予期しない事故でしょうが，医学的に医療との因果関係はないと思われるので，時間的に医療行為に近接していますが，直接性も医学的関連性もないので報告対象にはなりません．本制度は，原因不明の死亡を調査する制度ではなく，医療に起因した死亡について医学的な検討を行う制度ですので，医師が集まって相談して，何か原因がわかるかどうかわからないような死亡は対象にはなりません．

キ　医療提供の主体

　医療を提供する医療従事者は，全ての医療従事者が該当し得ます．どのような医療を提供したか，という点で「医療に起因する死亡」要件該当の有無を判断してください．

ク 具体例
・手術直後の死亡で，手術自体が原因である可能性が50％以上（原疾患，年齢等が競合する中）
・内視鏡処置後の死亡で，切除部位からの出血など，処置が原因である可能性が50％以上
・輸血直後の死亡で，輸血の不適合によるなど，輸血が原因である可能性が50％以上
・造影検査で造影剤によるアナフィラキシーショックで死亡
・人工呼吸器使用中に，人工呼吸器が停止したことによる死亡
など
ただし，この際には前述の「予期しなかった死亡」要件該当性があるかどうかは別途判断する必要がある点をよく注意してください．両要件を満たした場合に初めて報告対象となります．

3) 法律文言の推移（「過誤」類型・「管理」類型は削除されたこと）
ア 「過誤」類型は削除されたこと
改正医療法の旧案である「大綱案」の条文では，報告の類型として，①「誤った医療行為による死亡」と，②「予期しなかった死亡」の2つをあげていました．

しかし，「過誤」を報告の要件とすることは法曹界・医療界からの批判が根強く，医療安全の確保を目的とする改正医療法では，①の類型の文言は明確に削除され，②の類型である「予期しなかった死亡」類型のみになりました．改正医療法の文言では，「過誤」「過失」に触れた文言は全くありません．

つまり，①の類型は本制度の対象から除かれ，②類型のみが本制度の対象となったことが法律文言の推移から明らかです．

大綱案

|  | 予期した | 予期しなかった |
|---|---|---|
| 過誤あり |  |  |
| 過誤なし | × |  |

改正医療法

|  | 予期した | 予期しなかった |
|---|---|---|
| 過誤あり | × |  |
| 過誤なし | × |  |

イ 単なる「管理」類型は削除されたこと
当初，社会保障審議会資料に記載されているように，②類型につき，「医療行為」に起因するもののほかに，「管理」に起因するものも対象とされていましたが，最終的に成立した法律では，「管理」に起因するとの文言は除かれています[12]．また，医療法施行規則第9条の23第1項第2号イ及びロでは「行つた医療又は管理に起因し」た死亡との文言で規定されていることと対比すると，明白に異なります．本通知においても，「『医療』に含まれない単なる管理は制度の対象とならない」とされています．

このように，法律文言の推移と他の法文との対比から，単なる「管理」に起因する死亡は

---

[12] 第35回社会保障審議会資料，議事録参照 http://www.mhlw.go.jp/file/05-Shingikai-12601000-Seisakutoukatsukan-Sanjikanshitsu_Shakaihoshoutantou/0000028974.pdf
http://www.mhlw.go.jp/stf/shingi/0000038800.html

本制度の対象から除かれ，「医療行為」に起因する死亡のみが本制度の対象となったことが明らかです．

| 社保審資料 | 予期した | 予期しなかった |
| --- | --- | --- |
| 管理 | × | |
| 医療行為 | × | |

| 改正医療法 | 予期した | 予期しなかった |
| --- | --- | --- |
| 管理 | × | × |
| 医療行為 | × | |

### 4）「過誤」「過失」は報告要件ではない（表1）

#### ア　条文上「予期しなかった死亡」「医療起因性」のみが要件

前述したように，法律制定の経緯で，「過誤」類型は法律文言から削除され，「予期しなかった死亡」要件と，「医療に起因する死亡」要件の双方を満たすもののみが報告の対象となっています．改正医療法の文言上，「過誤」「過失」に触れた部分はどこにもありません．

そこで，条文に忠実に，「予期しなかった死亡」「医療起因性」のみを検討すべきです．表1（129頁）で示すと，2A〜Bが「予期しなかった死亡」要件を満たし，1A〜Bはいずれも「予期しなかった死亡」要件を満たさず，報告対象外です．

なお，「検討会取りまとめ」においても，「過誤の有無は問わない」ことが明記されています（「検討会とりまとめ」[13] 2頁）．

#### イ　予期した「過誤・過失」とは

予期したかどうかと，過誤・過失は全く別で，過誤・過失がある事例でも立場により，状況により予期していたことは十分あります．

いかに医療安全のための対策をとっても，医療事故をゼロにできないことは医療安全の専門家の間で周知の事実です．ハインリッヒの法則からも，ヒヤリハット事例を含めて，一定数の報告があれば，医療事故が起きることは予期されます．本制度で予期の主体は管理者ですが，特に組織としての医療機関を見る立場にある管理者は，一定の確率で起こる過誤，比較的頻回に報告されている過誤（ヒヤリハットを含む）により医療事故が発生することは予期しています．

#### ウ　単純過誤事例は，本制度外で対応すべき

管理者の予期した過誤の典型例は，薬剤の取り違えなどの単純過誤事例です．これら単純過誤は，表1（129頁）では1Bにあたり，法律の文言から，本制度での報告対象には当たりません．

実質的にもこれらの事例は，本制度の対象とするべきではなく，医療事故情報収集等事業のような既存の制度を活用し，医療機関自身が対応すべき問題です．

もちろん，これらの単純過誤事案も，起こらないようにするシステムを構築していくことは重要なことです．われわれは，これらを放置しろと言っているのではありません．

---

[13] 前述 http://www.mhlw.go.jp/stf/shingi2/0000078202.html

これら単純過誤事例については，残念ながら昔から多くの医療機関で一定の頻度で発生しています．このため，ヒヤリハット事例を含めて，既存の医療事故情報収集等事業において既に多数の情報収集がされていますが，十分に再発防止ができているとは言えません．
　従って，類型的な単純過誤は，今回の調査制度で，個別の案件を詳細に検討するよりも，既存の収集事業の結果を分析して，医薬品や機材の表示などに早急に反映させる段階に来ていると思われます．特に，明白な過誤事件は，本調査制度に基づいてセンターに事故報告しても，刑事罰や民事の責任追及を抑止する手立てが全くとられていないことから，有益な事情聴取が行われがたいことも想定され，適切なケースとは言いがたいと思われます．
　なお，過誤による死亡をセンターに報告しないのは隠蔽ではないかとの疑問もあると思いますが，当ガイドラインでは，原則①で述べたように，本制度外で遺族への説明をしっかり行うべきとしており，隠蔽ではありません．

## 5）死産について

> **本通知**
> ・死産については「医療に起因し，又は起因すると疑われる，妊娠中または分娩中の手術，処置，投薬及びそれに準じる医療行為により発生した死産であって，当該管理者が当該死産を予期しなかったもの」を管理者が判断する．
> ・人口動態統計の分類における「人工死産」は対象としない．

　死産については，基本的に死亡の場合と同様です．上述の解説を参考にしてください．「妊娠中または分娩中」の「医療行為」が対象となることに留意ください．
　なお，前述のように，妊婦健診で通院継続中の死産は，原則として「医療に起因する死亡」要件に該当しないと考えます．

## 6）医療事故の判断プロセス

> **改正医療法**
> 第6条の11
> 3　医療事故調査等支援団体は，前項の規定により支援を求められたときは，医療事故調査に必要な支援を行うものとする．
> 第6条の16
> 　医療事故調査・支援センターは，次に掲げる業務を行うものとする．
> 五　医療事故調査の実施に関する相談に応じ，必要な情報の提供及び支援を行うこと．
>
> **本通知**
> ・管理者が判断するに当たっては，当該医療事故に関わった医療従事者等から十分事情を聴取した上で，組織として判断する．
> ・管理者が判断する上での支援として，センター及び支援団体は医療機関からの相談に応じられる体制を設ける．

> ・管理者から相談を受けたセンター又は支援団体は，記録を残す際等，<u>秘匿性を担保すること</u>．

### ア　組織的判断の要請

「予期しなかった死亡」要件及び「医療に起因する死亡」要件の該当性判断については，管理者は現場医療従事者の考えをふまえて判断することとされ（規則1条の10の2第1項各号），本通知でも「当該医療事故に関わった医療従事者等から十分事情を聴取した上で，<u>組織として判断する</u>」ことが明示されました．

①管理者が判断権者であり，センターは管理者から相談を受けた際に支援するもので，かつ，②医療従事者も含め，組織として判断することとされています．

### イ　「医療事故」の報告を行うのは管理者のみ

改正医療法では，「医療事故」に該当するかどうかの判断と報告（発生報告）は，医療機関の管理者のみが行うことと定められています．

<u>遺族が「医療事故」としてセンターに報告する仕組みとはなっておらず</u>，このことは厚労省のQ&Aでも明示されています[14]．

## 7）報告対象についての提言

以下のように，報告対象を標準化することは困難で，かつ弊害もありますが，報告対象が不明瞭なため，過度に広範な報告となるおそれもあります．報告対象に該当するかどうかは，管理者が判断権者であることは改正医療法で明示され，特に「医療に起因する死亡」要件については疾患や医療機関における医療提供体制の特性・専門性によって異なることが既に本通知で明示されていますが，臨床現場の参考として，以下の提言を行います．

まず，安易な標準化は困難で弊害もあることに注意が必要で，大原則は個々の医療現場に即して判断することが重要です．

なぜなら個別患者の症状，医療従事者の知識・技術・経験，医療従事者と管理者の位置関係，病院の規模・経営主体・体制など状況が異なります．医療安全は，個々の現場の実情に応じて推進することが肝要で，標準化すると現場との間に齟齬が生じてしまいます．

対象事案を決定する手続についても，改正医療法及びこれを受けた本通知でも明らかなように，当該管理者や病院等の自律的な運営に任せるべきであり，センターは，事案決定プロセスに対しては不介入の立場をとるべきです．

さらに，本制度の規定からはセンターへの報告対象にならないようなケースであっても，医療機関独自に医療事故調査委員会等を開いて，合議にて原因分析等を行うことを，本制度は一切否定していません．必要に応じて，センターに報告することなく，調査を行って，再発防止を試みたり，原因の究明を行うことは従来から各医療機関で行われて来たことですが，本制度が始まったからと言って，今までの事故調査をやめる必要はないですし，院内の事故調査委員会を開くからセンターに報告する必要も一切ありません．

---

[14]「医療事故調査制度に関するQ&A（Q2）」http://www.mhlw.go.jp/stf/seisakunitsuite/bunya/0000061214.html

## 3. 医療機関からセンターへの発生報告

### 1）医療機関からセンターへの報告方法

> **医療法施行規則**
> 第1条の10の2
> 　2　法第6条の10第1項の規定による医療事故調査・支援センターへの報告は次のいずれかの方法により行うものとする．
> 　一　書面を提出する方法
> 　二　医療事故調査・支援センターの使用に係る電子計算機と報告をする者の使用に係る電子計算機とを電気通信回線で接続した電子情報処理組織を使用する方法
>
> **本通知**
> ○以下のうち，適切な方法を選択して報告する．
> 　・書面
> 　・Web 上のシステム

　本制度で，医療機関からセンターへの最初の事故報告は重要な意味を持っています．センターへの報告によって，医療機関は院内調査義務（改正医療法第6条の11第1項）や，センターへの調査報告書提出義務（改正医療法第6条の11第4項，医療法施行規則第1条の10の4第2項柱書），センターの遺族の要請に基づく再調査（改正医療法第6条の17第1項）などの各法的効果が生じます．このような重要な効果が生ずることを念頭に置いて，最初の事故報告を行うべきかは慎重に判断するべきですし，一旦報告しても，実際は医療事故の定義に入らないと管理者が考え直した場合や，報告を行うことが適切ではないと管理者が考えた場合には，一旦行った事故報告を取り消すことができると考えるべきです．

　本制度の最初の事故報告の要件は，あくまで，管理者が医療事故と判断した場合ですから，少なくとも事後的に医療事故ではないと判断した場合は，事故センターの負担を軽減するためにも報告の取消しを行うべきです．

### 2）医療機関からセンターへの報告事項

> **法律で定められた事項**
> 　・日時／場所
> 　・医療事故の状況
>
> **医療法施行規則**
> 第1条の10の2
> 　3　法第6条の10第1項に規定する厚生労働省令で定める事項は，次のとおりとする．
> 　一　病院等の名称，所在地，管理者の氏名及び連絡先

> 二 医療事故（法第6条の10第1項に規定する医療事故を言う．以下同じ．）に係る医療の提供を受けた者に関する性別，年齢その他の情報
> 三 医療事故調査（法第6条の11第1項に規定する医療事故調査を言う．以下同じ．）の実施計画の概要
> 四 前各号に掲げるもののほか，当該医療事故に関し管理者が必要と認めた情報
>
> **本通知**
> センターへの報告事項について
> 　○以下の事項を報告する
> 　・日時／場所／診療科
> 　・医療事故の状況
> 　　・疾患名／臨床経過等
> 　　・報告時点で把握している範囲
> 　　・調査により変わることがあることが前提であり，その時点で不明な事項については不明と記載する．
> 　・連絡先
> 　・医療機関名／所在地／管理者の氏名
> 　・患者情報（性別／年齢等）
> 　・調査計画と今後の予定
> 　・その他管理者が必要と認めた情報

　発生報告の際には，調査開始前であることから，事実関係についても不明確な事情が多いのが通常で，のちの調査によって異なった事実であったと判明することも少なくありません．

　また，「遅滞なく」報告をすべきことからも，発生報告の時点での報告事項の記載については，最小限のもので足ります．確実に確認できている事実をごく簡単に記載するようにしましょう．

## 3）医療機関からセンターへの報告期限

> **本通知**
> ○個別の事案や事情等により，医療事故の判断に要する時間が異なることから具体的な期限は設けず，「遅滞なく」報告とする．
> ※なお，「遅滞なく」とは，正当な理由無く漫然と遅延することは認められないという趣旨であり，当該事例ごとにできる限りすみやかに報告することが求められるもの．

　患者が死亡した場合に報告対象であるかどうかを判断するには，「予期しなかった死亡」要件，「医療に起因する死亡」要件の双方に該当するかどうかの調査と判断が必要です．

　そして，医療機関の性質によっても，判断に要する期間は異なってきます．このため，改正医療法，規則，本通知のいずれでも報告期限は特に設けられませんでした．

　改正医療法第6条の10第1項において「遅滞なく」とされていることから，1カ月以内を目安に判断してください．なお，調査・判断により，報告対象に当たると判断がついた場合には，判断がついた時点でセンターに発生報告を行ってください．

## 4. 医療機関から遺族への発生報告時説明

### 1) 遺族の範囲

> **医療法施行規則**
> 第1条の10の3
> 　1　法第6条の10第2項に規定する厚生労働省令で定める者は，当該医療事故に係る死産した胎児の祖父母とする．
>
> **本通知**
> ○「遺族」の範囲について
> 　　同様に遺族の範囲を法令で定めないこととしている他法令（死体解剖保存法など）の例にならうこととする．
> ○「死産した胎児」の遺族については，当該医療事故により死産した胎児の父母，祖父母とする．
> ○遺族側で遺族の代表者を定めてもらい，遺族への説明等の手続はその代表者に対して行う．

　重要なポイントは，本通知において，遺族の代表者を定めることとなり，遺族への説明等の手続きは代表者に対して行えばよいとなったことです．窓口を定めるよう遺族に要請し，遺族が決めた，窓口となる代表者（通常はいわゆるキーパーソンでしょうか）に対して説明等を行いましょう．

　死産についての遺族の範囲は，胎児の父母及び祖父母となっています．

　死亡についての遺族の範囲については，明示はされませんでしたが，基本的に，死産の場合と同様に，死産以外の死亡についても，遺族とは法定相続人（配偶者と子のケースが多く，親，兄弟姉妹の場合もあります）に限定されるべきでしょう．事故調査の結果，患者自身が告知していなくても，調査の結果，亡くなった患者の生前のプライバシーなどが文書化されることもあり，範囲は限定的に考えるべきです．それ以外の方が，報告を受けることを期待するような事情がある場合は法定相続人から情報を入手しうることが容易でしょうし，万一そうでないなら，遺族とそのような方との間の紛争に医療機関が巻き込まれることになりかねません．

### 2) 遺族への説明事項

> **医療法施行規則**
> 第1条の10の3
> 　2　法第6条の10第2項に規定する厚生労働省令で定める事項は，次のとおりとする．
> 　　一　医療事故が発生した日時，場所及びその状況
> 　　二　医療事故調査の実施計画の概要
> 　　三　医療事故調査に関する制度の概要

四　医療事故調査の実施に当たり解剖又は死亡時画像診断（磁気共鳴画像診断装置その他の画像による診断を行うための装置を用いて，死体の内部を撮影して死亡の原因を診断することをいう．次条第五号においても同じ．）を行う必要がある場合には，その同意の取得に関する事項

**本通知**

遺族への説明事項について

○遺族へは，「センターへの報告事項」の内容を遺族にわかりやすく説明する．
○遺族へは，以下の事項を説明する．
　・医療事故の日時，場所，状況
　　・日時／場所／診療科
　　・医療事故の状況
　　　・疾患名／臨床経過等
　　　・報告時点で把握している範囲
　　　・調査により変わることがあることが前提であり，その時点で不明な事項については不明と説明する．
　・制度の概要
　・院内事故調査の実施計画
　・解剖又は死亡時画像診断（Ai）が必要な場合の解剖又は死亡時画像診断（Ai）の具体的実施内容などの同意取得のための事項
　・血液等の検体保存が必要な場合の説明

### ア　遺族への事前説明

　事前説明の内容は，センターへの報告事項を説明しますが，特に発生報告の時点では事実関係も不明もしくは不確実な部分が多いことから，不明もしくは不詳の部分についてはそのように説明するべきです．

　解剖の承諾については，当該管理者が解剖を必要と判断した時は，病理解剖の担当機関，場所，遺族が負担すべき費用の額を示して，遺族の承諾を得るよう努めます．ただし，遺族の一部が異議を述べた時は，病理解剖を実施してはなりません．

### イ　説明項目

以下の4項目が説明項目です．
①死亡等の日時，場所及びその状況
②院内調査の実施計画の概要
③医療事故調査に関する制度の概要
④院内調査に当たり解剖・Aiの同意に関する説明

### ウ　匿名化・非識別化

　院内調査のセンター及び遺族への報告の際に匿名化のみならず非識別化が求められていること（規則第1条の10の4第2項柱書，第3項）から，事前説明においても，当然匿名化・非識別化が必要です．

管理者は，現場医療者など関係者について「匿名化」しなければなりません．ここでいう「匿名化」とは，非特定化だけでは足りず，非識別化したもの（「他の情報」との照合によっても医療従事者が識別できないようにする必要があります）でなければなりません．
　例えば，遺族が医療従事者と直接接触しており，報告書から容易に誰のことかが判るような場合は，省令に記載した非識別化ができていないことになります．

## 5. 院内調査の方法

**改正医療法**

第6条の11

　病院等の管理者は，医療事故が発生した場合には，厚生労働省令で定めるところにより，速やかにその原因を明らかにするために必要な調査（以下この章において「医療事故調査」という．）を行わなければならない．

**医療法施行規則**

第1条の10の4

1. 病院等の管理者は，法第6条の11第1項の規定により医療事故調査を行うに当たつては，次に掲げる事項について，当該医療事故調査を適切に行うために必要な範囲内で選択し，それらの事項に関し，当該医療事故の原因を明らかにするために，情報の収集及び整理を行うものとする．
   - 一　診療録その他の診療に関する記録の確認
   - 二　当該医療事故に係る医療を提供した医療従事者からの事情の聴取
   - 三　前号に規定する者以外の関係者からの事情の聴取
   - 四　当該医療事故に係る死亡した者又は死産した胎児の解剖
   - 五　当該医療事故に係る死亡した者又は死産した胎児の死亡時画像診断
   - 六　当該医療事故に係る医療の提供に使用された医薬品，医療機器，設備その他の物の確認
   - 七　当該医療事故に係る死亡した者又は死産した胎児に関する血液又は尿その他の物についての検査

2. 病院等の管理者は，法第6条の11第4項の規定による報告を行うに当たつては，次に掲げる事項を記載し，当該医療事故に係る医療従事者等の識別（他の情報との照合による識別を含む．次項において同じ．）ができないように加工した報告書を提出しなければならない．
   - 一　当該医療事故が発生した日時，場所及び診療科名
   - 二　病院等の名称，所在地，管理者の氏名及び連絡先
   - 三　当該医療事故に係る医療を受けた者に関する性別，年齢その他の情報
   - 四　医療事故調査の項目，手法及び結果

**本通知**

医療事故調査の方法等

○<u>本制度の目的は医療安全の確保であり，個人の責任を追及するためのものではないこと</u>．

○調査の対象者については当該医療従事者を除外しないこと．

○調査項目については，以下の中から必要な範囲内で選択し，それらの事項に関し，情報の収集，整理を行うものとする．

> ※調査の過程において可能な限り匿名性の確保に配慮すること．
>   ・診療録その他の診療に関する記録の確認
>     例）カルテ，画像，検査結果等
>   ・当該医療従事者のヒアリング
> ※ヒアリング結果は内部資料として取り扱い，開示しないこと（法的強制力がある場合を除く．）とし，その旨をヒアリング対象者に伝える．
>   ・その他の関係者からのヒアリング
>     ※遺族からのヒアリングが必要な場合があることも考慮する．
>   ・医薬品，医療機器，設備等の確認
>   ・解剖又は死亡時画像診断（Ai）については解剖又は死亡時画像診断（Ai）の実施前にどの程度死亡の原因を医学的に判断できているか，遺族の同意の有無，解剖又は死亡時画像診断（Ai）の実施により得られると見込まれる情報の重要性などを考慮して実施の有無を判断する．
>   ・血液，尿等の検体の分析・保存の必要性を考慮
> ○医療事故調査は医療事故の原因を明らかにするために行うものであること．
>   ※原因も結果も明確な，誤薬等の単純な事例であっても，調査項目を省略せずに丁寧な調査を行うことが重要であること．
> ○調査の結果，必ずしも原因が明らかになるとは限らないことに留意すること．
> ○再発防止は可能な限り調査の中で検討することが望ましいが，必ずしも再発防止策が得られるとは限らないことに留意すること．

　改正医療法第6条の11第1項は，『病院等の管理者は，医療事故が発生した場合には，厚生労働省令で定めるところにより，速やかにその原因を明らかにするために必要な調査（以下この章において「医療事故調査」という．）を行わなければならない．』としており，「医療事故」につき「原因を明らかにする」ための調査を行う義務を課していますが，必要な調査とはいかなるものでしょうか．

　『1．当ガイドラインの原則』で述べたように，本制度は医療安全の確保が目的で，医療機関ごとの性格にあわせ自律的な調査を行うべきです．

　院内調査の方法についてのポイントは，①医療安全確保の視点から行い，過誤の有無に着目したものであってはならないこと，②管理者が施設の実情とケースに応じて調査項目や調査主体を決めること，③調査項目・調査主体はさまざまなバリエーションがあり，画一化すべきでないことです．

　なお，報告書の要否や報告書・調査資料の扱いを含め，非懲罰性と秘匿性については重要な問題であるため別項で扱います．

　当ガイドラインでは，以下のように提言します．

### 1）調査の目的は医療安全の確保であること

　原則③で示しましたが，本制度は医療安全の確保が目的で，紛争解決・責任追及は目的ではあり

ません．条文上も，調査は「原因を明らかにする」ために行うとしていますので，医療安全の確保のために調査を行うことに注意する必要があります．

繰り返しになりますが，ヒューマンエラーによる事故に対しては，処罰をもって対応しても効果はなく，幅広く医療事故・ニアミス事例の情報を収集し，原因分析を行い，医療安全委員会で実行可能かつ実効性のある再発防止策をとることが重要で，しかも，医療安全目的で収集した情報が，責任追及に用いられないよう担保することが必須です．

しかし，上記のような考え方は，国民や行政機関に十分理解されているというにはほど遠い状況で，原因分析と再発防止といった調査の結果が，院内や院外からの責任追及に利用されるリスクが高いことに注意が必要です．残念ながらこれまでにも院内での調査結果が医療従事者の責任追及に使われた事例は枚挙にいとまがありません．

<u>事故調査がこのような結果をもたらすのであれば，熱心に原因分析と再発防止を行う誠実な医療従事者が選択的に処罰されるという，きわめて理不尽な事態に至ることを意味し，本制度は全く機能しないものとなるでしょう．</u>

以上から，本制度での調査は医療安全の確保を目的とすることに常に留意する必要があります．そして，過誤や過失の有無に着目したものであってはなりません．過誤や過失の有無に言及するのは，紛争解決・責任追及のための調査です．

## 2) 施設ごとに事案に応じて行うべきこと

原則⑤で示したように各医療現場に即して，現場に密着した形で院内調査を行うべきですが，医療機関の規模によって，職員の数や専門職の種類には大きな差があり，調査にかけられる人員の数や時間も大きく異なります．また，事案によって必要な調査の項目や，調査をどの程度詳細に行うかという程度が異なります．

そして，原則⑥で示しましたが，本制度により医療現場の負担を増やし，医療崩壊を加速することがあってはなりません．

以上から，管理者は，施設ごとの事情を考慮し，かつ，事案の内容に応じて必要な調査項目と，調査主体，調査の詳細さを決定すべきです．実際に本制度では，「調査を適切に行うために必要な範囲内で選択」することとされています（規則第1条の10の4第1項柱書）．

## 3) 院内での通常の医療安全対策は別途これまでどおり行う

原則⑥のイ（135頁以降）で述べたように，医療安全のための院内での既存制度として，一部の医療機関では医療事故情報収集等事業に参加することが義務付けられ，また多くの医療機関において，医療安全確保のため，医療に係る安全管理のための委員会（いわゆる院内医療安全委員会）の開催，医療機関内における事故報告等の医療に係る安全の確保を目的とした改善のための方策を講ずることが求められています（医療法施行規則第1条の11第1項第2号，4号）．

院内での通常の医療安全対策は，既存のこの制度に基づく常設の院内医療安全委員会において再発防止策を検討し，必要に応じて医療事故情報収集等事業を活用します（図3参照）．

本制度に基づく調査は，アドホックの院内医療事故調査委員会において行いますが，ここで得られた結果についても，再発防止策の検討については，常設の院内医療安全委員会での検討を行いま

す（156 頁，図 3 参照）．

### 4）院内調査についての提言
　前記のように，院内調査の方法については，各施設ごとに，事案ごとに決定すべきですが，目安として，以下のような調査方法を提示します．

　ア　調査項目
　　① 臨床経過
　　　客観的な事実関係を以下の方法を含めて確認します．
　　　・カルテ，画像，検査結果等を確認します．記録については，誤記・脱漏がないか否かをチェックし，誤記・脱漏があった場合は，訂正・補正等の追加記載をし，記載した担当者，日付を必ず記入します．
　　　・当該事故の関係者のヒアリングは必ず行います．その際には関係者の責任追及の結果をもたらさないよう，秘密保持に特に留意します．本通知においても，ヒアリング結果については特に「ヒアリング結果は内部資料として取り扱い，開示しないこと（法的強制力がある場合を除く．）とし，その旨をヒアリング対象者に伝える」とされています．
　　　・解剖・Ai（死後画像撮影）については，解剖前にどの程度死亡の原因を医学的に判断できているか，遺族の同意の有無，解剖・Ai 実施により得られると見込まれる情報の重要性などを考慮して実施の有無を判断します．
　　② 原因分析
　　　死亡に至った理由を分析します．医療安全確保のための分析であるため，可能性のある複数の原因を列挙することが重要で，特定の理由に絞り込む必要や，理由の中での可能性の多寡を記載する必要まではありません．
　　＊　再発防止策
　　　当該医療機関の人的物的資源の条件を踏まえて，当該事案から実行可能かつ実効性のある再発防止策を立てることは容易ではありません（本通知においても，「必ずしも再発防止策が得られるとは限らないことに留意すること」と述べられています）．この点については，前述のように，院内医療安全委員会等で検討しますが，無理に再発防止策を立ててはいけません．

　イ　調査期間
　　まず，医療事故の発生を知った場合，医療事故が予期しなかったものかどうか現場の意見を踏まえて検討し，必要があれば1カ月をめどにセンターに報告します（「発生報告」といいます．）．
　　また，報告後の調査については，あまり期間が経過すると当事者の記憶が薄れるなど，調査自体が困難になりますので，3カ月程度以内に調査を終えて報告する（「調査結果報告」といいます．）ことを目安とします．なお，遺族との間で紛争が生じた場合などは，管理者の判断で調査を中断することができるものとします．
　　ただし，解剖が必要な事例では，解剖結果が調査の前提となりますので，解剖結果が出るまでの期間は上記の調査期間からは除くべきでしょう．

ウ 調査主体

　各医療機関ごとに，事案の内容に応じて調査を行うメンバーを選びます．医療事故に関わった当事者を調査主体から除外する必要はありません．医療安全目的でのレベルの高い調査を行うためには非懲罰性と秘匿性の確保こそが重要であることはWHOドラフトガイドラインが推奨するところで，医療安全の分野の確立した考え方です．

　本制度は医療安全目的で行うもので，紛争解決・責任追及を目的とするものではありませんし，医療現場に即した調査が必要です．さもなければ，医師が1名の診療所では院内調査を実施することが不可能になってしまい，まかり間違えば調査の名のもとに外部者による責任追及が推し進められることになりかねません．

エ 調査進捗報告

　院内調査を中心となって行っている者は，当該管理者に必要に応じて調査の進捗・管理報告を行うものとします．上記の期間（3ヵ月）の目安のうちに調査が終了しない可能性が生じた場合や，解剖結果報告書作成に多くの時間を要している場合には，管理者は，既に報告をしたセンターもしくは支援団体，及び遺族に対して，調査終了が遅延する旨を報告するよう努めます．

オ 医療従事者の人権保護

　院内調査により，医療従事者の法的責任や説明責任に及ぶおそれが予想される場合は，管理者はあらかじめ当該医療従事者に対してその権利（憲法38条1項—何人も，自己に不利益な供述を強要されない．）を告げなければなりません．

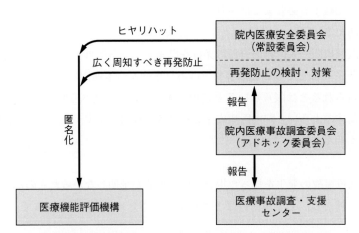

＊院内医療事故調査委員会から院内医療安全委員会への報告は医療法施行規則・厚労省医政局長通知に基づくものです（135頁参照）

- 再発防止策は，上部機関である常設の院内医療安全委員会で検討．実行可能なものから，順次改善を行う．
- 広く周知すべき再発防止策については，匿名化した上で，他のヒヤリハット事例とともに医療機能評価機構などに報告するシステムが望ましい．

図3 ▶ 再発防止策の検討・対策の流れ

## 6. 院内調査結果のセンター及び遺族への報告（非懲罰性・非識別性）

改正医療法
第6条の11
　4　病院等の管理者は，医療事故調査を終了したときは，厚生労働省令で定めるところにより，遅滞なく，その結果を第6条の15第1項の医療事故調査・支援センターに報告しなければならない．

医療法施行規則
第1条の10の4
　2　病院等の管理者は，法第6条の11第4項の規定による報告を行うに当たつては，次に掲げる事項を記載し，<u>当該医療事故に係る医療従事者等の識別（他の情報との照合による識別を含む．次項において同じ．）ができないように加工した報告書を提出しなければならない</u>．
　一　当該医療事故が発生した日時，場所及び診療科名
　二　病院等の名称，所在地，管理者の氏名及び連絡先
　三　当該医療事故に係る医療を受けた者に関する性別，年齢その他の情報
　四　医療事故調査の項目，手法及び結果
　3　法第6条の11第5項の厚生労働省令で定める事項は，前項各号に掲げる事項（当該医療事故に係る医療従事者等の識別ができないようにしたものに限る．）とする．

本通知
センターへの報告方法について
　○医療事故調査・支援センターへの報告は，次のいずれかの方法によって行うものとする．
　・書面又はWeb上のシステム

センターへの報告事項・報告方法について
　○<u>本制度の目的は医療安全の確保であり，個人の責任を追及するためのものではないこと</u>を，報告書冒頭に記載する．
　○報告書はセンターへの提出及び遺族への説明を目的としたものであることを記載することは差し支えないが，それ以外の用途に用いる可能性については，あらかじめ当該医療従事者へ教示することが適当である．
　○センターへは以下の事項を報告する．
　・日時／場所／診療科
　・医療機関名／所在地／連絡先
　・医療機関の管理者の氏名
　・患者情報（性別／年齢等）
　・医療事故調査の項目，手法及び結果
　　・調査の概要（調査項目，調査の手法）

> ・臨床経過（客観的事実の経過）
> ・原因を明らかにするための調査の結果
> ※必ずしも原因が明らかになるとは限らないことに留意すること．
> ・調査において再発防止策の検討を行った場合，管理者が講ずる再発防止策については記載する．
> ・当該医療従事者や遺族が報告書の内容について意見がある場合等は，その旨を記載すること．
> ○医療上の有害事象に関する他の報告制度についても留意すること．（別紙）①医薬品・医療機器等安全性情報報告制度，②予防接種法に基づく副反応報告制度，③医療事故情報収集等事業，④薬局ヒヤリ・ハット事例収集・分析事業，⑤消費者安全調査委員会への申出
> ○当該医療従事者等の関係者について匿名化する．
> ○医療機関が報告する医療事故調査の結果に院内調査の内部資料は含まない．

　改正医療法第6条の11第4項では，『病院等の管理者は，医療事故調査を終了したときは，厚生労働省令で定めるところにより，遅滞なく，その結果を医療事故調査・支援センターに報告しなければならない』とし，『病院等の管理者は，前項の規定による報告をするに当たつては，あらかじめ，遺族に対し，厚生労働省令で定める事項を説明しなければならない．』として調査結果についての説明を求めています．

　各医療機関は，院内調査を行った場合にどのように調査結果報告書を作成し，どのように取り扱うべきでしょうか．調査結果報告書についてのポイントは，①記載する内容は第一に客観的事実を記載すべきこと，②調査結果報告書は匿名化・非識別化しなければならないこと[15]，③内部資料は区別し，秘匿性を保持すべきことです．

　また，遺族に対する説明については，口頭又は書面もしくはその双方の適切な方法で行うこととなりました．遺族への説明に際しても，非識別化を含む匿名化が義務です[16]．

## 1) センターへの調査結果報告が中心とされていること

　本制度は医療安全の確保を目的とするものですので，院内での検討を行い，センターに情報を集めることで医療安全確保の目的は達成され，遺族に対する説明は医療の一環としてされるものです（原則①）．

　センターには客観的な事実の結果を報告します．センターにおいては，既存の制度と連携しつつ，多数の類似事例に対してヒューマンエラーの専門家を交えた分析を行い，再発防止策を検討すべきです．

---

[15] 本通知11頁の「省令」の項では，「匿名化する」との記載のみですが，実際の省令（医療法施行規則）では非識別化が義務となっています．

[16] 本通知12頁の「省令」の項では，「匿名化する」との記載のみですが，実際の省令（医療法施行規則）では非識別化が義務となっています．

2）センターへの調査結果報告書

　ア　医療安全目的の内容とすべきこと

　　　　調査結果報告書は，医療安全の目的で作成されるものですが，患者・社会からは，その内容が紛争解決・責任追及について述べるものだとの誤解を受けるおそれが強く，過去の事例においても医療安全目的の調査結果報告書が責任追及を誘発することが再三ありました．

　　　　このため，調査報告書には，冒頭で，責任追及の視点では使用するものではなく，医療安全の視点から事後的な視点や，当時の医療機関のレベルを前提としたものとも限らない理想論的な記載が含まれることも注記しておくべきです．

　　　　報告書はあくまでも，もっぱら医療安全の確保の観点から医療安全に必要な事項に絞って，専門的・医学的にできる限り正確に記載しなければなりません．例えば，法的な過失の有無の認定は医療安全に必要な事項ではありません．また，医学的機序についても，遺族から断定することを求められたとしても，可能性の領域にとどまるものはあくまでも可能性のレベルであると記載しておかなければなりません．

　　　　なお，報告事項については，不明な点は不明のまま，調査の結果わかった範囲で報告すべきで，センターは医療機関の報告を受領します（センターが求めた事項を報告する仕組みではないことに注意が必要です）．

　イ　具体的な記載内容

　　　　まず，冒頭に「本制度の目的は医療安全の確保であり，個人の責任を追及するためのものではないこと」を記載します（本通知）．

　　　　また，通知の要請事項として，上記の各項目を記載します．

　　　　原則として診療経過の客観的な事実調査の結果を第一に記載します．原因分析について記載する場合は，断定をせず，可能性のある原因を複数記載することとします．再発防止策については，その策定は容易でないこと，責任追及を誘発事例もあったことなどを考慮して慎重に検討すべきです．本来は，常設の院内医療安全委員会で多くの事例をもとに横断的に検討すべき事項であり，医療事故調査報告書には記載しません（なお，実際に管理者が講じる再発防止策については記載することとなっていますが，医療従事者の個人責任追及等の結果をもたらすことがないよう，慎重な考慮が必要ですし，当然，非識別化・匿名化の確保が必要です）．

　　　　また，調査結果報告書の内容については，事故に関与した医療従事者に対し，事前に告知してその確認を求め，その意見を調査結果報告書に記載しなければなりません．なお，センターもしくは遺族への事前確認は不要です．

3）調査報告書での非識別性の確保

　ア　匿名化・非識別化

　　　　医療安全確保の目的での情報収集には，個別の医療機関や患者の個別情報は不要です．このため，センターに調査結果報告書を提出し，もしくは情報提供を行う場合には，匿名化のみならず「非識別化」（規則第1条の10の4第2項柱書）という非常に厳格な秘匿化処理をした上で情報提供を行うものとします．

すなわち，院内の医療事故調査結果報告書の記載情報は，医療従事者に関しては特定（ある情報が誰の情報であるかがわかること）のものであってはならないことはもちろん，識別（ある情報が誰か一人の情報であることがわかること，つまり，ある情報が誰の情報であるかがわかるかは別にして，ある人の情報と別の人の情報を区別できること）可能なものであってもなりません．

　なお，非識別化をするためには，他の情報との照合によっても識別できないものでなければなりません．「他の情報」とは，センターが入手しうる全ての情報（たとえば，医療機関ホームページや，診療録等の診療に関する記録その他のセンターに提出することがありうる資料，遺族からセンターが聴取しうる説明や提出を受けうる資料）を含みます．

　このような厳格な秘匿化の条文が置かれたのは，本制度がWHOドラフトガイドラインの求める趣旨を高いレベルで実現しようとしているものということができます．

　このような医療安全確保のための報告書を，刑事捜査の資料，民事訴訟の証拠，社会への公表資料として用いられることは，できる限り避けなければなりません．しかし，これらのいずれかの用途に用いられてしまう可能性がある場合は，管理者はあらかじめ当該医療従事者へ教示する必要があります．

イ　第三者への非開示

　本制度は医療安全の確保が目的ですので，第三者に対して個別事例についての公表（ホームページへの掲載，記者会見等）は必要ありません．

　調査結果報告書は，裁判所・検察庁・警察署・厚生労働省・地方自治体などの行政機関その他一切の公的機関，その他のいかなる者に対しても，調査結果報告書を開示できないものとします．なお，それ以外の資料はもちろん，調査結果報告書も，民事訴訟・行政事件訴訟・刑事訴訟・行政処分の証拠とすることができないし，これを公表することもできないものとします．これらの秘匿性については，各病院が院内規則で定めを設けて掲示すべきと考えます．関係者には，厳密な守秘義務を課すべきです．

ウ　強く保護すべき資料

　医療安全目的での分析には，率直な意見交換と，個人の責任追及がされないことをシステムとして担保することが必須です．このため，調査結果報告書には結論部分を記載し，院内での意見交換の内容など，検討の前提となる内部資料については，強い保護が必要で，一切外部に開示すべきではありません．このような資料を開示すれば，率直な意見交換や十分な情報収集ができなくなり，医療安全確保の目的が全く達成できなくなるからです．過去の裁判例でも，これらの資料は秘匿性が保護されています．

　具体的には，医療従事者からの聞取り記録・委員会等の議事録・内部検討のための意見書などを開示してはなりません．これらの資料が内部資料であることは，院内規定でも明確に規定しておきましょう．

文書提出命令に関する裁判例
①事情聴取部分（さいたま地裁平成15年3月25日決定，東京高裁平成15年7月15日決定）：当事者からの事情聴取を記載した部分につき文書提出義務を否定しました．
②第三者の意見書（東京高裁平成23年5月17日決定）：組織内での検討のために依頼した院外の医師の意見書につき，文書提出義務を否定しました．
＊国公立病院と私立病院の提出義務についての扱いは実質的に同様です．

## 4）遺族に対する調査後の説明

改正医療法
第6条の11
5　病院等の管理者は，前項の規定による報告をするに当たつては，あらかじめ，遺族に対し，厚生労働省令で定める事項を説明しなければならない．ただし，遺族がないとき，又は遺族の所在が不明であるときは，この限りでない．

医療法施行規則
第1条の10の4
2　病院等の管理者は，法第6条の11第4項の規定による報告を行うに当たつては，次に掲げる事項を記載し，当該医療事故に係る医療従事者等の識別（他の情報との照合による識別を含む．次項において同じ．）ができないように加工した報告書を提出しなければならない．
一　当該医療事故が発生した日時，場所及び診療科名
二　病院等の名称，所在地，管理者の氏名及び連絡先
三　当該医療事故に係る医療を受けた者に関する性別，年齢その他の情報
四　医療事故調査の項目，手法及び結果
3　法第6条の11第5項の厚生労働省令で定める事項は，前項各号に掲げる事項（当該医療事故に係る医療従事者等の識別ができないようにしたものに限る．）とする．

本通知
　遺族への説明方法について
○遺族への説明については，口頭（説明内容をカルテに記載）又は書面（報告書又は説明用の資料）若しくはその双方の適切な方法により行う．
○調査の目的・結果について，遺族が希望する方法で説明するよう努めなければならない．
　遺族への説明事項について
○左記の内容を示す．
○現場医療者など関係者について匿名化する

ア 説明内容

　　当該病院等の管理者は，遺族（その代表者）に対して，診療経過の客観的な事実など，センターへの報告内容を説明します．

イ 説明方法

　　当該病院等の管理者は，諸事情に鑑みて適切と考える方法で，口頭または書面にて説明します．

　　遺族への説明については，遺族の関心事・疑問点・思いなどとずれが生じていることも多く，遺族の医学的知識が医療従事者とは大きく乖離していることも多いので，報告書そのものの交付が必ずしも適切でない場合が多くあります．「遺族が希望する方法」が本当は何なのかは，遺族が説明を欲している意見・質問・疑問などの関心事・疑問点・思いといった内容に対応させて，できるだけ客観的に，管理者は真に適切な方法を判断するべく努めなければなりません．

　　また，院内での調査委員の間に見解の対立があったり，断定できずに可能性の領域にとどまるものが多くて遺族に誤解を与えかねなかったり，当該医療従事者が異論を述べていたりする場合など，そのまま「報告書」を交付することが適切でないことも多くあります．あくまでも努力義務となっているのはこのような理由などもあるので，果たして本当に「報告書」の交付が適切であるかどうかは，管理者は慎重に判断しなければなりません．

　　たとえば，法的な過失の有無に対する見解を求められていても報告書に記載して交付してはなりません．また，医学的機序について，たとえば誤薬のゆえの死亡であったことの断定を求められても，それが可能性の領域にとどまるものならば，遺族の要求に迎合するような断定の記述をしてはなりません．

　　これらのようにずれや乖離が生じそうな場合は，WHOガイドラインで言うところの「学習目的の」報告書の交付は適切ではありません．

　　そこで，管理者は，諸般の状況から判断して，口頭での説明又は説明用の資料を活用します．口頭（説明内容をカルテに記載）又は書面（報告書又は説明用の資料）もしくはその双方のいかなる方法が適切かは，管理者がその裁量によって総合的に判断します．

ウ 遺族へ渡す書類（記載様式等）

　㋐ 口頭にて説明の場合

　　口頭で説明した内容をカルテに記載し，遺族の申請があればそのカルテを開示します．

　㋑ 書面にて説明の場合

　　書面は，院内調査結果報告書自体であるか，院内調査結果報告書の趣旨を踏まえて病院等の管理者が新たに作成した文書であるか，を問いません．

## 7. 院内事故調査の支援体制について（支援団体と支援内容）

> 改正医療法
> 第6条の11
> 　2　病院等の管理者は，医学医術に関する学術団体その他の厚生労働大臣が定める団体（法人でない団体にあつては，代表者又は管理人の定めのあるものに限る．次項及び第6条の22において「医療事故調査等支援団体」という．）に対し，医療事故調査を行うために必要な支援を求めるものとする．
> 　3　医療事故調査等支援団体は，前項の規定により支援を求められたときは，医療事故調査に必要な支援を行うものとする．
> 第6条の16
> 　医療事故調査・支援センターは，次に掲げる業務を行うものとする．
> 　五　医療事故調査の実施に関する相談に応じ，必要な情報の提供及び支援を行うこと．
>
> 告示
> 支援団体について
> ○支援団体は別途告示で定める．
>
> 本通知
> 支援団体について
> ○医療機関の判断により，必要な支援を支援団体に求めるものとする．
> ○支援団体となる団体の事務所等の既存の枠組みを活用した上で団体間で連携して，支援窓口や担当者を一元化することを目指す．
> ○その際，ある程度広域でも連携がとれるような体制構築を目指す．
> ○解剖・死亡時画像診断については専用の施設・医師の確保が必要であり，サポートが必要である．

　改正医療法6条の11第2項は，『病院等の管理者は，医学医術に関する学術団体その他の厚生労働大臣が定める団体（法人でない団体にあつては，代表者又は管理人の定めのあるものに限る．次項及び第6条の22において「医療事故調査等支援団体」という．）に対し，医療事故調査を行うために必要な支援を求めるものとする．』と定めていますが，どのような場合にどのような支援を求めることができるのでしょうか．

　『5. 院内調査の方法』で述べたように，本制度は医療安全の確保が目的で，医療機関ごとの性格にあわせ自律的な調査を行うべきで，調査内容も各医療機関に委ねられますが，解剖やAiの実施，安全学の専門家など，各医療機関独自には確保が困難な場合がありますので，医療安全目的での調査に必要な専門家のサポート体制の確保を費用面も含めて行うことが必要です．

　院内調査の支援についてのポイントは，①原則として医療事故の生じた医療機関で調査を完結できるよう努力をし，安易に外部の専門家に丸ごと依頼しないこと，②医療安全目的での調査のうち，各医療機関で確保が困難なもの（解剖及びAiの実施，安全学の専門家など）については各医

| 職能団体 |
| --- |
| 日本医師会 |
| 都道府県医師会 |
| 日本歯科医師会 |
| 都道府県歯科医師会 |
| 日本看護協会 |
| 日本助産師会 |
| 日本薬剤師会 |

| 大学病院 |
| --- |
| 日本私立医科大学協会 |
| 国立大学附属病院長会議 |
| 全国医学部長病院長会議 |

| その他医療関係団体 |
| --- |
| ……… |

| 病院団体 |
| --- |
| 日本病院会 |
| 日本医療法人協会 |
| 全日本病院協会 |
| 日本精神科病院協会 |
| ……… |

| 医学に関する学会 | |
| --- | --- |
| 日本内科学会 | 日本肝臓学会 |
| 日本外科学会 | 日本循環器学会 |
| 日本病理学会 | 日本内分泌学会 |
| 日本法医学会 | 日本糖尿病学会 |
| 日本医学放射線学会 | 日本腎臓学会 |
| 日本眼科学会 | 日本呼吸器学会 |
| 日本救急医学会 | 日本血液学会 |
| 日本形成学科学会 | 日本神経学会 |
| 日本産科婦人科学会 | 日本感染症学会 |
| 日本耳鼻咽喉科学会 | 日本老年医学会 |
| 日本小児科学会 | 日本アレルギー学会 |
| 日本整形外科学会 | 日本リウマチ学会 |
| 日本精神神経学会 | 日本胸部外科学会 |
| 日本脳神経外科学会 | 日本呼吸器外科学会 |
| 日本泌尿器科学会 | 日本消化器外科学会 |
| 日本皮膚科学会 | 日本小児外科学会 |
| 日本麻酔科学会 | 日本心臓血管外科学会 |
| 日本リハビリテーション医学会 | 日本医療薬学会 |
| 日本臨床検査医学会 | 日本看護系学会協議会 |
| 日本歯科医学会 | 日本消化器内視鏡学会 |
| 日本消化器病学会 | 日本婦人科腫瘍学会 |
| ……… | ……… |

〈支援団体とセンターの役割分担（案）〉

| 支援の類型 | | | センター | 職能団体 病院団体 | 大学 病院等 | 関係 学会 |
| --- | --- | --- | --- | --- | --- | --- |
| 医療事故の判断など制度全般に関する相談 | | | ○ | ○ | ○ | ○ |
| 調査に関する具体的支援 | | | | | | |
| | 調査等に関する助言 | | ○ | ○ | ○ | ○ |
| | 技術的支援 | 解剖に関する支援 | | ○ | ○ | ○ |
| | | 死亡時画像診断に関する支援 | | ○ | ○ | ○ |

**図4** 支援団体（案）[17]

療機関からの要請に応じてサポートできる体制を確保する必要があることです．

当ガイドラインでは，以下のように提言します．

## 1）院内での調査完結を原則とすべきこと

原則⑤より，医療安全目的での調査は，院内調査が中心で，医療現場に密着し，医療機関ごとの特性に合わせて行うべきです．また，原則⑥より，調査が医療現場に過剰な負担をかけないよう配慮しながら，事案に応じた調査をすることも必要です．このため，どのような調査が必要かの判断は各医療機関で行うべきです．

また，調査の実施についても，できる限り当該病院等のスタッフで調査を完結できるよう努めます．自立性と自律性の原則に鑑み，安易に，第三者の専門家に丸ごと依頼するようなことは避けな

---

[17] 検討会とりまとめ http://www.mhlw.go.jp/stf/shingi2/0000078202.html

ければなりません．

## 2）多様なサポート体制確保の必要があること

### ア　解剖・Ai

前記のように院内での調査完結が原則ですが，医療機関の規模も様々なものがあり，特に中小規模の医療機関においては，必要と判断した調査が独自には実施できないこともあり得ますので，このサポート体制の確保が必要です．特に解剖の実施については専用の施設と専門の医師の確保が必要ですので，大規模病院を中心に地域ごとにサポート体制を確保する必要があります．

Ai についても，同様のサポート体制が必要です．

解剖の実施は事案によっては調査の上で非常に重要な役割を果たしますが，解剖の実施施設と専門の医師は限られていますし，解剖の実施には少なくない費用が発生します．必要な場合に必要な調査を行うためにも，制度として解剖実施施設の確保に努め，解剖等の費用を負担すべきです．各医療機関や，解剖実施施設が負担すべきものではありません．

### イ　ニーズに応じた多様な支援団体

専門家の支援を求める場合，管理者は，自らの医療機関の性質に応じ，かつ当該事案に適した専門家を求めるよう努めなければなりません．

そして，あくまで本制度は学習のための制度ですので，法の趣旨からして，第三者は医療機関と無関係な者である必要性は一切ありません．

もし，外部委員を入れる場合も，地域性，専門性，規模など医療機関ごとの性質の多様性を考慮し，医療機関の自主性を尊重すべきですから，医療機関が，多様な支援団体から選択できるようにする必要があります．

なお，本制度は責任追及のためのものではなく，過誤や過失についての判断は必要ないばかりか，紛争解決・責任追及を招き有害ですので，法律家の参加は必要ありません．

## 8. センター指定について

**改正医療法**

第6条の15

厚生労働大臣は，医療事故調査を行うこと及び医療事故が発生した病院等の管理者が行う医療事故調査への支援を行うことにより医療の安全の確保に資することを目的とする一般社団法人又は一般財団法人であつて，次条に規定する業務を適切かつ確実に行うことができると認められるものを，その申請により，医療事故調査・支援センターとして指定することができる．

2 厚生労働大臣は，前項の規定による指定をしたときは，当該医療事故調査・支援センターの名称，住所及び事務所の所在地を公示しなければならない．

3 医療事故調査・支援センターは，その名称，住所又は事務所の所在地を変更しようとするときは，あらかじめ，その旨を厚生労働大臣に届け出なければならない．

4 厚生労働大臣は，前項の規定による届出があつたときは，当該届出に係る事項を公示しなければならない．

第6条の27

この節に規定するもののほか，医療事故調査・支援センターに関し必要な事項は，厚生労働省令で定める．

**医療法施行規則**

第1条の13の2

1 法第6条の15第1項の規定により医療事故調査・支援センターの指定を受けようとする者は，次に掲げる事項を記載した申請書を厚生労働大臣に提出しなければならない．

一 名称及び住所並びに代表者の氏名
二 調査等業務を行おうとする主たる事務所の名称及び所在地
三 調査等業務開始しようとする年月日

2 前項の申請書には，次に掲げる書類を添付しなければならない．

一 定款又は寄附行為及び登記事項証明書
二 申請者が次条各号の規定に該当しないことを説明した書類
三 役員の氏名及び経歴を記載した書類
四 調査等業務の実施に関する計画
五 調査等業務以外の業務を行つている場合には，その業務の種類及び概要を記載した書類

第1条の13の3

次のいずれかに該当する者は，法第6条の15第1項の指定を受けることができない．

一 法又は法に基づく命令に違反し，罰金以上の刑に処せられ，その執行を終わり，又は執行を受けることがなくなつた日から二年を経過しない者

二 法第6条の26第1項の規定により法第6条の15第1項の指定を取り消され，その取消しの日から二年を経過しない者
三 役員のうちに前二号のいずれかに該当する者がある者

第1条の13の4

厚生労働大臣は，法第6条の15第1項の指定の申請があつた場合においては，その申請が次の各号のいずれにも適合していると認めるときでなければ，同条の指定をしてはならない．

一 営利を目的とするものでないこと．
二 調査等業務を行うことを当該法人の目的の一部としていること．
三 調査等業務を全国的に行う能力を有し，かつ，十分な活動実績を有すること．
四 調査等業務を全国的に，及び適確かつ円滑に実施するために必要な経理的基礎を有すること．
五 調査等業務の実施について利害関係を有しないこと．
六 調査等業務以外の業務を行つているときは，その業務を行うことによつて調査等業務の運営が不公正になるおそれがないこと．
七 役員の構成が調査等業務の公正な運営に支障を及ぼすおそれがないものであること．
八 調査等業務について専門的知識又は識見を有する委員により構成される委員会を有すること．
九 前号に規定する委員が調査等業務の実施について利害関係を有しないこと．
十 公平かつ適正な調査等業務を行うことができる手続を定めていること．

## 9. センター業務について

> 改正医療法
> 第6条の16
> 　医療事故調査・支援センターは，次に掲げる業務を行うものとする．
> 　一　第6条の11第4項の規定による報告により収集した情報の整理及び分析を行うこと．
> 　二　第6条の11第4項の規定による報告をした病院等の管理者に対し，前号の情報の整理及び分析の結果の報告を行うこと．
>
> 本通知
> 　報告された院内事故調査結果の整理・分析，医療機関への分析結果の報告について
> ○報告された事例の匿名化・一般化を行い，データベース化，類型化するなどして類似事例を集積し，共通点・類似点を調べ，傾向や優先順位を勘案する．
> ○個別事例についての報告ではなく，集積した情報に対する分析に基づき，一般化・普遍化した報告をすること．
> ○<u>医療機関の体制・規模等に配慮した再発防止策の検討を行うこと</u>．
>
>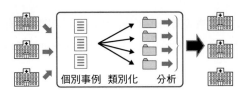

　改正医療法第6条の16はセンターの業務につき定めていますが，その業務内容はそれぞれどのようなものでしょうか．

　センター業務についてのポイントは，①院内調査が中心であって，センターはそのサポートをする立場で，院内調査に優越するものでは決してなく，かつ制度開始による医療機関の負担の重さを考慮すると，センターではなく各医療機関に人的物的資源を配分すべきこと，②本制度の適用となるのは各医療機関の管理者がセンターに発生報告をした場合に限ること，③各医療機関の性質ごとの違いを踏まえ，集積した情報に基づき，個別的ではなく，実行可能かつ実効性ある再発防止策の提案に努めるべきことです．

### 1）センターの位置づけ

　繰り返し述べているところですが，本制度は院内調査を中心とするもので，センター調査は決して院内調査に優越するものではありません．そして，センター調査もあくまで本制度の目的である医療安全の確保を目的とし，院内調査結果に不服であった場合の紛争解決を目的としているものではないことに注意が必要です．

　また，各医療機関の人的物的資源は限られ，本制度の開始により各医療機関の負担は相当重いものになりうること，センターは既存制度の機能と重複することを考慮すると，人的物的資源は，セ

ンターではなく，できるだけ各医療機関に重点的に配分すべきで，センターの業務は限定したものにすべきです．

## 2）院内調査結果報告の整理及び分析とその結果の医療機関への報告

改正医療法第6条の16第1号は，『収集した情報の整理及び分析』をすることとし，同2号で『前号の情報の整理及び分析の結果の報告を行うこと』としています．

### ア　整理・分析

報告された事例の匿名化・一般化を行い，データベース化，類型化するなどして類似事例を集積し，共通点・類似点を調べ，傾向性と優先度をはかります．

当該病院等の実情に応じた自主性・自律性を尊重し，院内調査結果報告書の充足度については，形式的整理と文面の検証にとどめます．院内調査内容介入にあたる相談・確認は控えなければなりません．

### イ　整理・分析結果の報告

ここでの医療機関への報告は，「収集した情報の整理及び分析の結果」を伝えるものであることに注意が必要です．すなわち，個別事例についての報告ではなく，集積した情報に対する分析に基づき，一般化・普遍化した報告をします．

集積されていて優先度の高い類型の事故につき実行可能かつ実効性のある普遍的な再発防止策を立てることができた場合，当該病院等その他の医療機関に提案します．

ただし，医療機関の規模や性質により実行可能性は異なります．センターは，上記の普遍的な再発防止策を提案する場合，それぞれの医療機関が，それぞれの体制・規模等に合わせて選択できるよう，少なくとも医療機関の規模に合わせた複数の再発防止策を提案しなければなりません．

また，センターは，各医療機関がこれらの提案が自施設に適合するか判断をする際に重要な情報を提供する必要があります．具体的には，再発防止策をとる場合に必要な人的物的コスト，再発防止策の有効性，再発防止策をとらない場合にどのようなリスクがどのような確率で生じるかといった，リスクベネフィットについての情報提供が望ましいと考えられます．

なお，当該病院等の実情にそぐわない再発防止策の提案は，当該病院等や医療従事者に対する名誉毀損や業務妨害の結果を招く恐れがあることに留意し，細心の注意を払わなければなりません．

### ウ　個別の調査結果を公表すべきでないこと

医療機関が実施した調査結果や，センターが医療機関や遺族からの依頼に基づき実施した調査結果を，センターが公表することは規定されていません．よって，医療事故の個別事例の公表も行うべきではありません．

### エ　通報の禁止

センターから行政機関への報告や警察への通報をするべきではありません．そのような根拠となる規定がないばかりか，医療安全の確保という本制度の目的に反し，センターが負う守秘義務にも違反するものだからです．

3) センター調査に係る事項

> **改正医療法**
> 第6条の17
> 　医療事故調査・支援センターは，医療事故が発生した病院等の管理者又は遺族から，当該医療事故について調査の依頼があつたときは，必要な調査を行うことができる．
> 　2　医療事故調査・支援センターは，前項の調査について必要があると認めるときは，同項の管理者に対し，文書若しくは口頭による説明を求め，又は資料の提出その他必要な協力を求めることができる．
> 　3　第1項の管理者は，医療事故調査・支援センターから前項の規定による求めがあつたときは，これを拒んではならない．
> 　4　医療事故調査・支援センターは，第1項の管理者が第2項の規定による求めを拒んだときは，その旨を公表することができる．
>
> **本通知**
> センター調査の依頼について
> 　○医療事故が発生した医療機関の管理者又は遺族は，医療機関の管理者が医療事故としてセンターに報告した事案については，センターに対して調査の依頼ができる．
> 　○院内事故調査終了後にセンターが調査する場合は，院内調査の検証が中心となるが，必要に応じてセンターから調査の協力を求められることがあるので病院等の管理者は協力すること．
> 　○院内事故調査終了前にセンターが調査する場合は院内調査の進捗状況等を確認するなど，医療機関と連携し，早期に院内事故調査の結果が得られることが見込まれる場合には，院内事故調査の結果を受けてその検証を行うこと．各医療機関においては院内事故調査を着実に行うとともに，必要に応じてセンターから連絡や調査の協力を求められることがあるので病院等の管理者は協力すること．
> 　○センター調査（・検証）は，「医療機関が行う調査の方法」で示した項目について行う．その際，当該病院等の状況等を考慮して行うこと．
> 　○センターは医療機関に協力を求める際は，調査に必要かつ合理的な範囲で協力依頼を行うこととする．

ア　センター調査開始は管理者の発生報告が必須

　　条文の順序からしても，また，センター調査が「医療事故」を前提としていることからも，また立法過程での厚労省による説明からも，改正医療法第6条の17の規定は，医療機関の管理者からセンターへの発生報告がされたことが前提となっています．

　　なお，センター調査の依頼は，遺族または当該医療従事者もしくは当該病院等の申出に基づき当該病院等に一元化して行うこととします．期限は，院内調査結果の遺族への説明があった日から1カ月以内とします．

イ　管理者または遺族らによるセンター調査の依頼
　㋐　院内調査実施中

院内調査を実施している最中は，発生報告から1年以内は，遺族はセンター調査を依頼することができないものとします．本制度は当該病院等の自主性・自律性に基づく院内調査を中心とするものだからです．ただし，発生報告から1年を超えて，合理的な理由なく院内調査が終了しない場合，遺族はセンター調査を依頼することができます．

なお，センターと医療機関が連携して調査を行う仕組みは本制度上ありません．

④ 院内調査終了後

遺族が「当該病院等を信用できない」ことや「院内調査の結果に納得がいかない」ことを理由とする場合には，既に，紛争状態にあるため，センター調査を依頼することができません．センターも，このような依頼を受託してはなりません．本制度は，医療安全の確保を目的とするもので，紛争解決や責任追及の目的ではないからです．

ウ　センター調査の内容

センター調査は，院内調査が適切な手続きで行われたか否かを検証することに重点をおいて行うべきで，問題がある時には原則として院内調査の補充またはやり直しを行うべきとの結論を出すべきです．したがって，自ら新たな調査を一から行うのは，院内調査結果に重大で明らかな誤りがあって，かつ，当該病院等自身ではやり直しが著しく困難であると当該病院等自身から申し出があったという特段の事情が存在する場合に限られるべきです．

エ　医療機関からの資料提供

院内調査実施中で発生報告から1年以内は，センターからの調査協力の求めに対して，病院等の管理者はこれを正当な理由を示して拒むことが望まれます（そもそもこの場合センターは調査協力を求める必要がありません）．また，発生報告からやむをえず1年を超えて院内調査を実施している場合も，調査協力の求めを拒むことができます．

センターは，調査に必要な合理的な範囲の追加情報提供の依頼をすることができるものとします．なお，医療安全確保のための仕組みであることに鑑み，関係者のヒアリング情報その他の医療安全活動資料は，当該病院等からセンターへ提供しないものとします．

オ　センターの調査内容・結果

㋐　記載事項

調査結果報告書には，診療経過の客観的な事実記載の検証結果を第一に記載します．原因分析については「個人の責任追及を行うものではないことに留意」し，再発防止策については「個人の責任追及とならないように注意」し，当該医療機関の状況及び管理者の意見を踏まえたうえで記載せねばなりません．

なお，当該病院等の実情にそぐわない医学的評価や再発防止策は，当該病院等や医療従事者に対する名誉毀損や業務妨害の結果を招く恐れもあるので，細心の注意を払うべきです．

㋑　秘匿性（匿名化・非識別化）

調査結果報告書には，当該医療従事者名及び患者名は匿名化し，調査結果のみ記載することとして，その議論の経過や結果に至る理由は記載せず，再発防止策（改善策）も記載しないこととします．

さらに，センターの調査結果報告書の記載情報は，医療従事者に関しては特定（ある情報が誰の情報であるかがわかること）できるものであってはならないことはもちろん，識別

（ある情報が誰か一人の情報であることがわかること，つまり，ある情報が誰の情報であるかがわかるかは別にして，ある人の情報と別の人の情報を区別できること）のものであってもなりません．医療従事者に関して報告書に記載されるのは，識別特定情報や識別非特定情報であってはならず，非識別非特定情報である必要があります．

なお，非識別化をするためには，他の情報との照合によっても識別できないものでなければなりません．「他の情報」とは，センターが入手しうる全ての情報（たとえば，医療機関ホームページや，診療録等の診療に関する記録その他のセンターに提出することがありうる資料，遺族からセンターが聴取しうる説明や提出を受けうる資料）を含みます．

このような厳格な秘匿化の条文が置かれたのは，本制度が WHO ドラフトガイドラインの求める趣旨を高いレベルで実現しようとしているものということができます．

逆にいうと，センターの報告書を用いて，特定事件についての報道や検察官，裁判所の判断材料になってはいけないということを意味していますし，そのような材料になるようなセンター報告書が作成されるようでは明らかに法の趣旨に反しているといえます．

センターは，当該病院等，遺族，裁判所・検察庁・警察署・行政機関その他一切の公的機関，その他のいかなる者に対しても，調査結果報告書以外を開示できないものとします．調査結果報告書は，民事訴訟・行政事件訴訟・刑事訴訟・行政処分の証拠とすることができないし，センターはこれを公表することもできないものとします．

関係者には，厳密な守秘義務が課されます．

ウ　調査結果報告書事前確認（医療機関）

センターは，調査結果報告の概要が整った時点で，当該病院等に対し，事前に告知してその確認を求め，当該医療従事者の意見を聴取し，これを調査結果報告書の記載に反映させなければなりません．

エ　遺族及び医療機関への報告

---

**改正医療法**
第 6 条の 17
5　医療事故調査・支援センターは，第 1 項の調査を終了したときは，その調査の結果を同項の管理者及び遺族に報告しなければならない．

**本通知**
センター調査の遺族及び医療機関への報告方法・報告事項について
○センターは調査終了時に以下事項を記載した調査結果報告書を，医療機関と遺族に対して交付する．
・日時／場所／診療科
・医療機関名／所在地／連絡先
・医療機関の管理者
・患者情報（性別／年齢等）
・医療事故調査の項目，手法及び結果
　・調査の概要（調査項目，調査の手法）

・臨床経過（客観的事実の経過）
・原因を明らかにするための調査の結果
※調査の結果，必ずしも原因が明らかになるとは限らないことに留意すること．
※原因分析は客観的な事実から構造的な原因を分析するものであり，個人の責任追及を行うものではないことに留意すること．
・再発防止策
※再発防止策は，個人の責任追及とならないように注意し，当該医療機関の状況及び管理者の意見を踏まえた上で記載すること．
○センターが報告する調査の結果に院内調査報告書等の内部資料は含まない．

センターから調査結果報告書を受け取った当該病院等は，主治医を基本として適切な者が遺族に対して調査結果報告書に基づき，その内容を説明しつつ報告するものとします．なお，主治医以外が説明する場合，事前に主治医の許可を必要とします．

## 4）センターが負う守秘義務・報告書の秘匿性

改正医療法
第6条の21
　医療事故調査・支援センターの役員若しくは職員又はこれらの者であつた者は，正当な理由がなく，調査等業務に関して知り得た秘密を漏らしてはならない．
第6条の22（参考）
2　前項の規定による委託を受けた医療事故調査等支援団体の役員若しくは職員又はこれらのものであった者は，正当な理由がなく，調査等業務に関して知り得た秘密を漏らしてはならない．
第72条
3　（略）第6条の21，第6条の22第2項，（略）の規定に違反した者は，1年以下の懲役又は50万円以下の罰金に処する．
本通知
　センター調査結果報告書の取扱いについて
○本制度の目的は医療安全の確保であり，個人の責任を追及するためのものではないため，センターは，個別の調査報告書及びセンター調査の内部資料については，法的義務のない開示請求に応じないこと．
※証拠制限などは省令が法律を超えることはできず，立法論の話である．
○医療事故調査・支援センターの役員若しくは職員又はこれらの者であった者は，正当な理由がなく，調査等業務に関して知り得た秘密を漏らしてはならない．

このような守秘義務の条文が置かれたのは，本制度がWHOドラフトガイドラインの求める趣旨を高いレベルで実現しようとしているものということができます．

## 5）公表について

> **改正医療法**
> 第6条の17
> 　4　医療事故調査・支援センターは，第1項の管理者が第2項の規定による求めを拒んだときは，その旨を公表することができる．

　センターが公表できるのは，当該病院等の協力拒否に正当な理由がない場合に限り，その程度も何らの合理的な理由もなく悪質な場合に限ります．
　センターは，医療機関や管理者は原則として非公表とし，医療機関が協力を拒否した範囲の事項についてのみ公表することができるものとします．ただし，当該病院等や管理者に対する名誉毀損や業務妨害の結果を招くおそれが強いので，公表に先立って，センターは必ず弁明の聴取手続を踏むと共に，当該病院等の弁明の要旨も併せて公表しなければなりません．

## 6）センター調査に伴う遺族及び医療機関の費用負担

> センター調査に伴う遺族及び医療機関の費用負担について（「検討会とりまとめ」）
> ○通知事項なし
> ○遺族がセンターに調査を依頼した際の費用負担については，遺族による申請を妨げることがないような額とすること．
> ○一方で，センターは民間機関であるため，納税額等から申請者の所得階層を認定することができないため，所得の多寡に応じた減免を行うことは難しいと考えられる．
> ○こうしたことから，所得の多寡に関わらず，負担が可能な範囲の額とすることとし，遺族がセンターに調査を依頼した際の費用負担については，一律とし，数万円程度とする．
> ○医療機関が依頼した際の費用負担は，実費の範囲内でセンターが今後定める．

## 7）センターが行う研修について

> **改正医療法**
> 第6条の16
> 　四　医療事故調査に従事する者に対し医療事故調査に係る知識及び技能に関する研修を行うこと．
>
> **本通知**
> センターが行う研修について
> ○センターが行う研修については，対象者別に以下の研修を行う．
> 　①センターの職員向け：センターの業務（制度の理解，相談窓口業務，医療機関への支援等）を円滑に遂行するための研修
> 　②医療機関の職員向け：科学性・論理性・専門性を伴った事故調査を行うことができるような研修

③支援団体の職員向け：専門的な支援に必要な知識等を学ぶ研修
○研修を行うに当たっては，既存の団体等が行っている研修と重複することがないよう留意する．
○研修の実施に当たっては，一定の費用徴収を行うこととし，その収入は本制度のために限定して使用する．

　医療機関ごとに事案の内容に応じて院内調査を行うべきことからも，研修について，まずは既存のものを活用すべきです．本通知上も，「既存の団体等が行っている研修と重複することがないよう留意」することとなっています．

## 8）センターが行う普及啓発について

**改正医療法**
第6条の16
　六　医療事故の再発の防止に関する普及啓発を行うこと

**本通知**
センターが行う普及啓発について
○集積した情報に基づき，<u>個別事例ではなく全体として得られた知見</u>を繰り返し情報提供する．
○誤薬が多い医薬品の商品名や表示の変更など，関係業界に対しての働きかけも行う．
○再発防止策がどの程度医療機関に浸透し，適合しているか調査を行う．

## 9）センターが備えるべき規定について

**改正医療法**
第6条の18
　医療事故調査・支援センターは，第6条の16各号に掲げる業務（以下「調査等業務」という．）を行うときは，その開始前に，調査等業務の実施方法に関する事項その他の厚生労働省令で定める事項について調査等業務に関する規程（次項及び第6条の26第1項第三号において「業務規程」という．）を定め，厚生労働大臣の認可を受けなければならない．
　これを変更しようとするときも，同様とする．
2　厚生労働大臣は，前項の認可をした業務規程が調査等業務の適正かつ確実な実施上不適当となつたと認めるときは，当該業務規程を変更すべきことを命ずることができる．

**医療法施行規則**
第1条の13の5
　法第6条の18第1項の厚生労働省令で定める事項は，次のとおりとする．
　一　調査等業務を行う時間及び休日に関する事項
　二　調査等業務を行う事務所に関する事項

三　調査等業務の実施方法に関する事項
　四　医療事故調査・支援センターの役員の選任及び解任に関する事項
　五　調査等業務に関する秘密の保持に関する事項
　六　調査等業務に関する帳簿及び書類の管理及び保存に関する事項
　七　前各号に掲げるもののほか，調査等業務に関し必要な事項

第1条の13の6
　1　医療事故調査・支援センターは，法第6条の18第1項前段の規定により業務規程の認可を受けようとするときは，その旨を記載した申請書に当該業務規程を添えて，これを厚生労働大臣に提出しなければならない．
　2　医療事故調査・支援センターは，法第6条の18第1項後段の規定により業務規程の変更の認可を受けようとするときは，次に掲げる事項を記載した申請書を厚生労働大臣に提出しなければならない．
　一　変更の内容
　二　変更しようとする年月日
　三　変更の理由

## 10）センターの事業計画等の認可・事業報告書の提出について

**改正医療法**

第6条の19

　医療事故調査・支援センターは，毎事業年度，厚生労働省令で定めるところにより，調査等業務に関し事業計画書及び収支予算書を作成し，厚生労働大臣の認可を受けなければならない．これを変更しようとするときも，同様とする．

　2　医療事故調査・支援センターは，厚生労働省令で定めるところにより，毎事業年度終了後，調査等業務に関し事業報告書及び収支決算書を作成し，厚生労働大臣に提出しなければならない．

**医療法施行規則**

第1条の13の7
　1　医療事故調査・支援センターは，法第6条の19第1項前段の規定により事業計画書及び収支予算書の認可を受けようとするときは，毎事業年度開始の一月前までに（法第6条の15第1項の指定を受けた日の属する事業年度にあつては，その指定を受けた後遅滞なく），申請書に事業計画書及び収支予算書を添えて，厚生労働大臣に提出しなければならない．
　2　医療事故調査・支援センターは，法第6条の19第1項後段の規定により事業計画書又は収支予算書の変更の認可を受けようとするときは，あらかじめ，変更の内容及び理由を記載した申請書を厚生労働大臣に提出しなければならない．

第1条の13の8

> 医療事故調査・支援センターは，法第6条の19第2項の事業報告書及び収支決算書を毎事業年度終了後三月以内に貸借対照表を添えて厚生労働大臣に提出しなければならない．

11）センターの業務の休廃止の許可について
12）センターが備える帳簿について

> **改正医療法**
> 第6条の20
> 　医療事故調査・支援センターは，厚生労働大臣の許可を受けなければ，調査等業務の全部又は一部を休止し，又は廃止してはならない．
> 第6条の23
> 　医療事故調査・支援センターは，厚生労働省令で定めるところにより，帳簿を備え，調査等業務に関し厚生労働省令で定める事項を記載し，これを保存しなければならない．
> **医療法施行規則**
> 第1条の13の9
> 　医療事故調査・支援センターは，法第6条の20の規定により許可を受けようとするときは，その休止し，又は廃止しようとする日の二週間前までに，次に掲げる事項を記載した申請書を厚生労働大臣に提出しなければならない．
> 　一　休止又は廃止しようとする調査等業務の範囲
> 　二　休止又は廃止しようとする年月日及び休止しようとする場合はその期間
> 　三　休止又は廃止の理由
> 第1条の13の10
> 　1　医療事故調査・支援センターは，法第6条の23の規定により，次に掲げる事項を記載した帳簿を備え，これを最終の記載の日から三年間保存しなければならない．
> 　2　法第6条の23の厚生労働省令で定める事項は，次のとおりとする．
> 　一　法第6条の1第4項の規定により病院等の管理者から医療事故調査の結果の報告を受けた年月日
> 　二　前号の報告に係る医療事故の概要
> 　三　第一号の報告に係る法第6条の16第1項第1号の規定による整理及び分析結果の概要

以上

連絡先
1　一般社団法人日本医療法人協会医療安全調査部会
2　現場の医療を守る会

## 資料② World Alliance For Patient Safety WHO Draft Guidelines For Adverse Event Reporting And Learning Systems From Information To Action

患者安全のための世界同盟
有害事象の報告・学習システムのための WHO ドラフトガイドライン
―情報分析から実のある行動へ
監訳　一般社団法人日本救急医学会　診療行為関連死の死因究明等の在り方検討特別委員会
翻訳　中島和江（大阪大学医学部附属病院中央クオリティマネジメント部）

### 第3章　報告システムの構成
13頁

**重要なメッセージ**
- 現在の報告システムには，学習を目的としたものから，説明責任を目的としたものまであります．
- 報告システムの主要な目的により，例えば報告を自発的で機密が保護されるものにするかなどで，その枠組みが決まります．

以下略

15頁

**機密の保持と情報公開**

　報告の機密が保たれ，エラーについての情報が広まる危惧がないと報告者が感じるときに，学習システムはもっともうまく機能することが経験的に知られています．現実問題として，学習システムは機密が守られているときに初めて，捉えにくいシステムの問題や関係する多数の因子が明らかにされると実感する人もいるでしょう．実務的な観点からも，医療機関が機密を保持することにより報告が推進されると多くの人が考えています．

　しかしながら，調査の間に明らかになった重大な有害事象の情報に対して，市民の知る権利から情報公開を要求している市民団体もいくつかあります．病院関係者にこのような情報公開を課すべきであるとアメリカ人の62〜73％が思っていることがアメリカの調査で明らかになっています．しかし，一方でアメリカでは3つの州を除いて，機密保持に関する州法が制定されています．

### 第6章　成功する報告システムの特性
45頁

**重要なメッセージ**

　患者安全を高めることに成功する報告と学習のシステムは，以下の特性を備えているべきです．
- 報告することが，報告する個々人にとって安全であること
- 報告することが，建設的な対応につながること

**表1** 成功する報告システムの特性

| 非懲罰性 | 報告者は，報告したために自分自身が報復されたり，他の人々が懲罰を受けたりすることを恐れなくてよい． |
|---|---|
| 秘匿性 | 患者，報告者，施設が決して特定されない． |
| 独立性 | 報告システムは，報告者や医療機関を処罰する権力を有する，いずれの官庁からも独立している． |
| 専門家による分析 | 報告は，臨床現場をよく理解し，その背後にあるシステム要因を見きわめる訓練を受けた専門家によって，吟味される． |
| 適時性 | 報告は速やかに分析され，勧告の内容はそれを知っておくべき人たちに速やかに周知される．深刻なハザードが特定されたときは特にそうである． |
| システム指向性 | 勧告は，個々人の能力を対象とするよりもむしろ，システムやプロセスあるいは製品を変えることに焦点を絞っている． |
| 反応性 | 報告を受ける機関は勧告内容を周知する能力を有している．報告する医療機関などは，勧告の内容を責任をもって実施する． |

- 専門家の意見と適切な財源が，報告の分析を有意義なものにするために使えること
- ハザードに関する情報と改善勧告を普及させることができるような報告システムであること

　報告システムの成功の度合いを判断する究極の尺度は，そこでの情報が患者安全の改善に適切に使われているか否かにあります．そのやり方は，システムを運営する者の意図によって大きく異なります．学習を目的としたシステムと説明責任を目的としたシステムは，どちらも間違いから学ぼうとする点では同じですが，後者についてはこれに加えて次の事柄，すなわち，傷害予防のための既知の方法（ルールや安全な医療行為）が守られているということや，新たなハザードが露見したときすぐに対処されているということを確かめたいという世間の関心を満たすことが求められます．そのために，以下に述べるコンセプトを満たす必要があり，とりわけ機密の保護と独立性が重要です．

　患者安全に関する報告システムとして成功するものは，次の特性を備えています．

- 報告することが，報告する個々人にとって安全でなければなりません．
- 報告は，それに対して建設的な対応と意義のある分析がなされて初めて価値があります．
- 学習を進めるには専門家の意見と適切な財源が必要です．報告を受け取った機関は，情報を広く知らしめ，改善のための勧告を行い，解決法の開発について報じることができなければなりません．

　表1は，患者安全に関する報告システムが成功するために必須であると，さまざまな著者が一致して挙げる特性の一覧です．これらの特性の多くは，医療界［例えば，医薬品安全使用研究所（ISMP）］や他の産業，とりわけ航空業界における長年の経験から導き出されたものです．これらの必須の特性について以下に検討します．

### 非懲罰性

　患者安全に関する報告システムが成功する上でもっとも重要な特性は，そのシステムが懲罰を伴ってはならないことです．報告者とその事例にかかわった他の人々のいずれについても，報告したために罰せられることがあってはなりません．公的システムでは，この要件を満たすことがもっとも難しいことです．というのは，世間一般の人々は個人が咎められるべきであると考えがちであ

り，「犯人」を罰すべしとの強い圧力が働きかねないからです．おそらく一時的に感情的な満足は得られても，このやり方では必ず失敗に終わります．隠すことができるエラーについては，誰も報告しなくなるだろうからです．報告者を非難から守ることは国レベルのシステムとして重要です．これを行う最善の方法は，報告内容を守秘することです．

### 秘匿性

患者と報告者の身元は，いかなる第三者にも決して洩らされてはなりません．医療機関のレベルにおいては，訴訟で使われ得るような公開される情報は作成しないことで秘匿性を保ちます．歴史的には，秘匿性のほころびが公的あるいは私的な報告システムにおいて問題になったことはありませんが，情報が開示されることへの懸念は，多くの自発的な報告プログラムにとって，報告を妨げる大きな要因となります．

### 独立性

報告システムは，その結果に関係のある報告者や医療機関を罰する権限を有するいかなる官庁からも独立していなければなりません．政府内にある報告を受ける機関と懲戒機関との間に「ファイアウォール」を設けるのは難しいことですが，報告の前提となる信頼性を維持するためにそれは不可欠なものです．

### 専門家による分析

報告は，その事例が起こった臨床現場をよく理解し，その背後にあるシステム要因を見きわめる訓練を受けた専門家によって，吟味されなければなりません．データを集めても分析をしなければほとんど価値がないのは明らかですが，政府が行っている報告システムにもっともよくみられる失敗は，報告することを求めてはいても，その報告を分析するのに必要な資源を手立てしていないことです．膨大な数の報告が箱のなかやコンピュータに入れておくだけのために集められています．専門家の意見は，いかなる報告システムにおいても主要で必須の投資すべき要件です．

### 信頼性

勧告された内容が現場に受け入れられ実行に移されるためには，独立性が必要であると同時に，報告された情報内容を分析できる専門家の関与が必要です．

### 適時性

報告は遅滞なく分析されなければならず，勧告の内容はそれを知っておくべき人たちに速やかに周知されなければなりません．深刻なハザードが特定されたときには，それについて速やかに示さなければなりません．例えば，医薬品安全使用研究所（ISMP）は，薬剤に関する新たなハザードを見い出したときには，定期刊行物に掲載して速やかな警報の発信をしています．

### システム指向性

勧告の内容は，個々人の能力を対象とするのではなく，システムやプロセスあるいは製品を変えることに焦点を絞るべきです．このことは安全の鉄則であり，どのような報告システムからであれ，そこから得られた勧告の本質はこの鉄則を踏まえていなければなりません．これの基となる考え方とは，たとえ個人のとんでもないエラーであっても，それはシステムの欠陥に起因するものであり，そのシステムの欠陥が矯正されなければ，別のときに他の人によって再び繰り返されるということです．

**反応性**

　広範なシステム変更につながるような勧告内容とするためには，報告を受ける機関は効果のある勧告を作成し周知させることができなければなりません．また，勧告を受ける機関は勧告内容を実施することを明言しなければなりません．よい例はイギリス（イングランドとウェールズ）の国立報告・学習システム（NRLS）であり，国家患者安全局（NPSA）が新しい解決法を開発し，その報告・学習システムを通じて周知しています．

# 資料③ 地域における医療及び介護の総合的な確保を推進するための関係法律の整備等に関する法律（抜粋）

第四条　医療法の一部を次のように改正する．
（略）
第六条の九の次に次の二条を加える．

第六条の十　病院，診療所又は助産所（以下この章において「病院等」という．）の管理者は，<u>医療事故（当該病院等に勤務する医療従事者が提供した医療に起因し，又は起因すると疑われる死亡又は死産であつて，当該管理者が当該死亡又は死産を予期しなかつたものとして厚生労働省令で定めるものをいう．以下この章において同じ．）</u>が発生した場合には，厚生労働省令で定めるところにより，遅滞なく，当該医療事故の日時，場所及び状況その他厚生労働省令で定める事項を第六条の十五第一項の医療事故調査・支援センターに報告しなければならない．

2　病院等の管理者は，前項の規定による報告をするに当たつては，あらかじめ，医療事故に係る死亡した者の遺族又は医療事故に係る死産した胎児の父母その他厚生労働省令で定める者（以下この章において単に「遺族」という．）に対し，厚生労働省令で定める事項を説明しなければならない．ただし，遺族がないとき，又は遺族の所在が不明であるときは，この限りでない．

第六条の十一　病院等の管理者は，医療事故が発生した場合には，厚生労働省令*で定めるところにより，速やかにその原因を明らかにするために必要な調査（以下この章において「医療事故調査」という．）を行わなければならない．

2　病院等の管理者は，医学医術に関する学術団体その他の厚生労働大臣が定める団体（法人でない団体にあつては，代表者又は管理人の定めのあるものに限る．次項及び第六条の二十二において「医療事故調査等支援団体」という．）に対し，医療事故調査を行うために必要な支援を求めるものとする．

3　医療事故調査等支援団体は，前項の規定により支援を求められたときは，医療事故調査に必要な支援を行うものとする．

4　病院等の管理者は，医療事故調査を終了したときは，厚生労働省令*で定めるところにより，遅滞なく，その結果を第六条の十五第一項の医療事故調査・支援センターに報告しなければならない．

5　病院等の管理者は，前項の規定による報告をするに当たつては，あらかじめ，遺族に対し，厚

生労働省令\*で定める事項を説明しなければならない．ただし，遺族がないとき，又は遺族の所在が不明であるときは，この限りでない．

第三章に次の一節を加える．
　第二節　医療事故調査・支援センター
　第六条の十五　厚生労働大臣は，医療事故調査を行うこと及び医療事故が発生した病院等の管理者が行う医療事故調査への支援を行うことにより医療の安全の確保に資することを目的とする一般社団法人又は一般財団法人であつて，次条に規定する業務を適切かつ確実に行うことができると認められるものを，その申請により，医療事故調査・支援センターとして指定することができる．

2　厚生労働大臣は，前項の規定による指定をしたときは，当該医療事故調査・支援センターの名称，住所及び事務所の所在地を公示しなければならない．

3　医療事故調査・支援センターは，その名称，住所又は事務所の所在地を変更しようとするときは，あらかじめ，その旨を厚生労働大臣に届け出なければならない．

4　厚生労働大臣は，前項の規定による届出があつたときは，当該届出に係る事項を公示しなければならない．

第六条の十六　医療事故調査・支援センターは，次に掲げる業務を行うものとする．
　一　第六条の十一第四項の規定による報告により収集した情報の整理及び分析を行うこと．
　二　第六条の十一第四項の規定による報告をした病院等の管理者に対し，前号の情報の整理及び分析の結果の報告を行うこと．
　三　次条第一項の調査を行うとともに，その結果を同項の管理者及び遺族に報告すること．
　四　医療事故調査に従事する者に対し医療事故調査に係る知識及び技能に関する研修を行うこと．
　五　医療事故調査の実施に関する相談に応じ，必要な情報の提供及び支援を行うこと．
　六　医療事故の再発の防止に関する普及啓発を行うこと．
　七　前各号に掲げるもののほか，医療の安全の確保を図るために必要な業務を行うこと．

第六条の十七　医療事故調査・支援センターは，医療事故が発生した病院等の管理者又は遺族から，当該医療事故について調査の依頼があったときは，必要な調査を行うことができる．

2　医療事故調査・支援センターは，前項の調査について必要があると認めるときは，同項の管理者に対し，文書若しくは口頭による説明を求め，又は資料の提出その他必要な協力を求めることができる．

3　第一項の管理者は，医療事故調査・支援センターから前項の規定による求めがあつたときは，これを拒んではならない．

4　医療事故調査・支援センターは，第一項の管理者が第二項の規定による求めを拒んだときは，その旨を公表することができる．

5　医療事故調査・支援センターは，第一項の調査を終了したときは，その調査の結果を同項の管理者及び遺族に報告しなければならない．

第六条の十八　医療事故調査・支援センターは，第六条の十六各号に掲げる業務（以下「調査等業務」という．）を行うときは，その開始前に，調査等業務の実施方法に関する事項その他の厚生労働省令\*で定める事項について調査等業務に関する規程（次項及び第六条の二十六第一項第三号において「業務規程」という．）を定め，厚生労働大臣の認可を受けなければならない．これを変更しようとするときも，同様とする．
2　厚生労働大臣は，前項の認可をした業務規程が調査等業務の適正かつ確実な実施上不適当となつたと認めるときは，当該業務規程を変更すべきことを命ずることができる．

第六条の十九　医療事故調査・支援センターは，毎事業年度，厚生労働省令\*で定めるところにより，調査等業務に関し事業計画書及び収支予算書を作成し，厚生労働大臣の認可を受けなければならない．これを変更しようとするときも，同様とする．

2　医療事故調査・支援センターは，厚生労働省令\*で定めるところにより，毎事業年度終了後，調査等業務に関し事業報告書及び収支決算書を作成し，厚生労働大臣に提出しなければならない．

第六条の二十　医療事故調査・支援センターは，厚生労働大臣の許可を受けなければ，調査等業務の全部又は一部を休止し，又は廃止してはならない．

第六条の二十一　医療事故調査・支援センターの役員若しくは職員又はこれらの者であつた者は，正当な理由がなく，調査等業務に関して知り得た秘密を漏らしてはならない．
第六条の二十二　医療事故調査・支援センターは，調査等業務の一部を医療事故調査等支援団体に委託することができる．

2　前項の規定による委託を受けた医療事故調査等支援団体の役員若しくは職員又はこれらの者であつた者は，正当な理由がなく，当該委託に係る業務に関して知り得た秘密を漏らしてはならない．

第六条の二十三　医療事故調査・支援センターは，厚生労働省令\*で定めるところにより，帳簿を

備え，調査等業務に関し厚生労働省令*で定める事項を記載し，これを保存しなければならない．

第六条の二十四　厚生労働大臣は，調査等業務の適正な運営を確保するために必要があると認めるときは，医療事故調査・支援センターに対し，調査等業務若しくは資産の状況に関し必要な報告を命じ，又は当該職員に，医療事故調査・支援センターの事務所に立ち入り，調査等業務の状況若しくは帳簿書類その他の物件を検査させることができる．

2　前項の規定により立入検査をする職員は，その身分を示す証明書を携帯し，かつ，関係人にこれを提示しなければならない．

3　第一項の規定による権限は，犯罪捜査のために認められたものと解釈してはならない．

第六条の二十五　厚生労働大臣は，この節の規定を施行するために必要な限度において，医療事故調査・支援センターに対し，調査等業務に関し監督上必要な命令をすることができる．

第六条の二十六　厚生労働大臣は，医療事故調査・支援センターが次の各号のいずれかに該当するときは，第六条の十五第一項の規定による指定（以下この条において「指定」という.）を取り消すことができる．
　一　調査等業務を適正かつ確実に実施することができないと認められるとき．
　二　指定に関し不正の行為があつたとき．
　三　この節の規定若しくは当該規定に基づく命令若しくは処分に違反したとき，又は第六条の十八第一項の認可を受けた業務規程によらないで調査等業務を行つたとき．

2　厚生労働大臣は，前項の規定により指定を取り消したときは，その旨を公示しなければならない．

第六条の二十七　この節に規定するもののほか，医療事故調査・支援センターに関し必要な事項は，厚生労働省令*で定める．

（中略）
第七十二条第三項中「第六条の十一第四項」を「第六条の十三第四項，第六条の二十一，第六条の二十二第二項」に，「第三十条の十五第四項又は第三十条の十九第五項」を「第三十条の二十一第四項又は第三十条の二十五第五項」に改める．

（略）
第七十三条の二　次の各号のいずれかに該当するときは，その違反行為をした医療事故調査・支援センターの役員又は職員は，三十万円以下の罰金に処する．
　一　第六条の二十の許可を受けないで，調査等業務の全部を廃止したとき．
　二　第六条の二十三の規定による帳簿の記載をせず，虚偽の記載をし，又は帳簿を保存しなかつ

たとき．

三　第六条の二十四第一項の規定による報告を怠り，若しくは虚偽の報告をし，又は同項の規定による検査を拒み，妨げ，若しくは忌避したとき．

附　則
（施行期日）
第一条　この法律は，公布の日又は平成二十六年四月一日のいずれか遅い日から施行する．ただし，次の各号に掲げる規定は，当該各号に定める日から施行する．

一～四　（略）

五　第四条のうち，医療法の目次の改正規定（「第三章　医療の安全の確保（第六条の九－第六条の十二）」を
「第三章　医療の安全の確保
　　第一節　医療の安全の確保のための措置（第六条の九－第六条の十四）
　　第二節　医療事故調査・支援センター（第六条の十五－第六条の二十七）」
に改める部分に限る．），同法第三章中第六条の九の前に節名を付する改正規定，同章中同法第六条の十二を同法第六条の十四とする改正規定，同法第六条の十一第一項の改正規定，同条を同法第六条の十三とする改正規定，同法第六条の十の改正規定，同条を同法第六条の十二とする改正規定，同法第六条の九の次に二条を加える改正規定，同章に一節を加える改正規定，同法第十七条の改正規定，同法第七十二条第三項の改正規定（「第六条の十一第四項」を「第六条の十三第四項，第六条の二十一，第六条の二十二第二項」に改める部分に限る．），同法第七十三条の次に一条を加える改正規定及び同法第七十五条の改正規定，第八条の規定並びに第二十一条の規定（第三号に掲げる改正規定を除く．）並びに附則第六条，第二十七条及び第四十一条の規定　平成二十七年十月一日

（検討）
第二条　政府は，この法律の公布後必要に応じ，地域における病床の機能の分化及び連携の推進の状況等を勘案し，更なる病床の機能の分化及び連携の推進の方策について検討を加え，必要があると認めるときは，その結果に基づいて所要の措置を講ずるものとする．

2　政府は，第四条の規定（前条第五号に掲げる改正規定に限る．）による改正後の医療法（以下「第五号新医療法」という．）第六条の十一第一項に規定する医療事故調査（以下この項において「医療事故調査」という．）の実施状況等を勘案し，医師法（昭和二十三年法律第二百一号）第二十一条の規定による届出及び第五号新医療法第六条の十五第一項の医療事故調査・支援センター（以下この項において「医療事故調査・支援センター」という．）への第五号新医療法第六条の十第一項の規定による医療事故の報告，医療事故調査及び医療事故調査・支援センターの在り方を見直すこと等について検討を加え，その結果に基づき，この法律の公布後二年以内に法制上の措置その他の必要な措置を講ずるものとする．

## 資料④ 厚生労働省令第百号

　地域における医療及び介護の総合的な確保を推進するための関係法律の整備等に関する法律（平成二十六年法律第八十三号）の一部の施行に伴い，医療法（昭和二十三年法律第二百五号）第六条の十，第六条の十一第一項，第四項及び第五項，第六条の十九，第六条の二十三並びに第六条の二十七の規定に基づき，医療法施行規則の一部を改正する省令を次のように定める．
平成二十七年五月八日

厚生労働大臣　塩崎　恭久

医療法施行規則の一部を改正する省令
医療法施行規則（昭和二十三年厚生省令第五十号）の一部を次のように改正する．
目次中「第一条の十一—第一条の十三」を「第一条の十の二—第一条の十三の十」に改める．
第一章の三中第一条の十一の前に次の三条を加える．

（医療事故の報告）
第一条の十の二　法第六条の十第一項に規定する厚生労働省令で定める死亡又は死産は，次の各号のいずれにも該当しないと管理者が認めたものとする．
　一　病院等の管理者が，当該医療が提供される前に当該医療従事者等が当該医療の提供を受ける者又はその家族に対して当該死亡又は死産が予期されることを説明していたと認めたもの
　二　病院等の管理者が，当該医療が提供される前に当該医療従事者等が当該死亡又は死産が予期されることを当該医療の提供を受ける者に係る診療録その他の文書等に記録していたと認めたもの
　三　病院等の管理者が，当該医療を提供した医療従事者等からの事情の聴取及び第一条の十一第一項第二号の委員会からの意見の聴取（当該委員会を開催している場合に限る．）を行つた上で，当該医療が提供される前に当該医療従事者等が当該死亡又は死産を予期していたと認めたもの
2　法第六条の十第一項の規定による医療事故調査・支援センターへの報告は次のいずれかの方法により行うものとする．
　一　書面を提出する方法
　二　医療事故調査・支援センターの使用に係る電子計算機と報告をする者の使用に係る電子計算機とを電気通信回線で接続した電子情報処理組織を使用する方法
3　法第六条の十第一項に規定する厚生労働省令で定める事項は，次のとおりとする．
　一　病院等の名称，所在地，管理者の氏名及び連絡先
　二　医療事故（法第六条の十第一項に規定する医療事故をいう．以下同じ．）に係る医療の提供

を受けた者に関する性別，年齢その他の情報
三　医療事故調査（法第六条の十一第一項に規定する医療事故調査をいう．以下同じ．）の実施計画の概要
四　前各号に掲げるもののほか，当該医療事故に関し管理者が必要と認めた情報

(遺族への説明)
第一条の十の三　法第六条の十第二項に規定する厚生労働省令で定める者は，当該医療事故に係る死産した胎児の祖父母とする．
2　法第六条の十第二項に規定する厚生労働省令で定める事項は，次のとおりとする．
一　医療事故が発生した日時，場所及びその状況
二　医療事故調査の実施計画の概要
三　医療事故調査に関する制度の概要
四　医療事故調査の実施に当たり解剖又は死亡時画像診断（磁気共鳴画像診断装置その他の画像による診断を行うための装置を用いて，死体の内部を撮影して死亡の原因を診断することをいう．次条第五号において同じ．）を行う必要がある場合には，その同意の取得に関する事項

(医療事故調査の手法)
第一条の十の四　病院等の管理者は，法第六条の十一第一項の規定により医療事故調査を行うに当たつては，次に掲げる事項について，当該医療事故調査を適切に行うために必要な範囲内で選択し，それらの事項に関し，当該医療事故の原因を明らかにするために，情報の収集及び整理を行うものとする．
一　診療録その他の診療に関する記録の確認
二　当該医療事故に係る医療を提供した医療従事者からの事情の聴取
三　前号に規定する者以外の関係者からの事情の聴取
四　当該医療事故に係る死亡した者又は死産した胎児の解剖
五　当該医療事故に係る死亡した者又は死産した胎児の死亡時画像診断
六　当該医療事故に係る医療の提供に使用された医薬品，医療機器，設備その他の物の確認
七　当該医療事故に係る死亡した者又は死産した胎児に関する血液又は尿その他の物についての検査
2　病院等の管理者は，法第六条の十一第四項の規定による報告を行うに当たつては，次に掲げる事項を記載し，当該医療事故に係る医療従事者等の識別（他の情報との照合による識別を含む．次項において同じ．）ができないように加工した報告書を提出しなければならない．
一　当該医療事故が発生した日時，場所及び診療科名
二　病院等の名称，所在地，管理者の氏名及び連絡先
三　当該医療事故に係る医療を受けた者に関する性別，年齢その他の情報
四　医療事故調査の項目，手法及び結果
3　法第六条の十一第五項の厚生労働省令で定める事項は，前項各号に掲げる事項（当該医療事故に係る医療従事者等の識別ができないようにしたものに限る．）とする．

第一章の三中第一条の十三の次に次の九条を加える．
（指定の申請）
第一条の十三の二　法第六条の十五第一項の規定により医療事故調査・支援センターの指定を受けようとする者は，次に掲げる事項を記載した申請書を厚生労働大臣に提出しなければならない．
　一　名称及び住所並びに代表者の氏名
　二　調査等業務を行おうとする主たる事務所の名称及び所在地
　三　調査等業務を開始しようとする年月日
2　前項の申請書には，次に掲げる書類を添付しなければならない．
　一　定款又は寄附行為及び登記事項証明書
　二　申請者が次条各号の規定に該当しないことを説明した書類
　三　役員の氏名及び経歴を記載した書類
　四　調査等業務の実施に関する計画
　五　調査等業務以外の業務を行つている場合には，その業務の種類及び概要を記載した書類

（指定の基準）
第一条の十三の三　次の各号のいずれかに該当する者は，法第六条の十五第一項の指定を受けることができない．
　一　法又は法に基づく命令に違反し，罰金以上の刑に処せられ，その執行を終わり，又は執行を受けることがなくなつた日から二年を経過しない者
　二　法第六条の二十六第一項の規定により法第六条の十五第一項の指定を取り消され，その取消しの日から二年を経過しない者
　三　役員のうちに前二号のいずれかに該当する者がある者
第一条の十三の四　厚生労働大臣は，法第六条の十五第一項の指定の申請があつた場合においては，その申請が次の各号のいずれにも適合していると認めるときでなければ，同項の指定をしてはならない．
　一　営利を目的とするものでないこと．
　二　調査等業務を行うことを当該法人の目的の一部としていること．
　三　調査等業務を全国的に行う能力を有し，かつ，十分な活動実績を有すること．
　四　調査等業務を全国的に，及び適確かつ円滑に実施するために必要な経理的基礎を有すること．
　五　調査等業務の実施について利害関係を有しないこと．
　六　調査等業務以外の業務を行つているときは，その業務を行うことによつて調査等業務の運営が不公正になるおそれがないこと．
　七　役員の構成が調査等業務の公正な運営に支障を及ぼすおそれがないものであること．
　八　調査等業務について専門的知識又は識見を有する委員により構成される委員会を有すること．
　九　前号に規定する委員が調査等業務の実施について利害関係を有しないこと．
　十　公平かつ適正な調査等業務を行うことができる手続を定めていること．

（業務規定の記載事項）

第一条の十三の五　法第六条の十八第一項の厚生労働省令で定める事項は，次のとおりとする．
一　調査等業務を行う時間及び休日に関する事項
二　調査等業務を行う事務所に関する事項
三　調査等業務の実施方法に関する事項
四　医療事故調査・支援センターの役員の選任及び解任に関する事項
五　調査等業務に関する秘密の保持に関する事項
六　調査等業務に関する帳簿及び書類の管理及び保存に関する事項
七　前各号に掲げるもののほか，調査等業務に関し必要な事項

（業務規定の認可の申請）

第一条の十三の六　医療事故調査・支援センターは，法第六条の十八第一項前段の規定により業務規程の認可を受けようとするときは，その旨を記載した申請書に当該業務規程を添えて，これを厚生労働大臣に提出しなければならない．
2　医療事故調査・支援センターは，法第六条の十八第一項後段の規定により業務規程の変更の認可を受けようとするときは，次に掲げる事項を記載した申請書を厚生労働大臣に提出しなければならない．
一　変更の内容
二　変更しようとする年月日
三　変更の理由

（事業計画等）

第一条の十三の七　医療事故調査・支援センターは，法第六条の十九第一項前段の規定により事業計画書及び収支予算書の認可を受けようとするときは，毎事業年度開始の一月前までに（法第六条の十五第一項の指定を受けた日の属する事業年度にあつては，その指定を受けた後遅滞なく），申請書に事業計画書及び収支予算書を添えて，これを厚生労働大臣に提出しなければならない．
2　医療事故調査・支援センターは，法第六条の十九第一項後段の規定により事業計画書又は収支予算書の変更の認可を受けようとするときは，あらかじめ，変更の内容及び理由を記載した申請書を厚生労働大臣に提出しなければならない．

（事業報告書等の提出）

第一条の十三の八　医療事故調査・支援センターは，法第六条の十九第二項の事業報告書及び収支決算書を毎事業年度終了後三月以内に貸借対照表を添えて厚生労働大臣に提出しなければならない．

（業務の休廃止の許可の申請）

第一条の十三の九　医療事故調査・支援センターは，法第六条の二十の規定により許可を受けようとするときは，その休止し，又は廃止しようとする日の二週間前までに，次に掲げる事項を記載し

た申請書を厚生労働大臣に提出しなければならない．
　一　休止又は廃止しようとする調査等業務の範囲
　二　休止又は廃止しようとする年月日及び休止しようとする場合はその期間
　三　休止又は廃止の理由

（帳簿の保存）
第一条の十三の十　医療事故調査・支援センターは，法第六条の二十三の規定により，次項に掲げる事項を記載した帳簿を備え，これを最終の記載の日から三年間保存しなければならない．
2　法第六条の二十三の厚生労働省令で定める事項は，次のとおりとする．
　一　法第六条の十一第四項の規定により病院等の管理者から医療事故調査の結果の報告を受けた年月日
　二　前号の報告に係る医療事故の概要
　三　第一号の報告に係る法第六条の十六第一項第一号の規定による整理及び分析結果の概要

附則
1　この省令は，平成二十七年十月一日から施行する．
2　この省令による改正後の医療法施行規則第一条の十の二から第一条の十の四までの規定は，この省令の施行の日以後の死亡又は死産について適用する．

# 資料⑤ 制度概要（厚生労働省資料）

医療事故に係る調査の仕組み（参考）
## ○医療事故の定義
　対象となる医療事故は，「医療機関に勤務する医療従事者が提供した医療に起因し，又は起因すると疑われる死亡又は死産であって，当該医療機関の管理者がその死亡又は死産を予期しなかったもの」である．

## ○本制度における調査の流れ
■対象となる医療事故が発生した場合，医療機関は，遺族への説明，第三者機関へ報告，必要な調査の実施，調査結果について遺族への説明及び医療事故調査・支援センター（※）への報告を行う．

■医療機関又は遺族から調査の依頼があったものについて，センターが調査を行い，その結果を医療機関及び遺族への報告を行う．

■センターは，医療機関が行った調査結果の報告に係る整理・分析を行い，医療事故の再発の防止に関する普及啓発を行う．

※（1）医療機関への支援，（2）院内調査結果の整理・分析，（3）遺族又は医療機関からの求めに応じて行う調査の実施，（4）再発の防止に関する普及啓発，（5）医療事故に係る調査に携わる者への研修等を適切かつ確実に行う新たな民間組織を指定する．

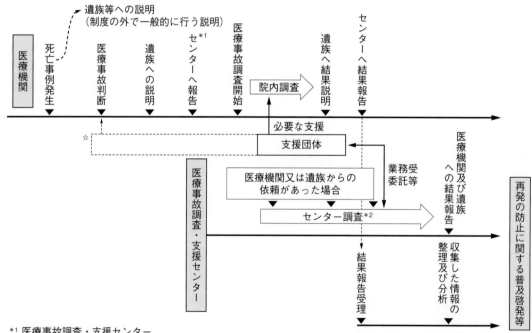

*1 医療事故調査・支援センター
*2 院内事故調査終了前にセンターが調査する場合は院内調査の進捗状況等を確認するなど，医療機関と連携し，早期に院内事故調査の結果が得られることが見込まれる場合には，院内事故調査の結果を受けてその検証を行う．
☆ 筆者による注：「医療事故判断」については支援団体に相談するなど，支援が得られる．

## 医療事故の定義について

| 法律 | 第6条の10　病院，診療所又は助産所（以下この章において「病院等」という．）の管理者は，医療事故（当該病院等に勤務する医療従事者が提供した医療に起因し，又は起因すると疑われる死亡又は死産であつて，当該管理者が当該死亡又は死産を<u>予期しなかつたものとして厚生労働省令で定めるもの</u>をいう．以下この章において同じ．）が発生した場合には，厚生労働省令で定めるところにより，遅滞なく，当該医療事故の日時，場所及び状況その他厚生労働省令で定める事項を第6条の15第1項の医療事故調査・支援センターに報告しなければならない． ||
|---|---|---|
| 省令事項 |  | ②「予期しなかったもの」 |
| 通知事項 | ①「医療に起因し又は起因すると疑われる」 | ②「予期しなかったもの」 |

## ○医療事故の範囲

|  | 医療に起因し，又は起因すると疑われる死亡又は死産 | 左記に該当しない死亡又は死産 |
|---|---|---|
| 管理者が予期しなかったもの | 制度の対象事案 |  |
| 管理者が予期したもの |  |  |

※過誤の有無は問わない

## 資料⑥ 参議院厚労委員会　平成 26 年 6 月 10 日（火曜日）午前 10 時 1 分開会

○小池晃君…
　医療事故の調査制度の問題について聞きます．
　この第三者機関の創設については私どもも求めてきたことなので，ただ，今回のその制度には懸念もあるのでただしたいと思うんですが，今回の制度は，これは大臣も繰り返し答弁していますけれども，再発防止と医療の安全性の向上を図るものであって責任追及ではないということなんですが，ただ，再発防止というふうに言うと，これは原因究明必要になってきます．原因究明というふうになると，それは直ちにやっぱり責任追及に結び付いていく可能性もあるわけですよ．その懸念が医療界にもあるわけですね．
　大臣は，ここにどう応えるのか．安全性の向上，再発防止という政策目的と責任追及ということが今回の制度ではどう遮断されているのかいないのか，ちょっと説明していただきたい．

○国務大臣（田村憲久君）
　平成 20 年に医療安全調査委員会設置法案大綱案というものを示させていただきました．この中では，医療法 21 条，これを免除するということのために，公的な第三者機関，ここで故意であったりだとか重度の過失，こういうものがあった場合は報告を警察にすると，届け出ると．また，これは行政処分の対象にもなってくるわけでありました．
　これでいろんな議論をしたんですが，やはり医療関係者も含めいろんな方々から異論が出ましたので，今般の法案になったわけでございまして，この中は，まさにこの医療法 21 条，これに関しては，あっ，ごめんなさい，医療法じゃない，医師法 21 条，これに関しては対象にしていないと．そもそも，そういうような話ではなくて，あくまでも民間の第三者的な機関，つまり医療事故調査・支援センターなるものが，これが言うなれば届出を行ったりでありますとか，また行政処分の対象というような形で報告書をまとめたりだとかはしないわけでございまして，報告書等々を受け取った場合においても，これはもちろん遺族の方々にはお渡ししますが，その内容も，誰がどのようなことをやったという個人名でありますとか，過失があるだとか，責任があるだとか，そういうような書きっぷりにはしないと．これはガイドラインで具体的には定めてまいりたいというふうに思いますが，そのような責任追及というようなガイドラインの内容にはせず，あくまでも医療の事故，どういうような理由で事故が起こったか，さらには原因究明の後，それを再発防止のための参考資料として使っていくというような内容にしてまいりたいと，このように考えております．

○小池晃君
　その再発防止の問題なんですけれども，これは報告書の中に個別ケースの再発防止策が書かれていると，これは結果回避義務違反に問われる可能性もあると言われています．
　局長に聞きますが，再発防止策については一定の事例が集まった段階でまとめて，個々のケースが特定できないようにした上で公表するといったような配慮が必要ではないかと思うんです

が，いかがでしょうか．

○政府参考人（原徳壽君）

お答え申し上げます．

医療事故調査支援センターでは再発防止に係る普及啓発を行うこととしておるところでございます．御指摘のような，一定の事例が集積された段階で類似事例についてまとめて普及啓発策を提案すると，そういうことも有効な手法であるとは考えております．

ただ，具体的にどういった形でやるかについては，今後ガイドラインを策定する中で検討する予定でございますので，責任追及や紛争解決を目的とした制度ではないということを踏まえて，医療従事者の氏名や過失の有無など個別の事例が特定できないような形での配慮は十分にしていきたいというふうに考えております．

○小池晃君

条文の中には第三者機関に対する公費負担の規定ないんですけれども，やはり国が十分な責任を果たす必要はあると思うんです．遺族の費用負担が事故調査をちゅうちょさせるようなものであってはならないと思うんですが，この点はどうお考えですか．

○政府参考人（原徳壽君）

費用負担についてはどうするかということで，特にいわゆる医療事故調査・支援センターが調査に掛かる場合に，その費用についてどうするかについて，この検討会の段階では，当然ながら遺族や医療機関からの申請に基づき行うものであるから，一定のそれぞれの負担は必要だろうと．そのほか，一般的な支援センターの運営には学会や医療関係団体からの支援，あるいは国からの補助金等々が必要だとされております．

その上で，その遺族から費用をいただくとしても，その検討段階では，調査を申請した遺族や医療機関の負担を求めるものの，制度の趣旨を踏まえ，申請を妨げることとならないよう十分配慮しつ負担の在り方について検討することとされておりますので，そういうような観点で検討していきたいと考えております．

○小池晃君

最後に，大臣に医師法21条について聞きたいと思います．

2001年4月3日の当委員会で，私の質問に対して当時の医政局長は，医師法21条の規定は医療事故そのものを想定した規定ではないというふうに答弁しました．

しかし，その後の動きの中で拡大解釈が広がりました．改めて，医師法21条についての厚労省の解釈をお述べいただきたいと思います．

○国務大臣（田村憲久君）

医師法第21条でありますけれども，死体又は死産児，これにつきましては，殺人，傷害致死，さらには死体損壊，堕胎等の犯罪の痕跡をとどめている場合があるわけでありまして，司法上の便宜のために，それらの異状を発見した場合には届出義務，これを課しているわけであります．医師法第21条は，医療事故等々を想定しているわけではないわけでありまして，これは法律制定時より変わっておりません．

ただ，平成16年4月13日，これは最高裁の判決でありますが，都立広尾病院事件でございます．これにおいて，検案というものは医師法21条でどういうことかというと，医師が死因等

を判定をするために外表を検査することであるということであるわけであります．一方で，これはまさに自分の患者であるかどうかということはこれは問わないということでありますから，自分の患者であっても検案というような対象になるわけであります．

さらに，医療事故調査制度に係る検討会，これ平成24年10月26日でありますけれども，出席者から質問があったため，我が省の担当課長からこのような話がありました．死体の外表を検査し，異状があると医師が判断した場合にはこれは警察署長に届ける必要があると．一連の整理をいたしますと，このような流れの話でございます．

○小池晃君

これで医師法21条が何でも医療事故を届けるようなものでないということがきちっと確認されたと思います．私はきちんとこれは法改正もすべきだというふうに思います．

あわせて，やっぱり今回の法案全体でいうと，これはむしろ逆に医療を崩壊させるようなことになって医療事故を起こすようなことに私はなりかねないというふうに思っていますので，このやっぱり医療事故の問題は改めて切り離してきちんと議論すると，法案としてもそういう処理を求めたいということで，質問を終わります．以上です．

## 資料⑦ 「診療行為に関連した患者の死亡・傷害の報告」についてのガイドラインに関する安全管理委員会・ガイドライン作成小委員会報告

日本外科学会　　　　　　　　　　会長　　加藤紘之
日本外科学会安全管理委員会　　　　委員長　加藤紘之
日本外科学会安全管理委員会
　ガイドライン作成小委員会　　　　委員長　加藤治文

日本外科学会　　前会長：今村正之，会長：加藤紘之
日本外科学会安全管理委員会
　前委員長：今村正之，委員長：加藤紘友之，副委員長：松田 陣
　委員：落合武徳，加藤治文，北島政樹，小林紘一，二村雄次，畠山勝義，古川俊治，
　　　　松野正紀，幕内雅敏
日本外科学会安全管理委員会ガイドライン作成小委員会
　委員長：加藤治文，委員：黒津博身，古川俊治，幕内雅敏，門田守人

### はじめに

　医師法第 21 条に規定する「異状死体」の警察への届出に関して「異状死」の概念や定義に曖昧な点があるために，日本法医学会は平成 6 年 5 月に「異状死」ガイドラインを発表した．その中で日本法医学会は「診療行為に関連した予期しない死亡，およびその疑いがあるもの」を「異状死」に含めるとして，「注射・麻酔・手術・検査・分娩などあらゆる診療行為中，または診療行為の比較的直後における予期しない死亡，診療行為自体が関与している可能性のある死亡，診療行為中または比較的直後の急死で死因が不明の場合，診療行為の過誤や過失の有無を問わない．」としている．日本外科学会では，診療現場の臨床医の立場から日本法医学会ガイドラインの矛盾点に対して声明文「診療に関連した「異状死」について」を平成 13 年 4 月 10 日下記の外科関連学会協議会と共同発表をした．その主旨は「診療行為の合併症として予期される死亡」は「異状死」には含まれないこと確認したものであった．

　平成 13 年 5 月，日本外科学会安全管理委員会の下にガイドライン作成小委員会を発足させ，「診療に関連した「異状死」の定義付け作業を行い，討議の過程で異状死に限定することなく，より現実的で国民に理解されやすい形で，「診療に関連した患者の傷害に関する報告」を含め，標記のガイドラインの骨子を作成し，外科系 12 学会が所属する外科関連学会協議会の内，10 学会の賛同を得た．また日本内科学会とも意見交換を行った．本ガイドラインは平成 14 年 4 月に開催された日本外科学会通常総会で基本思念を本会理事会へ一任することが了承され，7 月に開催された本会理事会で最終的な承認を得たので，ここに会員諸氏に報告する次第である．

平成 14 年 7 月
外科関連学会協議会
日本外科学会
日本消化器外科学会
日本小児外科学会
日本胸部外科学会
日本心臓血管外科学会
日本呼吸器外科学会
日本気管食道科学会
日本大腸肛門病学会
日本内分泌外科学会
日本救急医学会

## 診療行為に関連した患者の死亡・傷害の報告について

　医師法第 21 条は「医師は，死体又は妊娠 4 月以上の死産児を検案して異状があると認めたときは，24 時間以内に所轄警察署へ届け出なければならない．」と規定している．しかし，診療行為に関連して患者が死亡したと思われるような事態が発生した場合に，同条の適用を受けるのか，未だ明確になっていない．本来，同条の趣旨は，犯罪捜査への協力にあり，死体又は死産児に異状が認められる場合には，犯罪の痕跡を止めている場合があるので，司法警察上の便宜のためにそれらの異状を発見した場合の届出義務を規定したものである．したがって，診療行為に関連して患者死亡が生じた場合の届出の問題を，同条の規定をもって解決しようとすることには本質的な無理があると考えられる．

　医療において第一に尊重されなければならないのは患者の安全である．診療に従事する医師は，患者の生命・身体に対して大きな責任を負っており，医療の質を確保し，高い職業倫理を貫いて業務を遂行しなければならない．近年，重大かつ明らかな医療過誤が少なからず発生し，患者の死亡・傷害を引き起こすとともに，国民の医療に対する信頼を著しく損なった．医療従事者の一人一人は深くその責任を自覚するとともに，このような現実を真摯に反省し徹底した事故予防対策に取り組む必要がある．そして，万が一，医療過誤により患者に被害が生じた場合には速やかな救済が行われなければならず，また，同様の過誤を二度と生じさせないよう，詳細に事故原因を分析し実効的な対策を講じなければならない．これらの観点からは，法律上の問題から離れても，医療過誤により患者の死亡・傷害を起こしてしまった場合には，何らかの報告がなされることが必要である．医療過誤の防止は，直接の診療担当者だけでなく，病院管理者を始めとする医療機関の職員全員の責務であり，また，憲法 38 条 1 項は刑事責任を問われる可能性のある自己に不利益な供述を強制されない自由を保障している．しかし，医師に求められる高い倫理性を考えるならば，このような報告は，まずもって，診療に従事した医師によって自発的になされることが求められる．

　一方，今日医療過誤として提訴される事件の中には，稀な疾患であるため診断に時間を要した場合や，高度で，困難な治療が不成功に終わった場合なども含まれているが，これらについては，訴

訟手続の過程における専門的な文献の検討や鑑定を経て，はじめて過失の有無の判断が可能になる．もとより，医師は，刻々と変化する目前の患者の病態に応じて相当と考えられる医療措置を行うものであり，当初から結果が明らかなわけではない．現在では，各種の新しい診療方法が開発され，従来は治療困難とされてきた疾患の治癒や改善も可能となり，国民福祉の増進に大きく寄与している．このような疾患に対する診療行為には，患者の死亡・傷害を生じる危険性があることも十分に予期されているが，それを上回る利益を患者にもたらし得る可能性があるので行われるものが少なくない．そのため，医師は診療行為を受ける患者やその家族に対して，診療の目的や予期される危険性の内容と程度，その診療方法を用いない場合に考えられる他の診療方法や疾患の予後などについて，十分な説明を行い，患者や家族の同意を得なければならないのである．

このような診療行為の本質を考慮すれば，説明が十分になされた上で同意を得て行われた診療行為の結果として，予期された合併症に伴って患者の死亡・傷害が生じた場合については，診療中の傷病の一つの臨床経過であって，重大かつ明らかな医療過誤によって患者の死亡・傷害が生じた場合と同様に論じることは適切でない．仮に，このような患者の死亡・傷害について，専門的理解を欠く第三者が介入するとすれば，患者や家族との信頼関係が破壊されて誤解を生み，無用な混乱が起こることが強く懸念される．そうなれば，たとえ高い効果が期待できる診療方法であっても，患者の死亡・傷害を生じる危険性のある方法を，医師はできるだけ行わない傾向となり，その方法を受けるならば回復の可能性がある数多くの患者が，診療を受ける機会を喪失し，ただ，死を待たなければならないことになってしまう．われわれは，このように医師が萎縮して持てる技術を発揮できなくなり，その結果国民に対する医療の質が低下してしまう事態は，絶対に避けねばならないと考える．

本来，医療における安全対策に関する諸問題は，診療行為に関連した患者の死亡・傷害について，広く医療機関や関係者からの報告を受け，必要な措置を勧告し，さらに，医療の質と安全性の問題を調査し国民一般に対し，必要な情報を公開していく新しい専門的機関と制度を創設することによって一元的・総合的に解決を図るべきである．われわれは，このような機関と制度の可及的速やかな創設を強く希望し，関係各署と協力を重ねていく所存である．

ただし診療行為に関連した異状死の届出の問題については，行政庁各署の間でも見解に隔たりが見られ，臨床の場で実際に診療に携わる医師に，現に混乱を生じている．新しい機関と制度の創設には，未だ期間を要すると考えられるため，この間の臨床現場での混乱を避ける目的で，今回臨床系諸学会が協力して，診療行為に関連した患者の死亡・傷害の所轄警察署への報告について具体的な指針をまとめた．本指針は，臨床現場における新たな事例の検討を行うことによって，今後，改訂を重ねていく予定である．

新しい機関と制度の創設までの間，病院関係者が診療行為に関連した患者の死亡・傷害の報告の問題について参照すべき基準としては，以下が望ましいと考える．

記

以下に該当する患者の死亡または重大な傷害が発生したと判断した場合には，診療に従事した医師は，速やかに所轄警察署への報告を行うことが望ましい．

## I. 患者の死亡の場合

1. 何らかの重大な医療過誤の存在が強く疑われ，または何らかの医療過誤の存在が明らかであり，それらが患者の死亡の原因となったと考えられる場合
    (1)「重大な医療過誤」とは，患者誤認，薬剤名・薬剤投与量・薬剤投与経路の過誤，異型輸血，診断用あるいは治療用機器操作の過誤などのうち3死亡の原因となったと考えられるものをいう．
    (2) 重大な医療過誤の存在が「強く疑われるとは，診療関係者により重大な医療過誤の疑いが確認され，かつ診療行為直後の生命兆候の急激な変化，死亡時・死亡後の異常な随伴性変化，異常な検査所見などの客観的事実に基づいて，重大な医療過誤の存在が疑われることをいう．
    (3)「医療過誤の存在が明らかである」とは，患者が死亡するに至った経過，状況，その他の客観的事実に基づいて，診療関係者によって医療過誤の存在が確認されることをいう．
    (4)「それらが患者の死亡の原因となったと考えられる」とは，医療過誤の存在によって患者の死亡を合理的に説明することができ，他の事実によっては合理的な説明が困難なことをいう．
2. 診療に従事した医師は，患者の遺族に対し，患者の死亡の原因について十分な説明を行い，所轄警察署への報告について理解を得るよう努めなければならない．

## II. 患者の傷害の場合

1. 何らかの医療過誤の存在が明らかであり，それが患者の重大な傷害の原因となったと考えられる場合
    (1)「医療過誤の存在が明らかである」とは，患者が重大な傷害を受けるに至った経過，状況，その他の客観的事実に基づいて，診療関係者によって医療過誤の存在が確認されることをいう．
    (2)「重大な傷害とは，対象部位（臓器や左右の別）の誤認に基づく外科的操作などによる創傷，無酸素症による中枢神経障害，及びその他の不可逆的と考えられる臓器機能障害などをいう．
    (3)「それが患者の重大な傷害の原因となったと考えられる」とは，医療過誤の存在によって患者の重大な傷害を合理的に説明することができ，他の事実によっては合理的な説明が困難なことをいう．
2. 診療に従事した医師は，患者本人または家族に対し，患者の重大な傷害の原因について十分な説明を行い，所轄警察署への報告について理解を得るよう努めなければならない．

## 資料⑧ FORAMEN（東京大学医学部昭和36年卒業生　文集）

## 私の経験した東京都立広尾病院事件

岡井　清士

　私の院長在職当時に起こった事件について，様々な間違った情報，それに基づく見当違いの論評などがマスコミ等によって流されてきました．実際に広尾病院事件を経験した者として，平成16年のクラス会で事実をお話ししましたが，クラス会誌発刊を機に，書き記すことにしました．

　そもそも事件の発端は，58歳の女性慢性関節リウマチ患者（X）が平成11年2月11日（建国記念日の休日）の朝，前日に行われた左中指滑膜切除術後の抗生剤の点滴を受けた事に始まります．

　A看護師は点滴用抗生剤ビクシリン1gと無色透明の注射器に入った凝固阻止剤ヘパリン生食10ミリリットルを処置台の上に用意しました．そして隣室の足部創処置患者に使用するため，20％ヒビテングルコネート10ミリリットルを同型の無色透明の注射器に吸い，処置台の上に置きました．そして処置台にあったメモ用紙にサインペンで「洗浄用ヒビグル」と書き，セロテープで処置台の上の注射器に貼りながら背後にある流し台の上の減菌済みベースンの上に置きました．

　A看護師は処置台にあった抗生剤と注射器1本をXのところへ持って行き，抗生剤の点滴を行いました．約30分後に，点滴終了のナースコールを受けたB看護師がXのところへ行き，床頭台の上の注射器を取り，留置セットの三方活栓から注射器の内容物を注入しました．この際，B看護師は注射器に「ヘパ生」と書いてあるのを確認したとのことでした．

　その後Xの意識レベルが下がり始め，当直医は心電図所見から心筋梗塞を疑い，補液が開始されました．一方A看護師は処置室で「洗浄用ヒビグル」というメモが貼られた注射器を見つけました．メモが貼られた反対側にサインペンで「ヘパ生」と直接記載されていました．A看護師は当直医に，ヘパ生と間違えてヒビグルを注入した可能性があることを伝えました．その後Xの全身状態が悪化し，救急処置が続けられ，主治医も到着して救急処置に加わりましたが，Xは死亡しました．

　主治医は遺族に対して死亡原因が不明である旨説明し，病理解剖の承諾を得たので，病理解剖が翌日行われることになりました．翌2月12日朝，病院の事故対策委員会で，A看護師とB看護師の説明は相反しており，主治医は心筋梗塞，大動脈解離などの所見があると説明し，ヒビテングルコネート消毒液がXの体内に入ったか否かが不明でした．会議では，念のため警察に届けるということになり，衛生局病院事業部に相談したところ，薬剤取り違えの可能性も遺族に伝えた上で病理解剖の承諾が得られれば病院で調べる方向で，との回答を得ました．そこで院長の私，副院長等が遺族に会い，昨日主治医から心疾患等の疑いにより病理解剖の承諾を得ているが，薬の取り違えの可能性があり，死亡原因が不明であるから改めて病理解剖の承諾を得たい，また，広尾病院が信用できないのなら，警察に連絡して監察医務院等で解剖を行う方法がある旨を説明したところ，広尾病院で徹底的に調べてほしいとの回答を得ました．そして，その日の午後病理解剖が行われまし

た．

　病理解剖の臓器顕微鏡検査，血液等の残留薬物検査が進められている途中，遺族から警察に届けるようにとの要請があり，衛生局長の許可を得て，2月22日警察に死亡原因の調査依頼をしました．翌年平成12年6月に至って検察から刑事事件として起訴されました．医師法21条の異状死体届出義務違反と虚偽死亡診断書作成・同行使との罪状でした．後者については後で述べますが，医師法21条は「医師は死体または妊娠四月以上の死産児を検案して異状があると認めたときは，24時間以内に所轄警察署に届け出なければならない．」とあります．

　私の問われた罪状のいずれも，主体は主治医で，院長は主治医と共謀という設定でした．院長の私は一審，二審で有罪，平成16年4月13日に最高裁で上告を棄却され，医師法の方は罰金2万円，診断書の方は懲役1年，執行猶予3年が確定しました．

　主治医は，罰金刑である医師法21条違反の方は，裁判なしの略式命令で罰金命令を飲み，懲役刑である虚偽死亡診断書作成・同行使の方は起訴されませんでした．主治医の一審法廷での証言によって，主治医が医師法21条違反を認めることの見返りに，検察が虚偽死亡診断書の件は不起訴にした事が判明しました．

　一審では，主治医が，死亡診断したときに死体の異状（点滴していた右腕の静脈に沿った赤褐色の色素沈着）を認めたとしていたのが，二審では，さすがに死亡診断した時に主治医が死体の異状を認めたとは認定できなくて，死亡翌日の2月12日午後行われた病理解剖に主治医が立ち会った時に，二度目の検案をして，その時異状を認めたとしました．しかし，主治医と院長とは2月12日午前の事故対策委員会で医師法21条違反の共謀をしたとしました．

　主治医が死亡診断した時に異状を認めず，医師法21条の認識もない2月12日の午前に，主治医と院長が医師法21条違反の共謀をしたという二審の裁判所の認定は非常に不合理で不可解です．これは，裁判官がマスコミと検察におもねり，どうしても医師法21条違反に病院が組織として関わっていたことにしたい，という思いの現れとしか考えようがありません．

　虚偽死亡診断書作成・同行使については平成11年3月11日のことです．当日，主治医から保険金請求用死亡診断書の書き方について，副院長等と一緒に相談を受けました．その時は既に警察に死亡原因の調査依頼をした後のことでした．死亡診断書の「死因の種類」欄には病死及び自然死，外因死，不詳の死の3種類があります．Xの件では血液等の残留薬物検査の結果がまだ出ていないので，事故死や中毒死（外因死）と書けないし，また事故死や中毒死では保険金が下りないのではという意見，不詳の死は白骨死体のような場合に限ると厚生省の死亡診断書書き方講習会で聞いたという意見，当時病理解剖で分かっていた急性肺血栓塞栓症は病気と理解できるという意見などから，主治医は自分の考えと同じであると思い納得しました．外因死とは書けないし不詳の死とも書けないとなると，残るは病死及び自然死の欄しかないので，主治医は急性肺血栓塞栓症の病名で病死として死亡診断書を発行したのです．

　死亡原因に関連して，平成11年10月23日，日本法医学会関東地方会において，肺組織からヒビテングルコネートの代謝物質が検出されたとの報告が帝京大学からありました．これをもとに同年11月23日遺族に謝罪し，保険金請求用死亡診断書の発行について遺族の意向をたずねたところ，希望するとの返答を得ました．主治医は死亡原因を薬物中毒による急性肺血栓塞栓症とする新たな保険金請求用死亡診断書を作成し，病院から遺族へ郵送しました．

一審，二審とも院長が，主治医に死亡診断書に病死と書くよう指示したとしましたが，診断書を作成する権限を有するのは，主治医であり，実際に死亡を宣告をした主治医のみが死亡診断書を作成できるのです．したがって，主治医が私に相談したのは，医師として分からなかったからであり，助言を求めたもので，指示を求めたものではあり得ません．主治医以外の人の助言は，主治医を拘束するものではないのです．

　最高裁判所は，二審の判決には憲法違反はなく，実質上法令違反の主張は上告理由に当たらないとして，門前払いしました．

　民事の方も遺族から平成12年9月22日に提訴されました．当時院長の私に関しては，東京都と一緒に720万円の損害賠償を支払えというものでした．

　平成16年1月20日，民事一審の判決は刑事裁判の二審の判決をほぼなぞる形で，東京都には死因解明義務があり，院長は死因の解明を警察に委ねることが義務であるのに，警察に届けるのが遅れたこと，東京都および病院は遺族に死亡に至る事実経過や死因を説明すべき義務があるのに院長は死亡診断書を病死として作成させ，これが説明義務違反に当たるので，東京都と院長は共同して100万円支払えというものでした．

　私が控訴した民事二審（東京都は控訴せず）では，裁判進行中に，100万円については東京都が一審判決後に既に遺族に支払って，遺族が受領してしまっている事が判明したので，裁判官は遺族に訴訟の取り下げを勧告しました．しかし遺族はそれを拒否し，100万円に更に10万円上乗せして，合計110万円を請求して訴訟を継続しました．

　平成16年9月30日，民事二審裁判で遺族の請求は棄却され，民事一審判決の中の私に関する損害賠償は取り消され，私の勝訴という形になりました．なお，東京都および病院は，可能な範囲内で死因を解明した上で遺族に対して適時適切な説明をする義務はあるが，死亡原因解明義務というものはないとされました．刑事事件の結末は残念無念ですが，民事事件で病院の死因解明義務が否定されたことは，今後の病院運営に大きな意義があるものと思っています．

　この事件を振り返ってみると，医療について経験のない裁判官が，マスコミ等の動きに乗って，無理矢理に法律を適用して，非論理的で無理な判決を下し，その判決が医療界に及ぼす影響も考えず，病院管理者の院長を巻き込んで有罪にした感を深くします．

　マスコミは，この事件を「事故隠し，事故隠し」と声高に報道しました．しかし，病院は薬剤取り違えの可能性も遺族にきちんと説明し，解剖方法の選択も遺族に委ねて，何一つ隠し立てしませんでした．死亡診断書の件は，警察に死亡原因の調査依頼をした後のことで，これも事故隠しとは無関係なことです．

　刑事事件の判決では，死亡診断をすると検案となってしまう問題，異状の定義が明らかでない問題（本件では，右腕の色素沈着とされました），診断書作成の問題（本件では，保険金請求用死亡診断書作成者が起訴されず，複数の助言者の中，院長のみが有罪となりました）等，医療を行っていく上で，あまりにも矛盾が多く，その混乱は，いまだ解決されないままです．

　刑事事件で有罪となった結果，私は厚生労働省による行政処分該当者となり，平成17年5月，行政処分該当審査の際に，本件裁判判決の矛盾点を厚生労働省にも申し上げました．しかし，厚生労働省としては，法律を論じる立場にはなく，刑事事件で有罪になったということに基づいて審査するとのことで，私は，平成17年8月から医業停止1年の行政処分を受けました．

医師法 21 条の立法主旨は，殺人，堕胎等の犯罪を捜査する司法警察上の便宜をはかることですが，広尾病院事件の最高裁上告棄却により，医療事故にもこの法律が適用されることが決まってしまいました．しかし，診療中の患者が死亡した場合，術後の合併症，個体差，今日の医学の限界から，死因が不明であることは決して少ないわけではありません．医療の透明性は医の倫理として，もちろん大切なことです．しかし死亡後 24 時間以内には死因をつきとめられないこともあるでしょうし，広尾病院事件以後も，警察への届出が 24 時間を過ぎた事件が散見されるのも故なしとしません．

　医療事故が刑事事件になるのは日本だけだそうですが，医療に経験のない警察官がどれだけ医療事故を調査できるのか，は疑問です．医療事故が刑事事件絡みになって，医療全体が萎縮することを恐れます．結局は，国民の健康に影響を及ぼす事態になりかねないからです．

　医療事故を警察以外の第三者機関で調査審議する動きが日本医学会の分科会や厚生労働省等により活発になっています．今後，司法との関係も含めたシステム造りが課題となるでしょう．

　この事件で，私自身は，何年にも亘って闘えるだけ闘って相当疲れましたが，今のところ心身ともに健康に生きています．これからどれだけ神様が生かして下さるか分かりませんが，引き続き前を向いて歩んで行こうと思っています．

## 資料⑨ 憲法，刑法，刑訴法，医師法など関連法律の抜粋

**世界人権宣言**

第1条〔自由平等〕すべての人間は，生れながらにして自由であり，かつ，尊厳と権利とについて平等である．人間は，理性と良心とを授けられており，互いに同胞の精神をもって行動しなければならない．

第2条〔権利と自由の享有に関する無差別待遇〕1．すべて人は，人種，皮膚の色，性，言語，宗教，政治上その他の意見，国民的若しくは社会的出身，財産，門地その他の地位又はこれに類するいかなる事由による差別をも受けることなく，この宣言に掲げるすべての権利と自由とを享有することができる．

第3条〔生命，自由，身体の安全〕すべて人は，生命，自由及び身体の安全に対する権利を有する．

第7条〔法の前における平等〕すべての人は，法の下において平等であり，また，いかなる差別もなしに法の平等な保護を受ける権利を有する．すべての人は，この宣言に違反するいかなる差別に対しても，また，そのような差別をそそのかすいかなる行為に対しても，平等な保護を受ける権利を有する．

第10条〔裁判所の公正な審理〕すべて人は，自己の権利及び義務並びに自己に対する刑事責任が決定されるに当って，独立の公平な裁判所による公正な公開の審理を受けることについて完全に平等の権利を有する．

第11条〔無罪の推定，事後法による処罰の禁止〕1．犯罪の訴追を受けた者は，すべて，自己の弁護に必要なすべての保障を与えられた公開の裁判において法律に従って有罪の立証があるまでは，無罪と推定される権利を有する．

2．何人も，実行の時に国内法又は国際法により犯罪を構成しなかった作為又は不作為のために有罪とされることはない．また，犯罪が行われた時に適用される刑罰より重い刑罰を課せられない．

**日本国憲法**

第13条〔個人の尊重，生命・幸福追求権・公共の福祉〕すべて国民は，個人として尊重される．生命，自由及び幸福追求に対する国民の権利については，公共の福祉に反しない限り，立法その他の国政の上で，最大の尊重を必要とする．

第19条〔思想及び良心の自由〕思想及び良心の自由は，これを侵してはならない．

第37条〔刑事被告人の権利〕すべて刑事事件においては，被告人は，公平な裁判所の迅速な公開裁判を受ける権利を有する．

2　刑事被告人は，すべての証人に対して審問する機会を充分に与へられ，又，公費で自己のために強制的手続により証人を求める権利を有する．

3　刑事被告人は，いかなる場合にも，資格を有する弁護人を依頼することができる．被告人が自らこれを依頼することができないときは，国でこれを附する．

第38条〔自己に不利益な供述強要の禁止，自由の証拠能力〕何人も，自己に不利益な供述を強要されない．

　2　強制，拷問若しくは脅迫による自白又は不当に長く抑留若しくは拘禁された後の自白は，これを証拠とすることができない．

　3　何人も，自己に不利益な唯一の証拠が本人の自白である場合には，有罪とされ，又は刑罰を科せられない．

## 刑法

第35条〔正当行為〕法令又は正当な業務による行為は，罰しない．

第37条〔緊急避難〕自己又は他人の生命，身体，自由又は財産に対する現在の危難を避けるため，やむを得ずにした行為は，これによって生じた害が避けようとした害の程度を超えなかった場合に限り，罰しない．ただし，その程度を超えた行為は，情状により，その刑を減軽し，又は免除することができる．

　2　前項の規定は，業務上特別の義務がある者には，適用しない．

第38条〔故意〕罪を犯す意思がない行為は，罰しない．ただし，法律に特別の規定がある場合は，この限りでない．

第156条〔虚偽公文書作成等〕公務員が，その職務に関し，行使の目的で，虚偽の文書若しくは図画を作成し，又は文書若しくは図画を変造したときは，印章又は署名の有無により区別して，前二条の例による．

第211条〔業務上過失致死傷等〕業務上必要な注意を怠り，よって人を死傷させた者は，五年以下の懲役若しくは禁錮又は百万円以下の罰金に処する．重大な過失により人を死傷させた者も，同様とする．

## 刑事訴訟法

第146条〔自己の刑事責任と証言拒絶権〕人も，自己が刑事訴追を受け，又は有罪判決を受ける虞のある証言を拒むことができる．

第149条〔業務上守秘義務と証言拒絶権〕医師，歯科医師，助産師，看護師，弁護士（外国法事務弁護士を含む．），弁理士，公証人，宗教の職に在る者又はこれらの職に在つた者は，業務上委託を受けたため知り得た事実で他人の秘密に関するものについては，証言を拒むことができる．但し，本人が承諾した場合，証言の拒絶が被告人のためのみにする権利の濫用と認められる場合（被告人が本人である場合を除く．）その他裁判所の規則で定める事由がある場合は，この限りでない．

第229条　変死者又は変死の疑のある死体があるときは，その所在地を管轄する地方検察庁又は区検察庁の検察官は，検視をしなければならない．

　2　検察官は，検察事務官又は司法警察員に前項の処分をさせることができる．

第239条　何人でも，犯罪があると思料するときは，告発をすることができる．

2 官吏又は公吏は，その職務を行うことにより犯罪があると思料するときは，告発をしなければならない．

## 医師法

第19条〔応招義務等〕診療に従事する医師は，診察治療の求があつた場合には，正当な事由がなければ，これを拒んではならない．

2 診察若しくは検案をし，又は出産に立ち会つた医師は，診断書若しくは検案書又は出生証明書若しくは死産証書の交付の求があつた場合には，正当な事由がなければ，これを拒んではならない．

第20条〔無診察治療等の禁止〕医師は，自ら診察しないで治療をし，若しくは診断書若しくは処方せんを交付し，自ら出産に立ち会わないで出生証明書若しくは死産証書を交付し，又は自ら検案をしないで検案書を交付してはならない．但し，診療中の患者が受診後24時間以内に死亡した場合に交付する死亡診断書については，この限りでない．

第21条〔異状死体等の届出義務〕医師は，死体又は妊娠4月以上の死産児を検案して異状があると認めたときは，24時間以内に所轄警察署に届け出なければならない．

第24条〔診察録の記載・保存〕医師は，診療をしたときは，遅滞なく診療に関する事項を診療録に記載しなければならない．

2 前項の診療録であつて，病院又は診療所に勤務する医師のした診療に関するものは，その病院又は診療所の管理者において，その他の診療に関するものは，その医師において，5年間これを保存しなければならない．

第33条の2 次の各号のいずれかに該当する者は，50万円以下の罰金に処する．

1. 第6条第3項，第18条，第20条から第22条まで又は第24条の規定に違反した者

## 医療法（「地域における医療及び介護の総合的な確保を推進するための関係法律の整備等に関する法律」は除く）

## 医療法施行規則（「厚生労働省令第百号」は除く）

第1条11 病院等の管理者は，法第六条の十の規定に基づき，次に掲げる安全管理のための体制を確保しなければならない（ただし，第二号については，病院，患者を入院させるための施設を有する診療所及び入所施設を有する助産所に限る．）．

一 医療に係る安全管理のための指針を整備すること．
二 医療に係る安全管理のための委員会を開催すること．
三 医療に係る安全管理のための職員研修を実施すること．
四 医療機関内における事故報告等の医療に係る安全の確保を目的とした改善のための方策を講ずること

## 死体解剖法

第11条〔犯罪に関係する異状の届出〕死体を解剖した者は，その死体について犯罪と関係のある異状があると認めたときは，二十四時間以内に，解剖をした地の警察署長に届け出なけ

ればならない．

### 行政手続法

第2条　この法律において，次の各号に掲げる用語の意義は，当該各号に定めるところによる．

七　届出　行政庁に対し一定の事項の通知をする行為（申請に該当するものを除く．）であって，法令により直接に当該通知が義務付けられているもの（自己の期待する一定の法律上の効果を発生させるためには当該通知をすべきこととされているものを含む．）をいう．

### 個人情報の保護に関する法律

（定義）

第2条

1. この法律において「個人情報」とは，生存する個人に関する情報であって，当該情報に含まれる氏名，生年月日その他の記述等により特定の個人を識別することができるもの（他の情報と容易に照合することができ，それにより特定の個人を識別することができることとなるものを含む．）をいう．

（基本理念）

第3条

　個人情報は，個人の人格尊重の理念の下に慎重に取り扱われるべきものであることにかんがみ，その適正な取扱いが図られなければならない．

## 資料⑩ 医療安全調査委員会設置法案（仮称）大綱案

○この「医療安全調査委員会設置法案（仮称）大綱案」は，本年4月に公表した「医療の安全の確保に向けた医療事故による死亡の原因究明・再発防止等の在り方に関する試案」（第三次試案）の内容を踏まえ，法律案の大綱化をした場合の現段階におけるイメージである．具体的な規定の方法については更に検討を要する．

○また，別添は，第三次試案の内容について，法律で対応する事項（本大綱案に規定），政省令で対応する事項，委員会が定める実施要領・規則で対応する事項等にそれぞれ区分して明記したものである．

○本制度の実施に当たっては，行財政改革等の観点から組織面，財政面の検討を加えた上で法整備を行う必要がある．

○医療死亡事故の原因究明と再発防止を図る仕組みについて，今後とも広く国民的な議論を望むものである．

平成20年6月
厚生労働省

### 医療安全調査委員会設置法案（仮称）大綱案

Ⅰ　総則

第1　目的

　　医療安全調査委員会設置法案（仮称．以下「法案」という．）は，医療事故死等の原因を究明するための調査を適確に行わせるため医療安全調査地方委員会を，医療の安全の確保のため講ずべき措置について勧告等を行わせるため医療安全調査中央委員会を設置し，もって医療事故の防止に資することを目的とする．

第2　定義

1　この法案において「医療事故死等」とは，第32の（2）の1の医療事故死等をいう．

2　この法案において「医療事故死亡者等」とは，医療事故死等に係る当該死亡した者又は死産児をいう．

Ⅱ　設置及び所掌事務並びに組織等

第3　設置

1　○○省に，医療安全調査中央委員会（以下「中央委員会」という．）を置く．

2　地方○○局に，医療安全調査地方委員会（以下「地方委員会」という．）を置く．

注）組織形態については，行財政改革，地方分権改革の検討状況を踏まえ，関係省庁と調整中．

第4　所掌事務
　1　中央委員会は，次の事務をつかさどる．
　　① 医療事故死等の原因を究明するための調査（以下「医療事故調査」という．）の実施要領（第12の2において「実施要領」という．）を定めること．
　　② 第22の1の報告書の分析及び評価を行った結果に基づき，医療の安全の確保のため講ずべき措置について○○大臣に対し勧告すること．
　　③ 医療の安全の確保のため講ずべき措置について○○大臣又は関係行政機関の長に対し意見を述べること．
　　④ 第32の（4）の2によりその権限に属させられた事項を処理すること．
　　⑤ 所掌事務を行うため必要な調査及び研究を行うこと．
　　⑥ 所掌事務に関して得られた知識であって，医療の安全の確保に資するものの普及及び啓発に関すること．
　　⑦ 所掌事務に付随する事務
　2　地方委員会は，次の事務をつかさどる．
　　① 医療事故調査を行うこと．
　　② 所掌事務を行うため必要な調査及び研究を行うこと．
　　③ 所掌事務に付随する事務

第5　職権の行使　中央委員会及び地方委員会の委員は，独立してその職権を行う．

第6　組織
　1　中央委員会及び地方委員会は，それぞれ，委員○人以内で組織する．
　2　中央委員会及び地方委員会に，特別の事項を調査審議させるため必要があるときは，臨時委員を置くことができる．
　3　中央委員会及び地方委員会に，専門の事項を調査審議させるため必要があるときは，専門委員を置くことができる．
　　注）調査チームは，臨時委員，専門委員を中心に構成され，事例毎に置かれる．

第7　委員等の任命
　1　委員は，その属すべき中央委員会又は地方委員会の所掌事務の遂行につき公正な判断をすることができ，かつ，医療，法律その他その属すべき中央委員会又は地方委員会が行う事務に関し優れた識見を有する者及び医療を受ける立場にある者のうちから，○○大臣が任命する．
　2　臨時委員は，中央委員会又は地方委員会の所掌事務の遂行につき公正な判断をすることができ，かつ，当該特別の事項に関し学識経験を有する者のうちから，○○大臣が任命する．
　3　専門委員は，中央委員会又は地方委員会の所掌事務の遂行につき公正な判断をすることが

でき，かつ，当該専門の事項に関し学識経験を有する者のうちから，○○大臣が任命する．

第8　委員の任期等
1　委員の任期は，2年とする．ただし，補欠の委員の任期は，前任者の残任期間とする．
2　委員は，再任されることができる．
3　臨時委員は，その者の任命に係る当該特別の事項に関する調査審議が終了したときは，解任されるものとする．
4　専門委員は，その者の任命に係る当該専門の事項に関する調査審議が終了したときは，解任されるものとする．
5　委員，臨時委員及び専門委員は，非常勤とする．ただし，地方委員会の委員のうち△人以内は，常勤とすることができる．

第9　委員長
1　中央委員会及び地方委員会に，それぞれ，委員長を置き，委員の互選により選任する．
2　委員長は，会務を総理し，それぞれ，中央委員会又は地方委員会を代表する．
3　委員長に事故があるときは，あらかじめその指名する委員が，その職務を代理する．

第10　議事
1　中央委員会及び地方委員会は，それぞれ，委員長が招集する．
2　中央委員会及び地方委員会は，委員及び議事に関係のある臨時委員の過半数が出席しなければ，会議を開き，議決することができない．
3　中央委員会及び地方委員会の議事は，委員及び議事に関係のある臨時委員で会議に出席したものの過半数で決し，可否同数のときは，委員長の決するところによる．

第11　事務局
1　中央委員会及び地方委員会の事務を処理させるため，中央委員会及び地方委員会に，それぞれ，事務局を置く．
2　事務局の内部組織は，○○省令で定める．

Ⅲ　医療事故調査及び勧告等
第12　医療事故調査の趣旨及び実施要領
1　医療事故調査は，医療事故死等に関する事実を認定し，これについて必要な分析を行い，当該医療事故死等の原因を究明し，もって医療事故の防止を図ることを旨として行われるものとする．委員会は，医療関係者の責任追及が目的ではなく，医療関係者の責任については，委員会の専門的判断を尊重する仕組みとする．
2　第12〜第22のほか，医療事故調査は，実施要領に基づいて行うものとする．

第13　委員等の職務従事の制限
　1　地方委員会は，委員，臨時委員又は専門委員が医療事故死等の原因に関係があるおそれのある者であると認めるとき又は医療事故死等の原因に関係があるおそれのある者と密接な関係を有すると認めるときは，当該委員，臨時委員又は専門委員を当該医療事故調査に従事させてはならない．
　2　1の委員，臨時委員又は専門委員は，当該医療事故調査に関する地方委員会の会議に出席することができない．
　注）中央委員会の委員の職務従事の制限については，更に検討する．

第14　地方委員会への通知
　　　○○大臣は，第32の（2）又は（3）により医療事故死等について届出があったときは，直ちに当該医療事故死等を届け出た管理者の管理する病院，診療所又は助産所の所在地を管轄する地方○○局に置かれた地方委員会にその旨を通知しなければならない．

第15　遺族からの医療事故調査の求め等
　1　医療に係る事故に起因して死亡又は死産したと疑う当該死亡した者又は死産児の遺族は，○○大臣に対し，地方委員会に医療事故調査を行わせることを求めることができる．
　2　○○大臣は，遺族から1の求めがあったときは，直ちに当該求めに係る死亡又は死産が発生した地を管轄する地方○○局に置かれた地方委員会にその旨を通知しなければならない．
　注）遺族からの調査の求めの手続は，病院等の管理者が代行することができる．（施行規則）

第16　医療事故調査の開始
　1　地方委員会は，第14の通知を受けたときは，当該通知に係る医療事故死等について，直ちに医療事故調査を開始しなければならない．
　2　地方委員会は，第15の2の通知に係る死亡又は死産について，医療事故死等でないと認められるとき，同一の死亡又は死産について第22の1の報告書が作成されているときその他の場合を除いて，直ちに医療事故調査を開始しなければならない．
　3　地方委員会は，第15の2の通知に係る死亡又は死産について調査を開始しない場合には，直ちにその旨及び理由を遺族に通知しなければならない．

第17　医療事故調査に係る報告の徴収等
　1　地方委員会は，医療事故調査を行うため必要があると認めるときは，次の処分をすることができる．
　　①　医師，歯科医師，薬剤師，助産師，看護師その他の医療事故死等について医療を提供した者その他の関係者（以下②及び③並びに3において「関係者」という．）に報告を求めること．
　　②　医療事故死等が発生した病院，診療所，助産所その他の必要と認める場所に立ち入って，構造設備若しくは医薬品，診療録，助産録，帳簿書類その他の医療事故死等に関係の

ある物件（以下「関係物件」という．）を検査し，又は関係者に質問すること．
③ 関係者に出頭を求めて質問すること．
④ 関係物件の所有者，所持者若しくは保管者に対し当該関係物件の提出を求め，又は提出された関係物件を留め置くこと．
⑤ 関係物件の所有者，所持者若しくは保管者に対し当該関係物件の保全を命じ，又はその移動を禁止すること．
⑥ 医療事故死等の現場に，公務により立ち入る者及び地方委員会が支障がないと認める者以外の者が立ち入ることを禁止すること．
2 地方委員会は，必要があると認めるときは，委員，臨時委員，専門委員又は事務局の職員に1の①〜⑥の処分をさせることができる．
3 2により1の②の処分をする者は，その身分を示す証明書を携帯し，関係者に提示しなければならない．
4 1又は2の処分の権限は，犯罪捜査のために認められたものと解釈してはならない．

第18 死体の解剖及び保存
1 地方委員会は，医療事故調査を行うため必要があると認めるときは，医療事故死亡者等の死体又は死胎を，原則として遺族の承諾を得て解剖することができる．
2 1の解剖は，刑事訴訟法による検証又は鑑定のための解剖を妨げるものではない．
3 1により医療事故死亡者等の死体又は死胎を解剖する場合においては，死体解剖保存法第19条にかかわらず，原則として遺族の承諾を得て，その死体又は死胎の一部を標本として保存することができる．

第19 医療事故調査等の委託
1 地方委員会は，医療事故調査を行うため必要があると認めるときは，調査又は研究の実施に関する事務の一部を，独立行政法人，国立大学法人，地方独立行政法人その他の民間の団体又は学識経験を有する者に委託することができる．
2 1により事務の委託を受けた者若しくはその役員若しくは職員又はこれらの職にあった者は，正当な理由がなく，当該委託事務に関して知り得た秘密を漏らしてはならない．
3 1により事務の委託を受けた者又はその役員若しくは職員であって当該委託事務に従事するものは，刑法その他の罰則の適用については，法令により公務に従事する職員とみなす．

第20 関係行政機関等の協力地方委員会は，医療事故調査を行うため必要があると認めるときは，関係行政機関の長，関係地方公共団体の長その他の関係者に対し，資料又は情報の提供その他の必要な協力を求めることができる．

第21 意見の聴取 地方委員会は，医療事故調査を終える前に，当該医療事故死等の原因に関係があると認められる者及び当該医療事故死亡者等の遺族に対し，意見を述べる機会を与えなければならない．

第22 報告書等
1 地方委員会は，医療事故調査を終えたときは，当該医療事故死亡者等に関する次の事項を記載した報告書を作成し，これを○○大臣及び中央委員会に提出するとともに，当該医療事故死等について○○大臣に届け出た病院，診療所又は助産所の管理者及び当該医療事故死亡者等の遺族に交付し，かつ，公表しなければならない．
　① 医療事故調査の経過
　② 臨床の経過
　③ 死体又は死胎の解剖の結果
　④ 死亡又は死産の原因
　⑤ 臨床の経過の医学的な分析及び評価
　⑥ その他必要な事項
2 1の報告書には，少数意見を付記するものとする．
3 第21により聴取した病院，診療所又は助産所の管理者又は遺族の意見が1の報告書の内容と相違する場合には，当該報告書には，当該意見の概要を添付するものとする．
4 地方委員会は，医療事故調査を終える前においても，医療事故調査を開始した日から6月以内に医療事故調査を終えることが困難であると見込まれることその他の事由により必要があると認めるときは，医療事故調査の経過について，○○大臣及び中央委員会に報告するとともに，当該医療事故死等について○○大臣に届け出た病院，診療所又は助産所の管理者及び当該医療事故死亡者等の遺族に通知し，かつ，公表するものとする．

第23 勧告
1 中央委員会は，地方委員会から第22の1の報告書の提出を受けた場合において，当該報告書の内容の分析及び評価を行った結果に基づき，必要があると認めるときは，医療の安全を確保するため講ずべき措置について○○大臣に勧告することができる．
2 ○○大臣は，1の勧告に基づき講じた措置について中央委員会に報告しなければならない．
第24 意見の陳述　中央委員会は，必要があると認めるときは，医療の安全を確保するため講ずべき措置について○○大臣又は関係行政機関の長に意見を述べることができる．

Ⅳ 雑則
第25 警察への通知　第14又は第15の2の通知を受けた地方委員会は，当該医療事故死等について，次の場合に該当すると思料するときは，直ちに当該医療事故死等が発生した病院，診療所又は助産所の所在地を管轄する警視総監又は道府県警察本部長にその旨を通知しなければならない．
　　① 故意による死亡又は死産の疑いがある場合
　　② 標準的な医療から著しく逸脱した医療に起因する死亡又は死産の疑いがある場合
　　　注）②に該当するか否かについては，病院，診療所等の規模や設備，地理的環境，医師等の専門性の程度，緊急性の有無，医療機関全体の安全管理体制の適否（システムエラー）の観点等を勘案して，医療の専門家を中心とした地方委員会が個別具体的に判

断することとする．
- ③ 当該医療事故死等に係る事実を隠ぺいする目的で関係物件を隠滅し，偽造し，又は変造した疑いがある場合，類似の医療事故を過失により繰り返し発生させた疑いがある場合その他これに準ずべき重大な非行の疑いがある場合
  - 注）「類似の医療事故を過失により繰り返し発生させた」とは，いわゆるリピーター医師のことであり，例えば，過失による医療事故死等を繰り返し発生させた場合をいう．

第 26　権限の委任　この法案の○○大臣の権限は，地方○○局長に委任することができる．

第 27　政令への委任　この法案に定めるもののほか，中央委員会又は地方委員会に関し必要な事項は，政令で定める．

第 28　不利益取扱いの禁止　何人も，第 17 の 1 又は 2 の処分に応ずる行為をしたことを理由として，解雇その他の不利益な取扱いを受けない．

## V　罰則

第 29
　　第 19 の 2 に違反した者は，1 年以下の懲役又は 50 万円以下の罰金に処する．

第 30
　　次の①〜⑤のいずれかに該当する者は，30 万円以下の罰金に処する．
- ① 第 17 の 1 の①又は第 17 の 2 の報告の求めに対し虚偽の報告をした者
- ② 第 17 の 1 の②又は第 17 の 2 の検査を拒み，妨げ，若しくは忌避し，又は第 17 の 1 の②又は第 17 の 2 の質問に対し虚偽の陳述をした者
- ③ 第 17 の 1 の③又は第 17 の 2 の質問に対し虚偽の陳述をした者
- ④ 第 17 の 1 の④又は第 17 の 2 の処分に違反して関係物件を提出しない者
- ⑤ 第 17 の 1 の⑤又は第 17 の 2 の処分に違反して関係物件を保全せず，又は移動した者

第 31
　　法人の代表者又は法人若しくは人の代理人，使用人その他の従業者が，その法人又は人の業務に関して第 30 の違反行為をしたときは，行為者を罰するほか，その法人又は人に対して第 30 の罰金刑を科する．

## VI　関係法律の改正
第 32　医療法の一部改正
(1) 病院等の管理者の医療事故に関する説明義務病院，診療所又は助産所の管理者は，医療事

故が発生したときは，その経過及び原因について患者又はその家族への適切な説明が行われるようにしなければならない．

(2) 病院等の管理者の医療事故死等に関する届出義務等
1 病院若しくは診療所に勤務する医師が死体若しくは妊娠4月以上の死産児を検案し，又は病院若しくは診療所に勤務する歯科医師が死亡について診断して，(4)の1の基準に照らして，次の死亡又は死産（以下「医療事故死等」という．）に該当すると認めたときは，その旨を当該病院又は診療所の管理者に報告しなければならない．
① 行った医療の内容に誤りがあるものに起因し，又は起因すると疑われる死亡又は死産
② 行った医療に起因し，又は起因すると疑われる死亡又は死産であって，その死亡又は死産を予期しなかったもの
2 病院，診療所又は助産所に勤務する助産師は，妊娠4月以上の死産児の検案をして，(4)の1の基準に照らして，医療事故死等に該当すると認めたときは，その旨を当該病院，診療所又は助産所の管理者に報告しなければならない．
3 1又は2の報告は，医療事故死等に該当すると認めたときから24時間以内に行わなければならない．
4 1又は2の報告を受けた病院，診療所又は助産所の管理者は，必要に応じて速やかに診断又は検案をした医師，歯科医師又は助産師その他の関係者と協議し，(4)の1の基準に照らして，医療事故死等と認めたときは，直ちに，○○省令で定める事項を○○大臣に届け出なければならない．
5 病院，診療所又は助産所の管理者は，1又は2の報告を受けた旨，4の協議の経過（協議をしなかったときは，その理由）及び医療事故死等に該当すると認めた理由又は認めなかった理由に関する記録を作成し，当該報告をした日又は協議をした日のいずれか遅い日から起算して5年間，これを保存しなければならない．

(3) 病院等に勤務する医師が当該病院等の管理者であるときの医療事故死等に関する届出義務等
1 病院，診療所又は助産所に勤務する医師，歯科医師又は助産師が当該病院，診療所又は助産所の管理者であるときは，(4)の1の基準に照らして，医療事故死等に該当すると認めたときは，24時間以内に，○○省令で定める事項を○○大臣に届け出なければならない．
2 病院，診療所若しくは助産所に勤務する医師，歯科医師若しくは助産師以外の医師，歯科医師若しくは助産師又は公衆若しくは特定多数人のため往診のみによって診療に従事する医師若しくは歯科医師若しくは出張のみによって業務に従事する助産師は，(4)の1の基準に照らして，医療事故死等に該当すると認めたときは，24時間以内に，○○省令で定める事項を○○大臣に届け出なければならない．
3 1又は2の医師，歯科医師又は助産師は，医療事故死等に該当すると認めた理由又は認めなかった理由に関する記録を作成し，届出をした日から起算して5年間，これを保存しなければならない．
注）診療所等の管理者の届出に当たって，管理者からの相談に答えられるよう，医療安全調

査委員会における相談体制のみではなく，医師専門職団体等による相談体制の整備についても検討する．

(4) 医療事故死等に該当するかどうかの基準
 1 ○○大臣は，(2) の 1, 2 及び 4 並びに (3) の 1 及び 2 の報告及び届出を適切にさせるため，医療事故死等に該当するかどうかの基準を定め，これを公表するものとする．
 2 ○○大臣は，1 の基準を定め，又はこれを改定しようとするときは，医学医術に関する学術団体及び医療安全調査中央委員会の意見を聴かなければならない．

(5) 医療事故死等の届出義務違反に対する体制整備命令等
 1 ○○大臣は，病院，診療所若しくは助産所に勤務する医師，歯科医師若しくは助産師が (2) の 1 若しくは 2 に違反して報告を怠り，若しくは虚偽の報告をしたとき又は病院，診療所若しくは助産所の管理者若しくは病院，診療所若しくは助産所に勤務する医師，歯科医師若しくは助産師以外の医師，歯科医師若しくは助産師若しくは公衆若しくは特定多数人のため往診のみによって診療に従事する医師若しくは歯科医師若しくは出張のみによって業務に従事する助産師が (2) の 4 若しくは (3) の 1 若しくは 2 に違反して届出を怠り，若しくは虚偽の届出をしたとき若しくは (2) の 5 若しくは (3) の 3 に違反して記録を作成せず，若しくは保存せず，若しくはこれらに記載し，若しくは記録すべき事項を記載せず，若しくは記録せず，若しくは虚偽の記載若しくは記録をしたときは，直ちに，その届出を行わせ，又は届出の内容を是正させることを命ずるとともに，(2) の 1 若しくは 2 の報告，(2) の 4 若しくは (3) の 1 若しくは 2 の届出又は (2) の 5 若しくは (3) の 3 の記録を適切にするために必要な体制の整備を命ずることができる．
 2 ○○大臣は，1 の命令をすべきか否かを調査する必要があると認めるときは，当該事案に関係する者から報告を徴し，(2) の 5 若しくは (3) の 3 の記録，診療録，助産録，帳簿書類その他の物件（以下この条において「関係物件」という．）の所有者に対し，当該関係物件の提出を命じ，又は当該職員をして当該病院，診療所，助産所その他の場所に立ち入り，関係物件を検査させることができる．
 3 2 によって立入検査をする当該職員は，その身分を示す証明書を携帯し，かつ，関係人の請求があるときは，これを提示しなければならない．また，2 の権限は，犯罪捜査のために認められたものと解釈してはならない．
 4 ○○大臣が 1 又は 2 の権限を行うときは，当該病院，診療所又は助産所の業務を監督する都道府県知事，保健所を設置する市の市長又は特別区の区長と密接な連携の下に行うものとする．

(6) 病院等におけるシステムエラーに対する改善計画等都道府県知事，保健所を設置する市の市長又は特別区の区長は，病院，診療所又は助産所における医療の安全を確保するための措置の内容が著しく適当でないと認めるときは，当該病院，診療所又は助産所の管理者に対し，措置すべき事項及び期限を示し，当該病院，診療所若しくは助産所における医療の安全を確保す

るための改善計画の提出を求め，若しくは提出された改善計画の変更を命じ，又は当該病院，診療所若しくは助産所の医療の安全を確保するために必要な措置を採ることを命ずることができる．

(7) ○○大臣から都道府県知事等への情報提供
　　○○大臣は，都道府県知事，保健所を設置する市の市長又は特別区の区長に対し，(6) 及び医療法第4章第3節（監督）の事務の適正な遂行に資すると認める第22の1の報告書に関する情報その他必要な情報を提供するものとする．

(8) 都道府県知事等から○○大臣への通知都道府県知事，保健所を設置する市の市長及び特別区の区長は，○○省令の定めるところにより，病院，診療所及び助産所に関し，○○省令で定める事項を○○大臣に通知しなければならない．
　　注）都道府県知事等は，医療監視等において医療事故死等の届出義務違反を確認したときは，○○大臣に通知しなければならないこととする．

(9) 罰則
　1　(5) の1又は (6) の命令又は処分に違反した者は，これを6月以下の懲役又は30万円以下の罰金に処する．
　2　(2) の5に違反した者及び (5) の2の報告若しくは提出を怠り，若しくは虚偽の報告をし，又は当該職員の検査を拒み，妨げ，若しくは忌避した者は，これを20万円以下の罰金に処する．

第33　医師法第21条の改正

　第21条　医師は，死体又は妊娠4月以上の死産児を検案して異状があると認めたときは，24時間以内に，その旨を検案をした地の所轄警察署長に届け出なければならない．ただし，当該死体又は死産児について第32の (2) の1の報告又は第32の (3) の1若しくは2の届出を24時間以内にしたときは，この限りでない．

　注）　現行の医師法第21条
　第21条　医師は，死体又は妊娠4月以上の死産児を検案して異状があると認めたときは，24時間以内に所轄警察署に届け出なければならない．

第34　保健師助産師看護師法第41条の改正
　第41条　助産師は，妊娠4月以上の死産児を検案して異常があると認めたときは，24時間以内に，その旨を検案をした地の所轄警察署長に届け出なければならない．ただし，当該死産児について第32の (2) の2の報告又は第32の (3) の1若しくは2の届出を24時間以内にしたときは，この限りでない．

注）　現行の保健師助産師看護師法第 41 条
　　第 41 条　助産師は，妊娠 4 月以上の死産児を検案して異常があると認めたときは，24 時間以内に所轄警察署にその旨を届け出なければならない．

第 35　介護保険法の改正介護老人保健施設について第 32 を準用する．

## Ⅶ　施行期日等

第 36　施行期日
　　この法案は，公布の日から起算して 3 年を超えない範囲内において政令で定める日から施行する．ただし，次の①及び②は，それぞれに定める日から施行する．
　　①　第 38　公布の日
　　②　Ⅰ，Ⅱ（中央委員会に係る部分に限る．），第 27　公布の日から起算して 2 年を超えない範囲内において政令で定める日

第 37　検討
　　政府は，この法案の施行後 5 年を目途として，この法案の施行の状況について検討を加え，必要があると認めるときは，その結果に基づいて所要の措置を講ずるものとする．

第 38　準備行為
　　○○大臣は，中央委員会及び地方委員会がこの法案の施行の時において業務を円滑に開始するため，この法案の施行の日（以下「施行日」という．）前においても，医療事故調査の試行的な実施その他の必要な準備行為をすることができる．

第 39　遺族からの医療事故調査の求め等に関する経過措置第 15 の 1 並びに第 32 の（2）及び（3）は，施行日以後の死亡又は死産から適用する．

## 資料⑪ 通知

医政発0508第1号
平成27年5月8日

各都道府県知事　殿

厚生労働省医政局長
（公 印 省 略）

地域における医療及び介護の総合的な確保を推進するための関係法律
の整備等に関する法律の一部の施行（医療事故調査制度）について

　平成26年6月25日付けで公布された，地域における医療及び介護の総合的な確保を推進するための関係法律の整備等に関する法律（平成26年法律第83号）により，医療法（昭和23年法律第205号）の一部が改正されたところである．このうち，改正後の医療法における医療事故調査及び医療事故調査・支援センターに関する規定については，平成27年10月1日から施行されることとされているところである．

　その施行に当たり，「医療事故調査制度の施行に係る検討について」（平成27年3月20日医療事故調査制度の施行に係る検討会）に沿って，医療法施行規則の一部を改正する省令（平成27年厚生労働省令第100号．以下「改正省令」という．）が本年5月8日付けで公布されたところである．

　本改正の要点は別添のとおりであるので，御了知の上，その運用に遺憾のないよう特段の御配慮をいただくとともに，管下政令指定都市，保健所設置市，医療機関，関係団体等に対し周知願いたい．

　なお，併せて，改正後の医療法第6条の11第2項に規定する「医療事故調査等支援団体」になることを希望する団体は厚生労働省医政局総務課に照会していただくよう，管下の医療機関，関係団体等に対して周知願いたい．

医政発 0508 第 2 号
平成 27 年 5 月 8 日

公益社団法人日本医師会長　殿

厚生労働省医政局長
（公　印　省　略）

地域における医療及び介護の総合的な確保を推進するための関係法律
の整備等に関する法律の一部の施行（医療事故調査制度）について

　標記について，別添写しのとおり，各都道府県知事あてに通知しましたので，御了知いただくと共に，関係者への周知方よろしくお願いします．
　なお，改正後の医療法第 6 条の 11 第 2 項に規定する「医療事故調査等支援団体」になることを希望する場合は，厚生労働省医政局総務課に照会していただくようよろしくお願いします．

## 1. 医療事故の定義について

○医療に起因し，又は起因すると疑われるもの

| 法律 | 省令 | 通知 |
|---|---|---|
| 第6条の10<br>　病院，診療所又は助産所（以下この章において「病院等」という．）の管理者は，医療事故（当該病院等に勤務する医療従事者が提供した医療に起因し，又は起因すると疑われる死亡又は死産であつて，当該管理者が当該死亡又は死産を予期しなかつたものとして厚生労働省令で定めるものをいう．以下この章において同じ．）が発生した場合には，厚生労働省令で定めるところにより，遅滞なく，当該医療事故の日時，場所及び状況その他厚生労働省令で定める事項を第6条の15第1項の医療事故調査・支援センターに報告しなければならない． | ○省令事項なし | 医療に起因し，又は起因すると疑われるもの<br>○「医療」に含まれるものは制度の対象であり，「医療」の範囲に含まれるものとして，手術，処置，投薬及びそれに準じる医療行為（検査，医療機器の使用，医療上の管理など）が考えられる．<br>○施設管理等の「医療」に含まれない単なる管理は制度の対象とならない．<br>○医療機関の管理者が判断するものであり，ガイドラインでは判断の支援のための考え方を示す．<br>※次頁参照：「医療に起因する（疑いを含む）」死亡又は死産の考え方 |

## 「医療に起因する(疑いを含む)」死亡又は死産の考え方

「当該病院等に勤務する医療従事者が提供した医療に起因し,又は起因すると疑われる死亡又は死産であって,当該管理者が当該死亡又は死産を予期しなかったもの」を,医療事故として管理者が報告する.

| 「医療」(下記に示したもの)に起因し,又は起因すると疑われる死亡又は死産(①) | ①に含まれない死亡又は死産(②) |
|---|---|
| ○診察<br>　－徴候,症状に関連するもの<br>○検査等(経過観察を含む)<br>　－検体検査に関連するもの<br>　－生体検査に関連するもの<br>　－診断穿刺・検体採取に関連するもの<br>　－画像検査に関連するもの<br>○治療(経過観察を含む)<br>　－投薬・注射(輸血含む)に関連するもの<br>　－リハビリテーションに関連するもの<br>　－処置に関連するもの<br>　－手術(分娩含む)に関連するもの<br>　－麻酔に関連するもの<br>　－放射線治療に関連するもの<br>　－医療機器の使用に関連するもの<br>○その他<br>以下のような事案については,管理者が医療に起因し,又は起因すると疑われるものと判断した場合<br>　－療養に関連するもの<br>　－転倒・転落に関連するもの<br>　－誤嚥に関連するもの<br>　－患者の隔離・身体的拘束／身体抑制に関連するもの | 左記以外のもの<br>＜具体例＞<br>○施設管理に関連するもの<br>　－火災等に関連するもの<br>　－地震や落雷等,天災によるもの<br>　－その他<br>○併発症<br>　(提供した医療に関連のない,偶発的に生じた疾患)<br>○原病の進行<br>○自殺(本人の意図によるもの)<br>○その他<br>　－院内で発生した殺人・傷害致死,等 |

※1　医療の項目には全ての医療従事者が提供する医療が含まれる.
※2　①,②への該当性は,疾患や医療機関における医療提供体制の特性・専門性によって異なる.

## 1. 医療事故の定義について

○当該死亡または死産を予期しなかったもの

| 法律 | 省令 | 通知 |
|---|---|---|
| 第6条の10<br>　病院，診療所又は助産所（以下この章において「病院等」という.）の管理者は，医療事故（当該病院等に勤務する医療従事者が提供した医療に起因し，又は起因すると疑われる死亡又は死産であつて，当該管理者が当該死亡又は死産を予期しなかつたものとして厚生労働省令で定めるものをいう．以下この章において同じ.）が発生した場合には，厚生労働省令で定めるところにより，遅滞なく，当該医療事故の日時，場所及び状況その他厚生労働省令で定める事項を第6条の15第1項の医療事故調査・支援センターに報告しなければならない. | 当該死亡又は死産を予期しなかったもの<br>○当該死亡又は死産が予期されていなかったものとして，以下の事項のいずれにも該当しないと管理者が認めたもの<br>一　管理者が，当該医療の提供前に，医療従事者等により，当該患者等に対して，当該死亡又は死産が予期されていることを説明していたと認めたもの<br>二　管理者が，当該医療の提供前に，医療従事者等により，当該死亡又は死産が予期されていることを診療録その他の文書等に記録していたと認めたもの<br>三　管理者が，当該医療の提供に係る医療従事者等からの事情の聴取及び，医療の安全管理のための委員会（当該委員会を開催している場合に限る.）からの意見の聴取を行った上で，当該医療の提供前に，当該医療の提供に係る医療従事者等により，当該死亡又は死産が予期されていると認めたもの | ○左記の解釈を示す.<br>●省令第一号及び第二号に該当するものは，一般的な死亡の可能性についての説明や記録ではなく，当該患者個人の臨床経過等を踏まえて，当該死亡又は死産が起こりうることについての説明及び記録であることに留意すること.<br>●患者等に対し当該死亡又は死産が予期されていることを説明する際は，医療法第一条の四第二項の規定に基づき，適切な説明を行い，医療を受ける者の理解を得るよう努めること.<br>参考）医療法第一条の四第二項<br>　　医師，歯科医師，薬剤師，看護師その他の医療の担い手は，医療を提供するに当たり，適切な説明を行い，医療を受ける者の理解を得るよう努めなければならない. |

## 1. 医療事故の定義について
○死産

| 法律 | 省令 | 通知 |
|---|---|---|
| 第6条の10<br>　病院,診療所又は助産所(以下この章において「病院等」という.)の管理者は,医療事故(当該病院等に勤務する医療従事者が提供した医療に起因し,又は起因すると疑われる死亡又は死産であつて,当該管理者が当該死亡又は死産を予期しなかつたものとして厚生労働省令で定めるものをいう.以下この章において同じ.)が発生した場合には,厚生労働省令で定めるところにより,遅滞なく,当該医療事故の日時,場所及び状況その他厚生労働省令で定める事項を第6条の15第1項の医療事故調査・支援センターに報告しなければならない. | ○省令事項なし | 死産について<br>○死産については「医療に起因し,又は起因すると疑われる,妊娠中または分娩中の手術,処置,投薬及びそれに準じる医療行為により発生した死産であって,当該管理者が当該死産を予期しなかったもの」を管理者が判断する.<br>○人口動態統計の分類における「人工死産」は対象としない. |

## 1. 医療事故の定義について

○医療事故の判断プロセス

| 法律 | 省令 | 通知 |
|---|---|---|
| 第6条の10<br>　病院，診療所又は助産所（以下この章において「病院等」という．）の管理者は，医療事故（当該病院等に勤務する医療従事者が提供した医療に起因し，又は起因すると疑われる死亡又は死産であって，当該管理者が当該死亡又は死産を予期しなかつたものとして厚生労働省令で定めるものをいう．以下この章において同じ．）が発生した場合には，厚生労働省令で定めるところにより，遅滞なく，当該医療事故の日時，場所及び状況その他厚生労働省令で定める事項を第6条の15第1項の医療事故調査・支援センターに報告しなければならない．<br><br>第6条の11<br>3　医療事故調査等支援団体は，前項の規定により支援を求められたときは，医療事故調査に必要な支援を行うものとする．<br>第6条の16<br>　医療事故調査・支援センターは，次に掲げる業務を行うものとする．<br>　五　医療事故調査の実施に関する相談に応じ，必要な情報の提供及び支援を行うこと． | ○省令事項なし | 医療機関での判断プロセスについて<br><br>○管理者が判断するに当たっては，当該医療事故に関わった医療従事者等から十分事情を聴取した上で，組織として判断する．<br>○管理者が判断する上での支援として，医療事故調査・支援センター（以下「センター」という．）及び支援団体は医療機関からの相談に応じられる体制を設ける．<br>○管理者から相談を受けたセンター又は支援団体は，記録を残す際等，秘匿性を担保すること． |

## 2. 医療機関からセンターへの事故の報告について
○医療機関からセンターへの報告方法
○医療機関からセンターへの報告事項
○医療機関からセンターへの報告期限

| 法律 | 省令 | 通知 |
|---|---|---|
| 第6条の10<br>　病院，診療所又は助産所（以下この章において「病院等」という．）の管理者は，医療事故（当該病院等に勤務する医療従事者が提供した医療に起因し，又は起因すると疑われる死亡又は死産であつて，当該管理者が当該死亡又は死産を予期しなかつたものとして厚生労働省令で定めるものをいう．以下この章において同じ．）が発生した場合には，厚生労働省令で定めるところにより，遅滞なく，当該医療事故の日時，場所及び状況その他厚生労働省令で定める事項を第6条の15第1項の医療事故調査・支援センターに報告しなければならない． | センターへの報告方法について<br>○センターへの報告は，次のいずれかの方法によって行うものとする．<br>●書面<br>●Web上のシステム<br><br>センターへの報告事項について<br>○病院等の管理者がセンターに報告を行わなければならない事項は，次のとおり．<br>法律で定められた事項<br>●日時／場所<br>●医療事故の状況<br><br>省令で定める事項<br>●連絡先<br>●医療機関名／所在地／管理者の氏名<br>●患者情報（性別／年齢等）<br>●医療事故調査の実施計画の概要<br>●その他管理者が必要と認めた情報 | ○以下のうち，適切な方法を選択して報告する．<br>●書面<br>●Web上のシステム<br><br>○以下の事項を報告する．<br><br>●日時／場所／診療科<br>●医療事故の状況<br>　・疾患名／臨床経過等<br>　・報告時点で把握している範囲<br>　・調査により変わることがあることが前提であり，その時点で不明な事項については不明と記載する．<br>●連絡先<br>●医療機関名／所在地／管理者の氏名<br>●患者情報（性別／年齢等）<br>●調査計画と今後の予定<br>●その他管理者が必要と認めた情報<br><br>センターへの報告期限<br>○個別の事案や事情等により，医療事故の判断に要する時間が異なることから具体的な期限は設けず，「遅滞なく」報告とする．<br>※なお，「遅滞なく」とは，正当な理由なく漫然と遅延することは認められないという趣旨であり，当該事例ごとにできる限りすみやかに報告することが求められるもの． |

## 3. 医療事故の遺族への説明事項等について
○遺族の範囲

| 法律 | 省令 | 通知 |
|---|---|---|
| 第6条の10<br>2　病院等の管理者は，前項の規定による報告をするに当たつては，あらかじめ，医療事故に係る死亡した者の遺族又は医療事故に係る死産した胎児の父母その他厚生労働省令で定める者（以下この章において単に「遺族」という．）に対し，厚生労働省令で定める事項を説明しなければならない． | 「遺族」の範囲について<br>①死亡した者の遺族について<br>　［法律で定められた事項］<br>　●死亡した者の遺族<br>②死産した胎児の遺族について<br>　［法律で定められた事項］<br>　●死産した胎児の父母<br>　省令で定める事項<br>　●死産した胎児の祖父母 | ○「遺族」の範囲について<br>　同様に遺族の範囲を法令で定めないこととしている他法令（死体解剖保存法など）の例にならうこととする．<br>○「死産した胎児」の遺族については，当該医療事故により死産した胎児の父母，祖父母とする．<br>○遺族側で遺族の代表者を定めてもらい，遺族への説明等の手続はその代表者に対して行う． |

## 3. 医療事故の遺族への説明事項等について
○遺族への説明事項

| 法律 | 省令 | 通知 |
|---|---|---|
| 第6条の10<br>2　病院等の管理者は，前項の規定による報告をするに当たつては，あらかじめ，医療事故に係る死亡した者の遺族又は医療事故に係る死産した胎児の父母その他厚生労働省令で定める者（以下この章において単に「遺族」という．）に対し，厚生労働省令で定める事項を説明しなければならない． | 遺族への説明事項について<br>○遺族への説明事項については，以下のとおり．<br>●医療事故の日時，場所，状況<br><br>●制度の概要<br>●院内事故調査の実施計画<br>●解剖又は死亡時画像診断（Ai）が必要な場合の解剖又は死亡時画像診断（Ai）の同意取得のための事項 | ○遺族へは，「センターへの報告事項」の内容を遺族にわかりやすく説明する．<br>○遺族へは，以下の事項を説明する．<br>●医療事故の日時，場所，状況<br>　・日時／場所／診療科<br>　・医療事故の状況<br>　　・疾患名／臨床経過等<br>　　・報告時点で把握している範囲<br>　　・調査により変わることがあることが前提であり，その時点で不明な事項については不明と説明する．<br>●制度の概要<br>●院内事故調査の実施計画<br>●解剖又は死亡時画像診断（Ai）が必要な場合の解剖又は死亡時画像診断（Ai）の具体的実施内容などの同意取得のための事項<br>●血液等の検体保存が必要な場合の説明 |

## 4. 医療機関が行う医療事故調査について

○医療機関が行う医療事故調査の方法等

| 法律 | 省令 | 通知 |
|---|---|---|
| 第6条の11<br>　病院等の管理者は，医療事故が発生した場合には，厚生労働省令で定めるところにより，速やかにその原因を明らかにするために必要な調査（以下この章において「医療事故調査」という．）を行わなければならない． | 医療事故調査の方法等<br>○病院等の管理者は，医療事故調査を行うに当たっては，以下の調査に関する事項について，当該医療事故調査を適切に行うために必要な範囲内で選択し，それらの事項に関し，当該医療事故の原因を明らかにするために，情報の収集及び整理を行うことにより行うものとする．<br>・診療録その他の診療に関する記録の確認<br>・当該医療従事者のヒアリング<br>・その他の関係者からのヒアリング<br>・解剖又は死亡時画像診断（Ai）の実施<br>・医薬品，医療機器，設備等の確認<br>・血液，尿等の検査 | ○本制度の目的は医療安全の確保であり，個人の責任を追及するためのものではないこと．<br>○調査の対象者については当該医療従事者を除外しないこと．<br>○調査項目については，以下の中から必要な範囲内で選択し，それらの事項に関し，情報の収集，整理を行うものとする．<br>　※調査の過程において可能な限り匿名性の確保に配慮すること．<br>・診療録その他の診療に関する記録の確認<br>　例）カルテ，画像，検査結果等<br>・当該医療従事者のヒアリング<br>　※ヒアリング結果は内部資料として取り扱い，開示しないこと．（法的強制力がある場合を除く．）とし，その旨をヒアリング対象者に伝える．<br>・その他の関係者からのヒアリング<br>　※遺族からのヒアリングが必要な場合があることも考慮する．<br>・医薬品，医療機器，設備等の確認<br>・解剖又は死亡時画像診断（Ai）については解剖又は死亡時画像診断（Ai）の実施前にどの程度死亡の原因を医学的に判断できているか，遺族の同意の有無，解剖又は死亡時画像診断（Ai）の実施により得られると見込まれる情報の重要性などを考慮して実施の有無を判断する．<br>・血液，尿等の検体の分析・保存の必要性を考慮<br>○医療事故調査は医療事故の原因を明らかにするために行うものであること．<br>　※原因も結果も明確な，誤薬等の単純な事例であっても，調査項目を省略せずに丁寧な調査を行うことが重要であること．<br>○調査の結果，必ずしも原因が明らかになるとは限らないことに留意すること．<br>○再発防止は可能な限り調査の中で検討することが望ましいが，必ずしも再発防止策が得られるとは限らないことに留意すること． |

## 5. 支援団体の在り方について
○支援団体
○支援内容

| 法律 | 省令 | 通知 |
|---|---|---|
| 第6条の11<br>2　病院等の管理者は，医学医術に関する学術団体その他の厚生労働大臣が定める団体（法人でない団体にあつては，代表者又は管理人の定めのあるものに限る．次項及び第6条の22において「医療事故調査等支援団体」という．）に対し，医療事故調査を行うために必要な支援を求めるものとする．<br>3　医療事故調査等支援団体は，前項の規定により支援を求められたときは，医療事故調査に必要な支援を行うものとする．<br>第6条の16<br>　医療事故調査・支援センターは，次に掲げる業務を行うものとする．<br>　五　医療事故調査の実施に関する相談に応じ，必要な情報の提供及び支援を行うこと．<br>◆参議院厚生労働委員会附帯決議（2　医療事故調査制度について）<br>イ　院内事故調査及び医療事故調査・支援センターの調査に大きな役割を果たす医療事故調査等支援団体については，地域間における事故調査の内容及び質の格差が生じないようにする観点からも，中立性・専門性が確保される仕組みの検討を行うこと．また，事故調査が中立性，透明性及び公正性を確保しつつ，迅速かつ適正に行われるよう努めること． | 支援団体について<br>○支援団体は別途告示で定める． | ○医療機関の判断により，必要な支援を支援団体に求めるものとする．<br>○支援団体となる団体の事務所等の既存の枠組みを活用した上で団体間で連携して，支援窓口や担当者を一元化することを目指す．<br>○その際，ある程度広域でも連携がとれるような体制構築を目指す．<br>○解剖・死亡時画像診断については専用の施設・医師の確保が必要であり，サポートが必要である． |

## 6. 医療機関からセンターへの調査結果報告について

○センターへの報告事項・報告方法

| 法律 | 省令 | 通知 |
|---|---|---|
| 第6条の11<br>4 病院等の管理者，医療事故調査を終了したときは，厚生労働省令で定めるところにより，遅滞なく，その結果を第6条の15第1項の医療事故調査・支援センターに報告しなければならない． | | センターへの報告方法について<br>○センターへの報告は，次のいずれかの方法によって行うものとする．<br>●書面又はWeb上のシステム |
| | センターへの報告事項・報告方法について<br>○病院等の管理者は，院内調査結果の報告を行うときは次の事項を記載した報告書をセンターに提出して行う．<br>●日時/場所/診療科<br>●医療機関名/所在地/連絡先<br>●医療機関の管理者の氏名<br>●患者情報（性別/年齢等）<br>●医療事故調査の項目，手法及び結果 | ○本制度の目的は医療安全の確保であり，個人の責任を追及するためのものではないことを，報告書冒頭に記載する．<br>○報告書はセンターへの提出及び遺族への説明を目的としたものであることを記載することは差し支えないが，それ以外の用途に用いる可能性については，あらかじめ当該医療従事者へ教示することが適当である．<br>○センターへは以下の事項を報告する．<br>●日時/場所/診療科<br>●医療機関名/所在地/連絡先<br>●医療機関の管理者の氏名<br>●患者情報（性別/年齢等）<br>●医療事故調査の項目，手法及び結果<br>・調査の概要（調査項目，調査の手法）<br>・臨床経過（客観的事実の経過）<br>・原因を明らかにするための調査の結果<br>※必ずしも原因が明らかになるとは限らないことに留意すること．<br>・調査において再発防止策の検討を行った場合，管理者が講ずる再発防止策については記載する．<br>・当該医療従事者や遺族が報告書の内容について意見がある場合等は，その旨を記載すること．<br>○医療上の有害事象に関する他の報告制度についても留意すること．（別紙） |
| | ○当該医療従事者等の関係者について匿名化する． | ○当該医療従事者等の関係者について匿名化する．<br>○医療機関が報告する医療事故調査の結果に院内調査の内部資料は含まない． |

## 7. 医療機関が行った調査結果の遺族への説明について

○遺族への説明方法・説明事項

| 法律 | 省令 | 通知 |
|---|---|---|
| 第6条の11<br>5　病院等の管理者は，前項の規定による報告をするに当たつては，あらかじめ，遺族に対し，厚生労働省令で定める事項を説明しなければならない．ただし，遺族がないとき，又は遺族の所在が不明であるときは，この限りでない． | | 遺族への説明方法について<br>○遺族への説明については，口頭（説明内容をカルテに記載）又は書面（報告書又は説明用の資料）若しくはその双方の適切な方法により行う．<br>○調査の目的・結果について，遺族が希望する方法で説明するよう努めなければならない． |
| | 遺族への説明事項について | |
| | ○「センターへの報告事項」の内容を説明することとする．<br>○現場医療者など関係者について匿名化する． | ○左記の内容を示す．<br>○現場医療者など関係者について匿名化する． |

## 8. センターの指定について

| 法律 | 省令 | 通知 |
|---|---|---|
| 第6条の15<br>　厚生労働大臣は，医療事故調査を行うこと及び医療事故が発生した病院等の管理者が行う医療事故調査への支援を行うことにより医療の安全の確保に資することを目的とする一般社団法人又は一般財団法人であって，次条に規定する業務を適切かつ確実に行うことができると認められるものを，その申請により，医療事故調査・支援センターとして指定することができる．<br>2　厚生労働大臣は，前項の規定による指定をしたときは，当該医療事故調査・支援センターの名称，住所及び事務所の所在地を公示しなければならない．<br>3　医療事故調査・支援センターは，その名称，住所又は事務所の所在地を変更しようとするときは，あらかじめ，その旨を厚生労働大臣に届け出なければならない．<br>4　厚生労働大臣は，前項の規定による届出があったときは，当該届出に係る事項を公示しなければならない．<br>第6条の27<br>　この節に規定するもののほか，医療事故調査・支援センターに関し必要な事項は，厚生労働省令で定める． | ○センターの指定を受けようとする者は，次に掲げる事項を記載した申請書を厚生労働大臣に提出しなければならない．<br>●名称及び住所並びに代表者の氏名<br>●調査等業務を行おうとする主たる事務所の名称及び所在地<br>●調査等業務を開始しようとする年月日<br>○前項の申請書には，次に掲げる書類を添付しなければならない．<br>●定款又は寄附行為及び登記事項証明書<br>●申請者が次条各号の規定に該当しないことを説明した書類<br>●役員の氏名及び経歴を記載した書類<br>●調査等業務の実施に関する計画<br>●調査等業務以外の業務を行っている場合には，その業務の種類及び概要を記載した書類<br>○次のいずれかに該当する者は，センターの指定を受けることができない．<br>●法又は法に基づく命令に違反し，罰金以上の刑に処せられ，その執行を終わり，又は執行を受けることがなくなった日から二年を経過しない者<br>●センターの指定を取り消され，その取消しの日から二年を経過しない者<br>●役員のうちに前二号のいずれかに該当する者がある者<br>○厚生労働大臣は，センターの指定の申請があった場合においては，その申請が次の各号のいずれにも適合していると認めるときでなければ，同条の指定をしてはならない．<br>●営利を目的とするものでないこと．<br>●調査等業務を行うことを当該法人の目的の一部としていること．<br>●調査等業務を全国的に行う能力を有し，かつ，十分な活動実績を有すること．<br>●調査等業務を全国的に，及び適確かつ円滑に実施するために必要な経理的基礎を有すること．<br>●調査等業務の実施について利害関係を有しないこと．<br>●調査等業務以外の業務を行っているときは，その業務を行うことによって調査等業務の運営が不公正になるおそれがないこと．<br>●役員の構成が調査等業務の公正な運営に支障を及ぼすおそれがないものであること．<br>●調査等業務について専門的知識又は識見を有する委員により構成される委員会を有すること．<br>●前号に規定する委員が調査等業務の実施について利害関係を有しないこと．<br>●公平かつ適正な調査等業務を行うことができる手続を定めていること． | ○通知事項なし |

## 9. センター業務について①

○センターが行う，院内事故調査結果の整理・分析とその結果の医療機関への報告

| 法律 | 省令 | 通知 |
|---|---|---|
| 第6条の16<br>　医療事故調査・支援センターは，次に掲げる業務を行うものとする．<br>　一　第6条の11第4項の規定による報告により収集した情報の整理及び分析を行うこと．<br>　二　第6条の11第4項の規定による報告をした病院等の管理者に対し，前号の情報の整理及び分析の結果の報告を行うこと． | ○省令事項なし | 報告された院内事故調査結果の整理・分析，医療機関への分析結果の報告について<br>○報告された事例の匿名化・一般化を行い，データベース化，類型化するなどして類似事例を集積し，共通点・類似点を調べ，傾向や優先順位を勘案する．<br>○個別事例についての報告ではなく，集積した情報に対する分析に基づき，一般化・普遍化した報告をすること．<br>○医療機関の体制・規模等に配慮した再発防止策の検討を行うこと． |

## 10. センター業務について②
○センターが行う調査の依頼
○センターが行う調査の内容

| 法律 | 省令 | 通知 |
|---|---|---|
| 第6条の17<br>　医療事故調査・支援センターは，医療事故が発生した病院等の管理者又は遺族から，当該医療事故について調査の依頼があったときは，必要な調査を行うことができる．<br>2　医療事故調査・支援センターは，前項の調査について必要があると認めるときは，同項の管理者に対し，文書若しくは口頭による説明を求め，又は資料の提出その他必要な協力を求めることができる．<br>3　第1項の管理者は，医療事故調査・支援センターから前項の規定による求めがあったときは，これを拒んではならない．<br>4　医療事故調査・支援センターは，第1項の管理者が第2項の規定による求めを拒んだときは，その旨を公表することができる． | ○省令事項なし | センター調査の依頼について<br>○医療事故が発生した医療機関の管理者又は遺族は，医療機関の管理者が医療事故としてセンターに報告した事案については，センターに対して調査の依頼ができる．<br>センター調査の実施及びセンター調査への医療機関の協力について<br>○院内事故調査終了後にセンターが調査する場合は，院内調査の検証が中心となるが，必要に応じてセンターから調査の協力を求められることがあるので病院等の管理者は協力すること．<br>○院内事故調査終了前にセンターが調査する場合は院内調査の進捗状況等を確認するなど，医療機関と連携し，早期に院内事故調査の結果が得られることが見込まれる場合には，院内事故調査の結果を受けてその検証を行うこと．各医療機関においては院内事故調査を着実に行うとともに，必要に応じてセンターから連絡や調査の協力を求められることがあるので病院等の管理者は協力すること．<br>○センター調査（・検証）は，「医療機関が行う調査の方法」で示した項目について行う．その際，当該病院等の状況等を考慮して行うこと．<br>○センターは医療機関に協力を求める際は，調査に必要かつ合理的な範囲で協力依頼を行うこととする． |

## 10. センター業務について②

○センターが行った調査の医療機関と遺族への報告

| 法律 | 省令 | 通知 |
|---|---|---|
| 第6条の17<br>5　医療事故調査・支援センターは，第1項の調査を終了したときは，その調査の結果を同項の管理者及び遺族に報告しなければならない. | ○省令事項なし | センター調査の遺族及び医療機関への報告方法・報告事項について<br>○センターは調査終了時に以下事項を記載した調査結果報告書を，医療機関と遺族に対して交付する.<br>● 日時 / 場所 / 診療科<br>● 医療機関名 / 所在地 / 連絡先<br>● 医療機関の管理者<br>● 患者情報（性別 / 年齢等）<br>● 医療事故調査の項目，手法及び結果<br>　• 調査の概要（調査項目，調査の手法）<br>　• 臨床経過（客観的事実の経過）<br>　• 原因を明らかにするための調査の結果<br>　　※調査の結果，必ずしも原因が明らかになるとは限らないことに留意すること.<br>　　※原因分析は客観的な事実から構造的な原因を分析するものであり，個人の責任追及を行うものではないことに留意すること.<br>　• 再発防止策<br>　　※再発防止策は，個人の責任追及とならないように注意し，当該医療機関の状況及び管理者の意見を踏まえた上で記載すること.<br>○センターが報告する調査の結果に院内調査報告書等の内部資料は含まない. |

## 10. センター業務について②
○センターが行った調査の結果の取扱い

| 法律 | 省令 | 通知 |
|------|------|------|
| 第6条の17<br>5　医療事故調査・支援センターは，第1項の調査を終了したときは，その調査の結果を同項の管理者及び遺族に報告しなければならない．<br>第6条の21<br>　医療事故調査・支援センターの役員若しくは職員又はこれらの者であつた者は，正当な理由がなく，調査等業務に関して知り得た秘密を漏らしてはならない． | ○省令事項なし | センター調査結果報告書の取扱いについて<br>○本制度の目的は医療安全の確保であり，個人の責任を追及するためのものではないため，センターは，個別の調査報告書及びセンター調査の内部資料については，法的義務のない開示請求に応じないこと．<br>　※証拠制限などは省令が法律を超えることはできず，立法論の話である．<br>○センターの役員若しくは職員又はこれらの者であった者は，正当な理由がなく，調査等業務に関して知り得た秘密を漏らしてはならない． |

## 11. センター業務について③
○センターが行う研修

| 法律 | 省令 | 通知 |
|------|------|------|
| 第6条の16<br>　四　医療事故調査に従事する者に対し医療事故調査に係る知識及び技能に関する研修を行うこと． | ○省令事項なし | センターが行う研修について<br>○センターが行う研修については，対象者別に以下の研修を行う．<br>　①センターの職員向け：センターの業務（制度の理解，相談窓口業務，医療機関への支援等）を円滑に遂行するための研修<br>　②医療機関の職員向け：科学性・論理性・専門性を伴った事故調査を行うことができるような研修<br>　③支援団体の職員向け：専門的な支援に必要な知識等を学ぶ研修<br>○研修を行うに当たっては，既存の団体等が行っている研修と重複することがないよう留意する．<br>○研修の実施に当たっては，一定の費用徴収を行うこととし，その収入は本制度のために限定して使用する． |

## 12. センター業務について④
○センターが行う普及啓発

| 法律 | 省令 | 通知 |
|---|---|---|
| 第6条の16<br>六　医療事故の再発の防止に関する普及啓発を行うこと． | ○省令事項なし | センターが行う普及啓発について<br>○集積した情報に基づき，個別事例ではなく全体として得られた知見を繰り返し情報提供する．<br>○誤薬が多い医薬品の商品名や表示の変更など，関係業界に対しての働きかけも行う．<br>○再発防止策がどの程度医療機関に浸透し，適合しているか調査を行う． |

## 13. センターが備えるべき規定について
○センターが行う普及啓発

| 法律 | 省令 | 通知 |
|---|---|---|
| 第6条の18<br>　医療事故調査・支援センターは，第6条の16各号に掲げる業務（以下「調査等業務」という．）を行うときは，その開始前に，調査等業務の実施方法に関する事項その他の厚生労働省令で定める事項について調査等業務に関する規程（次項及び第6条の26第1項第三号において「業務規程」という．）を定め，厚生労働大臣の認可を受けなければならない．これを変更しようとするときも，同様とする．<br>2　厚生労働大臣は，前項の認可をした業務規程が調査等業務の適正かつ確実な実施上不適当となつたと認めるときは，当該業務規程を変更すべきことを命ずることができる． | ○厚生労働省令で定める事項は，次のとおりとする．<br>●調査等業務を行う時間及び休日に関する事項<br>●調査等業務を行う事務所に関する事項<br>●調査等業務の実施方法に関する事項<br>●センターの役員の選任及び解任に関する事項<br>●調査等業務に関する秘密の保持に関する事項<br>●調査等業務に関する帳簿及び書類の管理及び保存に関する事項<br>●前各号に掲げるものの他，調査等業務に関し必要な事項<br>○センターは，業務規程の認可を受けようとするときは，その旨を記載した申請書に当該業務規程を添えて，これを厚生労働大臣に提出しなければならない．<br>○センターは，業務規程の変更の認可を受けようとするときは，次に掲げる事項を記載した申請書を厚生労働大臣に提出しなければならない．<br>●変更の内容<br>●変更しようとする年月日<br>●変更の理由 | ○通知事項なし |

## 14. センターの事業計画等の認可について

## 15. センターの事業報告書等の提出について

| 法律 | 省令 | 通知 |
| --- | --- | --- |
| 第6条の19<br>　医療事故調査・支援センターは，毎事業年度，厚生労働省令で定めるところにより，調査等業務に関し事業計画書及び収支予算書を作成し，厚生労働大臣の認可を受けなければならない．これを変更しようとするときも，同様とする．<br>2　医療事故調査・支援センターは，厚生労働省令で定めるところにより，毎事業年度終了後，調査等業務に関し事業報告書及び収支決算書を作成し，厚生労働大臣に提出しなければならない． | ○センターは，事業計画書及び収支予算書の認可を受けようとするときは，毎事業年度開始の一月前までに（指定を受けた日の属する事業年度にあっては，その指定を受けた後遅滞なく），申請書に事業計画書及び収支予算書を添えて，厚生労働大臣に提出しなければならない．<br>○センターは，事業計画書又は収支予算書の変更の認可を受けようとするときは，あらかじめ，変更の内容及び理由を記載した申請書を厚生労働大臣に提出しなければならない．<br>○センターは，事業報告書及び収支決算書を毎事業年度終了後三月以内に貸借対照表を添えて厚生労働大臣に提出しなければならない． | ○通知事項なし |

## 16. センターの業務の休廃止の許可について

## 17. センターが備える帳簿について

| 法律 | 省令 | 通知 |
| --- | --- | --- |
| 第6条の20<br>　医療事故調査・支援センターは，厚生労働大臣の許可を受けなければ，調査等業務の全部又は一部を休止し，又は廃止してはならない．<br>第6条の23<br>　医療事故調査・支援センターは，厚生労働省令で定めるところにより，帳簿を備え，調査等業務に関し厚生労働省令で定める事項を記載し，これを保存しなければならない． | ○センターは，調査等業務の全部又は一部の休止又は廃止の許可を受けようとするときは，その休止し，又は廃止しようとする日の二週間前までに，次に掲げる事項を記載した申請書を厚生労働大臣に提出しなければならない．<br>●休止又は廃止しようとする調査等業務の範囲<br>●休止又は廃止しようとする年月日及び休止しようとする場合はその期間<br>●休止又は廃止の理由<br>○センターは，次に掲げる事項を記載した帳簿を備え，これを最終の記載の日から三年間保存しなければならない．<br>●病院等から医療事故調査の結果の報告を受けた年月日<br>●前号の報告に係る医療事故の概要<br>●第1号の報告に係る整理及び分析結果の概要 | ○通知事項なし |

# 医療上の有害事象に関する報告制度

## 1. 医薬品・医療機器等安全性情報報告制度

| | |
|---|---|
| 根拠 | 医薬品・医療機器等法第 68 条の 10 第 2 項 |
| 目的 | 医薬品，医療機器又は再生医療等製品の使用による副作用，感染症又は不具合の発生（医療機器及び再生医療等製品の場合は，健康被害が発生するおそれのある不具合も含む.）について，保健衛生上の危害の発生又は拡大の防止. |
| 報告者 | 医療関係者（薬局開設者，病院，診療所若しくは飼育動物診療施設の開設者又は医師，歯科医師，薬剤師，登録販売者，獣医師その他の医薬関係者） |
| 報告する情報 | 医薬品，医療機器又は再生医療等製品の使用による副作用，感染症又は不具合の発生（医療機器及び再生医療等製品の場合は，健康被害が発生するおそれのある不具合も含む.）について，保健衛生上の危害の発生又は拡大を防止する観点から報告の必要があると判断した情報（症例）. |
| 報告の窓口 | 独立行政法人 医薬品医療機器総合機構 安全第一部情報管理課<br>〒100-0013　東京都千代田区霞が関 3-3-2　新霞が関ビル<br>FAX：0120-395-390<br>電子メール：anzensei-hokoku@pmda.go.jp<br>※郵送，FAX 又は電子メールで受付 |

## 2. 予防接種法に基づく副反応報告制度

| | |
|---|---|
| 根拠 | 予防接種法第 12 条第 1 項 |
| 目的 | 予防接種後に生じる種々の身体的反応や副反応について情報を収集し，ワクチンの安全性について管理・検討を行い，以て広く国民に情報を提供すること及び今後の予防接種行政の推進に資すること. |
| 報告者 | 病院若しくは診療所の開設者又は医師 |
| 報告する情報 | 定期の予防接種等を受けた者が，当該定期の予防接種等を受けたことによるものと疑われる症状として厚生労働省令（注 1）で定めるものを呈している旨.<br>注 1：予防接種法施行規則第 5 条に規定する症状 |
| 報告の窓口 | 独立行政法人医薬品医療機器総合機構 安全第一部情報管理課<br>〒100-0013　東京都千代田区霞が関 3-3-2　新霞が関ビル<br>FAX：0120-176-146<br>※ FAX のみの受付 |

## 3. 医療事故情報収集等事業

| | |
|---|---|
| 根拠 | 医療事故情報収集・分析・提供事業：医療法施行規則第9条の23，第12条ヒヤリ・ハット事例収集・分析・提供事業：厚生労働省補助事業 |
| 目的 | 　特定機能病院等や事業参加登録申請医療機関から報告された，事故その他の報告を求める事案（以下「事故等事案」という．）に関する情報又は資料若しくはヒヤリ・ハット情報を収集し，及び分析し，その他事故等事案に関する科学的な調査研究を行うとともに，当該分析の結果又は当該調査研究の成果を事業参加医療機関及び希望医療機関に提供すること． |
| 報告者 | 医療事故情報収集・分析・提供事業<br>　　特定機能病院等の報告義務対象医療機関（義務）<br>　　参加登録申請医療機関（任意参加）<br>ヒヤリ・ハット事例収集・分析・提供事業<br>　　参加登録申請医療機関（任意参加） |
| 報告する情報 | 医療事故情報収集・分析・提供事業<br>　① 誤った医療または管理を行ったことが明らかであり，その行った医療又は管理に起因して，患者が死亡し，若しくは患者に心身の障害が残った事例又は予期しなかった，若しくは予期していたものを上回る処置その他の治療を要した事例．<br>　② 誤った医療または管理を行ったことは明らかでないが，行った医療又は管理に起因して，患者が死亡し，若しくは患者に心身の障害が残った事例又は予期しなかった，若しくは予期していたものを上回る処置その他の治療を要した事例（行った医療又は管理に起因すると疑われるものを含み，当該事例の発生を予期しなかったものに限る）．<br>　③ ①及び②に揚げるもののほか，医療機関内における事故の発生の予防及び再発の防止に資する事例．<br>ヒヤリ・ハット事例収集・分析・提供事業<br>　① 医療に誤りがあったが，患者に実施される前に発見された事例．<br>　② 誤った医療が実施されたが，患者への影響が認められなかった事例または軽微な処置・治療を要した事例．ただし，軽微な処置・治療とは，消毒，湿布，鎮痛剤投与等とする．<br>　③ 誤った医療が実施されたが，患者への影響が不明な事例． |
| 報告の窓口 | 日本医療機能評価機構のホームページ（http://jcqhc.or.jp/）から，Webシステムを用いて報告． |

## 4. 薬局ヒヤリ・ハット事例収集・分析事業

| 根拠 | 厚生労働省補助事業 |
|---|---|
| 目的 | 薬局から報告されたヒヤリ・ハット事例等を収集・分析し，提供することにより，広く薬局が医療安全対策に有用な情報を共有するとともに，国民に対して情報を提供することを通じて，医療安全対策の一層の推進を図ること． |
| 報告者 | 参加登録申請薬局（任意参加） |
| 報告する情報 | 以下のうち，本事業において収集対象とする事例は医薬品または特定保険医療材料が関連した事例であって，薬局で発生または発見された事例<br>① 医療に誤りがあったが，患者に実施される前に発見された事例．<br>② 誤った医療が実施されたが，患者への影響が認められなかった事例または軽微な処置・治療を要した事例．但し，軽微な処置・治療とは，消毒，湿布，鎮痛剤投与等とする．<br>③ 誤った医療が実施されたが，患者への影響が不明な事例． |
| 報告の窓口 | 日本医療機能評価機構のホームページ（http://jcqhc.or.jp/）から，Web システムを用いて報告． |

## 5. 消費者安全調査委員会への申出

| 根拠 | 消費者安全法第 28 条 |
|---|---|
| 目的 | 消費者安全調査委員会の事故等原因調査等のきっかけの一つとして，消費者庁から報告される事故等情報だけでは抽出できない事故等について，必要な事故等原因調査等につなげるためのしくみを構築することにより，調査等の必要な事故の漏れや事故等原因調査等の盲点の発生を防ぎ，必要な事故の再発・拡大防止対策につなげていくこと． |
| 申出者 | 制限なし |
| 申出の内容 | 消費者の生命又は身体被害に関わる消費者事故等について，被害の発生又は拡大の防止を図るため，事故等原因の究明が必要だと思料する場合に，消費者安全調査委員会に対し，その旨を申し出て，事故等原因調査等を行うよう求めることができる． |
| 申出の窓口 | 消費者庁　消費者安全課 事故調査室<br>〒100-6178　東京都千代田区永田町 2-11-1 山王パークタワー 6 階<br>専用電話番号　03-3507-9268　（受付時間 10：00〜17：00）<br>　FAX 番号　　　03-3507-9284 |

○厚生労働省令第百号

　地域における医療及び介護の総合的な確保を推進するための関係法律の整備等に関する法律（平成二十六年法律第八十三号）の一部の施行に伴い、医療法（昭和二十三年法律第二百五号）第六条の十一、第六条の十二第一項、第四項及び第五項、第六条の十九、第六条の二十三並びに第六条の二十七の規定に基づき、医療法施行規則の一部を改正する省令を次のように定める。

　　平成二十七年五月八日

　　　　　　　　　　　　　　　　　　　　　　　　　　　厚生労働大臣　塩崎　恭久

　　　　医療法施行規則の一部を改正する省令

　医療法施行規則（昭和二十三年厚生省令第五十号）の一部を次のように改正する。

　目次中「第一条の十一―第一条の十三」を「第一条の十の二―第一条の十三の二」に改める。

　第一章の二中第一条の十一の前に次の三条を加える。

　　（医療事故の報告）

第一条の十の二　法第六条の十第一項に規定する厚生労働省令で定める死亡又は死産は、次の各号のいずれにも該当しないと管理者が認めたものとする。

一　病院等の管理者が、当該医療が提供される前に当該医療従事者等が当該医療の提供を受ける者又はその家族に対して当該死亡又は死産が予期されることを説明していたと認めたもの

二　病院等の管理者が、当該医療が提供される前に当該医療従事者等が当該死亡又は死産が予期されることを当該医療の提供を受ける者に係る診療録その他の文書等に記録していたと認めたもの

三　病院等の管理者が、当該医療を提供した医療従事者等からの事情の聴取及び第一条の十一第一項第二号の委員会からの意見の聴取（当該委員会を開催している場合に限る。）を行った上で、当該医療が提供される前に当該医療従事者等が当該死亡又は死産を予期していたと認めたもの

2　法第六条の十第一項の規定による医療事故調査・支援センターへの報告は次のいずれかの方法により行うものとする。

一　書面を提出する方法

二　医療事故調査・支援センターの使用に係る電子計算機と報告をする者の使用に係る電子計算機とを電気通信回線で接続した電子情報処理組織を使用する方法

3　法第六条の十第一項に規定する厚生労働省令で定める事項は、次のとおりとする。

一　病院等の名称、所在地、管理者の氏名及び連絡先

二　医療事故（法第六条の十第一項に規定する医療事故をいう。以下同じ。）に係る医療の提供を受けた者に関する性別、年齢その他の情報

三　医療事故調査（法第六条の十一第一項に規定する医療事故調査をいう。以下同じ。）の実施計画の概要

四　前各号に掲げるもののほか、当該医療事故に関し管理者が必要と認めた情報

　　（遺族への説明）

第一条の十の三　法第六条の十第二項に規定する厚生労働省令で定める者は、当該医療事故に係る死産した胎児の祖父母とする。

2　法第六条の十第二項に規定する厚生労働省令で定める事項は、次のとおりとする。

一　医療事故が発生した日時、場所及びその状況

二　医療事故調査の実施計画の概要

三　医療事故調査に関する制度の概要

四　医療事故調査の実施に当たり解剖又は死亡時画像診断（磁気共鳴画像診断装置その他の画像による診断を行うための装置を用いて、死体の内部を撮影して死亡の原因を診断することをいう。次条第五号において同じ。）を行う必要がある場合には、その同意の取得に関する事項

（医療事故調査の手法）

第一条の十四　病院等の管理者は、法第六条の十一第一項の規定により医療事故調査を行うに当たっては、次に掲げる事項について、当該医療事故調査を適切に行うために必要な範囲内で選択し、それらの事項に関し、当該医療事故の原因を明らかにするために、情報の収集及び整理を行うものとする。

一　診療録その他の診療に関する記録の確認
二　当該医療事故に係る医療を提供した医療従事者からの事情の聴取
三　前号に規定する者以外の関係者からの事情の聴取
四　当該医療事故に係る死亡した者又は死産した胎児の解剖
五　当該医療事故に係る死亡した者又は死産した胎児の死亡時画像診断
六　当該医療事故に係る医療の提供に使用された医薬品、医療機器、設備その他の物の確認
七　当該医療事故に係る死亡した者又は死産した胎児に関する血液又は尿その他の物についての検査

2　病院等の管理者は、法第六条の十一第四項の規定による報告を行うに当たっては、次に掲げる事項を記載し、当該医療事故に係る医療従事者等の識別（他の情報との照合による識別を含む。次項において同じ。）ができないように加工した報告書を提出しなければならない。

一　当該医療事故が発生した日時、場所及び診療科名
二　病院等の名称、所在地、管理者の氏名及び連絡先
三　当該医療事故に係る医療を受けた者に関する性別、年齢その他の情報
四　医療事故調査の項目、手法及び結果

3　法第六条の十一第五項の厚生労働省令で定める事項は、前項各号に掲げる事項（当該医療事故に係る医療従事者等の識別ができないようにしたものに限る。）とする。

　第一章の三中第一条の十三の次に次の九条を加える。

（指定の申請）

第一条の十三の二　法第六条の十五第一項の規定により医療事故調査・支援センターの指定を受けようとする者は、次に掲げる事項を記載した申請書を厚生労働大臣に提出しなければならない。

一　名称及び住所並びに代表者の氏名
二　調査等業務を行おうとする主たる事務所の名称及び所在地
三　調査等業務を開始しようとする年月日

2　前項の申請書には、次に掲げる書類を添付しなければならない。

一　定款又は寄附行為及び登記事項証明書
二　申請者が次条各号の規定に該当しないことを説明した書類
三　役員の氏名及び経歴を記載した書類

四　調査等業務の実施に関する計画
　　五　調査等業務以外の業務を行っている場合は、その業務の種類及び概要を記載した書類
　（指定の基準）
第一条の十三の三　次の各号のいずれかに該当する者は、法第六条の十五第一項の指定を受けることができない。
　　一　法又は法に基づく命令に違反し、罰金以上の刑に処せられ、その執行を終わり、又は執行を受けることがなくなった日から二年を経過しない者
　　二　法第六条の二十六第一項の規定により法第六条の十五第一項の指定を取り消され、その取消しの日から二年を経過しない者
　　三　役員のうちに前二号のいずれかに該当する者がある者
第一条の十三の四　厚生労働大臣は、法第六条の十五第一項の指定の申請があった場合において、その申請が次の各号のいずれにも適合していると認めるときでなければ、同項の指定をしてはならない。
　　一　営利を目的とするものでないこと。
　　二　調査等業務を行うことを当該法人の目的の一部としていること。
　　三　調査等業務を全国的に行う能力を有し、かつ、十分な活動実績を有すること。
　　四　調査等業務を全国的に、及び適確かつ円滑に実施するために必要な経理的基礎を有すること。
　　五　調査等業務の実施について利害関係を有しないこと。
　　六　調査等業務以外の業務を行っているときは、その業務を行うことによって調査等業務の運営が不公正になるおそれがないこと。
　　七　役員の構成が調査等業務の公正な運営に支障を及ぼすおそれがないものであること。
　　八　調査等業務について専門的知識又は識見を有する委員により構成される委員会を有すること。
　　九　前号に規定する委員が調査等業務の実施について利害関係を有しないこと。
　　十　公平かつ適正な調査等業務を行うことができる手続を定めていること。
　（業務規程の記載事項）
第一条の十三の五　法第六条の十八第一項の厚生労働省令で定める事項は、次のとおりとする。
　　一　調査等業務を行う時間及び休日に関する事項
　　二　調査等業務を行う事務所に関する事項
　　三　調査等業務の実施方法に関する事項
　　四　医療事故調査・支援センターの役員の選任及び解任に関する事項
　　五　調査等業務に関する秘密の保持に関する事項
　　六　調査等業務に関する帳簿及び書類の管理及び保存に関する事項
　　七　前各号に掲げるもののほか、調査等業務に関し必要な事項
　（業務規程の認可の申請）
第一条の十三の六　医療事故調査・支援センターは、法第六条の十八第一項前段の規定により業務規程の認可を受けようとするときは、その旨を記載した申請書に当該業務規程を添えて、こ

れを厚生労働大臣に提出しなければならない。

2 医療事故調査・支援センターは、法第六条の十八第一項後段の規定により業務規程の変更の認可を受けようとするときは、次に掲げる事項を記載した申請書を厚生労働大臣に提出しなければならない。
一 変更の内容
二 変更しようとする年月日
三 変更の理由

（事業計画等）

第一条の十三の七 医療事故調査・支援センターは、法第六条の十九第一項前段の規定により事業計画書及び収支予算書の認可を受けようとするときは、毎事業年度開始の一月前までに（法第六条の十五第一項の指定を受けた日の属する事業年度にあつては、その指定を受けた後遅滞なく）、申請書に事業計画書及び収支予算書を添えて、これを厚生労働大臣に提出しなければならない。

2 医療事故調査・支援センターは、法第六条の十九第一項後段の規定により事業計画書又は収支予算書の変更の認可を受けようとするときは、あらかじめ、変更の内容及び理由を記載した申請書を厚生労働大臣に提出しなければならない。

（事業報告書等の提出）

第一条の十三の八 医療事故調査・支援センターは、法第六条の十九第二項の事業報告書及び収支決算書を毎事業年度終了後三月以内に貸借対照表を添えて厚生労働大臣に提出しなければならない。

（業務の休廃止の許可の申請）

第一条の十三の九 医療事故調査・支援センターは、法第六条の二十の規定により許可を受けようとするときは、その休止し、又は廃止しようとする日の一週間前までに、次に掲げる事項を記載した申請書を厚生労働大臣に提出しなければならない。
一 休止又は廃止しようとする調査等業務の範囲
二 休止又は廃止しようとする年月日及び休止しようとする場合はその期間
三 休止又は廃止の理由

（帳簿の保存）

第一条の十三の十 医療事故調査・支援センターは、法第六条の二十三の規定により、次項に掲げる事項を記載した帳簿を備え、これを最終の記載の日から三年間保存しなければならない。

2 法第六条の二十三の厚生労働省令で定める事項は、次のとおりとする。
一 法第六条の十一第四項の規定により病院等の管理者から医療事故調査の結果の報告を受けた年月日
二 前号の報告に係る医療事故の概要
三 第一号の報告に係る法第六条の十六第一項第一号の規定による整理及び分析結果の概要

附 則

1 この省令は、平成二十七年十月一日から施行する。
2 この省令による改正後の医療法施行規則第一条の十の二から第一条の十の四までの規定は、この省令の施行の日以後の死亡又は死産について適用する。

医療法施行規則の一部を改正する省令案新旧対照表

○医療法施行規則（昭和二十三年厚生省令第五十号）（抄）

| 改　正　案 | 現　行 |
|---|---|
| 目次<br>第一章、第一章の二　（略）<br>第一章の三　医療の安全の確保（第一条の十の二―第一条の十三の十）<br>第一章の四　病院、診療所及び助産所の開設（第一条の十四―第七条）<br>第二章～第六章　（略）<br><br>（新設）<br><br>第一条の十の二　法第六条の十第一項に規定する厚生労働省令で定める死亡又は死産は、次の各号のいずれにも該当しないと管理者が認めたものとする。<br>一　病院等の管理者が、当該医療が提供される前に当該医療従事者等が当該医療の提供を受ける者又はその家族に対して当該死亡又は死産が予期されることを説明していたと認めたもの<br>二　病院等の管理者が、当該医療が提供される前に当該医療従事者等が当該死亡又は死産が予期されることを当該医療の提供を受ける者に係る診療録その他の文書等に記録していたと認めたもの<br>三　病院等の管理者が、当該医療が提供された医療従事者等からの事情の聴取及び第一条の十一第一項第二号の委員会からの意見の聴取（当該医療が提供される前に当該医療従事者等が当該死亡又は死産を予期していたと認めた場合に限る。）を行った上で、当該委員会を開催している場合に限る。）を行った上で、当該委員会からの意見の聴取により当該死亡又は死産を予期していたと認めたもの<br><br>（新設）<br>2　法第六条の十第一項の規定による医療事故調査・支援センターへの報告は次のいずれかの方法により行うものとする。 | 目次<br>第一章、第一章の二　（略）<br>第一章の三　医療の安全の確保（第一条の十一―第一条の十三）<br>第一章の四　病院、診療所及び助産所の開設（第一条の十四―第七条）<br>第二章～第六章　（略）<br><br>第一条の十　（略）<br><br>第一章の三　医療の安全の確保 |

（傍線の部分は改正部分）

資料⑪

一　書面を提出する方法
二　医療事故調査・支援センターの使用に係る電子計算機とを電気通信回線で接続した電子情報処理組織を使用する方法

3　法第六条の十第一項に規定する厚生労働省令で定める事項は、次のとおりとする。（新設）
一　病院等の名称、所在地、管理者の氏名及び連絡先
二　医療事故（法第六条の十第一項に規定する医療事故をいう。以下同じ。）に係る医療の提供を受けた者に関する性別、年齢その他の情報
三　医療事故調査（法第六条の十一第一項に規定する医療事故調査をいう。以下同じ。）の実施計画の概要
四　前各号に掲げるもののほか、当該医療事故に関し管理者が必要と認めた情報

（遺族への説明）
第一条の十の三　法第六条の十第二項に規定する厚生労働省令で定める者は、当該医療事故に係る死産した胎児の祖父母とする。（新設）

2　法第六条の十第二項に規定する厚生労働省令で定める事項は、次のとおりとする。（新設）
一　医療事故が発生した日時、場所及びその状況
二　医療事故調査の実施計画の概要
三　医療事故調査に関する制度の概要
四　医療事故調査の実施に当たり解剖又は死亡時画像診断（磁気共鳴画像診断装置その他の画像による診断を行うための装置を用いて、死体の内部を撮影して死亡の原因を診断することをいう。次条第五号において同じ。）を行う必要がある場合には、その同意の取得に関する事項

（医療事故調査の手法）
第一条の十の四　病院等の管理者は、法第六条の十一第一項の規定により医療事故調査を行うに当たっては、次に掲げる事項について、当該医療事故調査を適切に行うために必要な範囲内で選択し、それらの事項に関し、当該医療事故の原因を明らかにするために、情報の収集及び整理を行うものとする。（新設）
一　診療録その他の診療に関する記録の確認
二　当該医療事故に係る医療を提供した医療従事者からの事情の聴取
三　前号に規定する者以外の関係者からの事情の聴取
四　当該医療事故に係る死亡した者又は死産した胎児の解剖

五　当該医療事故に係る死亡した者又は死産した胎児の死亡時画像診断
　六　当該医療事故に係る医療の提供に使用された医薬品、医療機器、設備その他の物の確認
　七　当該医療事故に係る死亡した者又は死産した胎児に関する血液又は尿その他の物についての検査

2　病院等の管理者は、法第六条の十一第四項の規定による報告を行うに当たっては、次に掲げる事項を記載し、当該医療事故に係る医療従事者等の識別（他の情報との照合による識別を含む。次項において同じ。）ができないように加工した報告書を提出しなければならない。
　一　当該医療事故が発生した日時、場所及び診療科名
　二　病院等の名称、所在地、管理者の氏名及び連絡先
　三　当該医療事故に係る医療を受けた者に関する性別、年齢その他の情報
　四　医療事故調査の項目、手法及び結果

3　法第六条の十一第五項の厚生労働省令で定める事項は、前項各号に掲げる事項（当該医療事故に係る医療従事者等の識別ができないようにしたものに限る。）とする。

（新設）

（新設）

（新設）

（指定の申請）
第一条の十三の二　法第六条の十五第一項の規定により医療事故調査・支援センターの指定を受けようとする者は、次に掲げる事項を記載した申請書を厚生労働大臣に提出しなければならない。
　一　名称及び住所並びに代表者の氏名
　二　調査等業務を行おうとする主たる事務所の名称及び所在地
　三　調査等業務を開始しようとする年月日

2　前項の申請書には、次に掲げる書類を添付しなければならない。
　一　定款又は寄附行為及び登記事項証明書
　二　申請者が次条各号の規定に該当しないことを説明した書類
　三　役員の氏名及び経歴を記載した書類
　四　調査等業務の実施に関する計画
　五　調査等業務以外の業務を行っている場合には、その業務の種類及び概要を記載した書類

（新設）

（指定の基準）

第一条の十三の三　次の各号のいずれかに該当する者は、法第六条の十五第一項の指定を受けることができない。
一　法又は法に基づく命令に違反し、罰金以上の刑に処せられ、その執行を終わり、又は執行を受けることがなくなった日から二年を経過しない者
二　法第六条の二十六第一項の規定により法第六条の十五第一項の指定を取り消され、その取消しの日から二年を経過しない者
三　役員のうちに前二号のいずれかに該当する者がある者

（新設）

第一条の十三の四　厚生労働大臣は、法第六条の十五第一項の指定の申請があった場合においては、その申請が次の各号のいずれにも適合していると認めるときでなければ、同項の指定をしてはならない。
一　営利を目的とするものでないこと。
二　調査等業務を行うことを当該法人の目的の一部としていること。
三　調査等業務を全国的に行う能力を有し、かつ、十分な活動実績を有すること。
四　調査等業務を全国的に、及び適確かつ円滑に実施するために必要な経理的基礎を有すること。
五　調査等業務の実施について利害関係を有しないこと。
六　調査等業務以外の業務を行っているときは、その業務を行うことによって調査等業務の運営が不公正になるおそれがないこと。
七　役員の構成が調査等業務の公正な運営に支障を及ぼすおそれがないものであること。
八　調査等業務について専門的知識又は識見を有する委員により構成される委員会を有すること。
九　前号に規定する委員が調査等業務を行うことに利害関係を有しないこと。
十　公平かつ適正な調査等業務を行うことができる手続を定めていること。

（新設）

（業務規程の記載事項）

第一条の十三の五　法第六条の十八第一項の厚生労働省令で定める事項は、次のとおりとする。
一　調査等業務を行う時間及び休日に関する事項
二　調査等業務を行う事務所に関する事項

（新設）

三 調査等業務の実施方法に関する事項
四 医療事故調査・支援センターの役員の選任及び解任に関する事項
五 調査等業務に関する秘密の保持に関する事項
六 調査等業務に関する帳簿及び書類の管理及び保存に関する事項
七 前各号に掲げるもののほか、調査等業務に関し必要な事項

（業務規程の認可の申請）

第一条の十三の六　医療事故調査・支援センターは、法第六条の十八第一項前段の規定により業務規程の認可を受けようとするときは、その旨を記載した申請書に当該業務規程を添えて、これを厚生労働大臣に提出しなければならない。　　　　　　　　　　　　　　（新設）

2　医療事故調査・支援センターは、法第六条の十八第一項後段の規定により業務規程の変更の認可を受けようとするときは、次に掲げる事項を記載した申請書を厚生労働大臣に提出しなければならない。　　　　　　　　　　　　　　　　　　（新設）

一　変更の内容
二　変更しようとする年月日
三　変更の理由

（事業計画等）

第一条の十三の七　医療事故調査・支援センターは、法第六条の十九第一項前段の規定により事業計画書及び収支予算書の認可を受けようとするときは、毎事業年度開始の一月前までに（法第六条の十五第一項の指定を受けた日の属する事業年度にあつては、その指定を受けた後遅滞なく）、申請書に事業計画書及び収支予算書を添えて、これを厚生労働大臣に提出しなければならない。　（新設）

2　医療事故調査・支援センターは、法第六条の十九第一項後段の規定により事業計画書又は収支予算書の変更の認可を受けようとするときは、あらかじめ、変更の内容及び理由を記載した申請書を厚生労働大臣に提出しなければならない。　　　　　　　（新設）

（事業報告書等の提出）

第一条の十三の八　医療事故調査・支援センターは、法第六条の十九第二項の事業報告書及び収支決算書を毎事業年度終了後三月以内に貸借対照表を添えて厚生労働大臣に提出しなければならない。　（新設）

（業務の休廃止の許可の申請）

第一条の十三の九　医療事故調査・支援センターは、法第六条の二十の規定により許可を受けようとするときは、その休止し、又は廃止しようとする日の二週間前までに、次に掲げる事項を記載した申請書を厚生労働大臣に提出しなければならない。

一　休止又は廃止しようとする調査等業務の範囲
二　休止又は廃止しようとする年月日及び休止しようとする場合はその期間
三　休止又は廃止の理由

（新設）

（帳簿の保存）

第一条の十三の十　医療事故調査・支援センターは、法第六条の二十三の規定により、次項に掲げる事項を記載した帳簿を備え、これを最終の記載の日から三年間保存しなければならない。

（新設）

2　法第六条の二十三の厚生労働省令で定める事項は、次のとおりとする。
一　法第六条の十一第四項の規定により病院等の管理者から医療事故調査の結果の報告を受けた年月日
二　前号の報告に係る医療事故の概要
三　第一号の報告に係る法第六条の十六第一項第一号の規定による整理及び分析結果の概要

（新設）

## 資料⑫ 厚労省 Q&A

### 医療事故調査制度に関する Q&A

Q 1. 制度の目的は何ですか？

Q 2. 本制度の対象となる医療事故はどのようなものですか？

Q 3. 複数の医療機関にまたがって医療を提供した結果の死亡であった場合，どの医療機関の管理者が報告するのでしょうか？

Q 4. 「死亡する可能性がある」ということのみ説明されていた場合でも，予期していたことになるのでしょうか？

Q 5. 医療法施行規則第1条の10の2第1項第3号に該当する場合（※）とは，どのような状況を想定すればよいのでしょうか？

Q 6. 「医療事故」が起きたときに，具体的にどのような流れで調査が行われるのですか？

Q 7. 本制度における「遺族」とは，具体的にどの範囲の者を指すのですか？

Q 8. 医療機関はどのような調査を行うのですか？

Q 9. 解剖の対応についてはどうなりますか？

Q10. 死亡時画像診断（Ai）の対応についてはどうなりますか？

Q11. 小規模な医療機関（診療所や助産所など）で院内事故調査はできますか？

Q12. 「医療事故調査等支援団体」とは具体的にどういった団体ですか？

Q13. 院内調査を行うに当たり，自院で十分調査が行える場合であっても外部からの委員は必ず入れるのですか？

Q14. 報告書の内容について当該医療従事者や遺族に意見がある場合は記載することとされていますが，遺族からのご意見についてはどのように求めるのですか？

Q15. 医療事故調査・支援センターの業務はどのようなものですか？

Q16. 医療事故調査・支援センターの調査は，どのような場合にどのような方法で行うものですか？

Q17. 医療事故調査・支援センターに調査を依頼する際，費用負担はどのようになりますか？

Q18. 医療事故調査・支援センターが，医療事故の再発防止のために行う普及啓発について，再発防止策が現場に定着するための取組はどのようなものですか？

Q19. 医療事故調査を行うことで，現場の医師の責任が追及されることになりませんか？

Q 1. 制度の目的は何ですか？

A 1. 医療事故調査制度の目的は，医療法の「第3章 医療の安全の確保」に位置づけられているとおり，医療の安全を確保するために，医療事故の再発防止を行うことです．

＜参考＞

　医療に関する有害事象の報告システムについてのWHOのドラフトガイドラインでは，報告システムは，「学習を目的としたシステム」と，「説明責任を目的としたシステム」に大別されるとされており，ほとんどのシステムではどちらか一方に焦点を当てていると述べています．その上で，学習を目的とした報告システムでは，懲罰を伴わないこと（非懲罰性），患者，報告者，施設が特定されないこと（秘匿性），報告システムが報告者や医療機関を処罰する権力を有するいずれの官庁からも独立していること（独立性）などが必要とされています．

　今般の我が国の医療事故調査制度は，同ドラフトガイドライン上の「学習を目的としたシステム」にあたります．したがって，責任追及を目的とするものではなく，医療者が特定されないようにする方向であり，第三者機関の調査結果を警察や行政に届けるものではないことから，WHOドラフトガイドラインでいうところの非懲罰性，秘匿性，独立性といった考え方に整合的なものとなっています．

平成27年5月25日更新


Q2. 本制度の対象となる医療事故はどのようなものですか？

A2. 医療法上，本制度の対象となる医療事故は，「医療事故（当該病院等に勤務する医療従事者が提供した医療に起因し，又は起因すると疑われる死亡又は死産であつて，当該管理者が当該死亡又は死産を予期しなかつたものとして厚生労働省令で定めるもの）」とされており，以下に示すように，この2つの状況を満たす死亡又は死産が届出対象に該当します．

|  | 医療に起因し，又は起因すると疑われる死亡又は死産 | 左記に該当しない死亡又は死産 |
| --- | --- | --- |
| 管理者が予期しなかったもの | 制度の対象事案 |  |
| 管理者が予期したもの |  |  |

※過誤の有無は問わない

　なお，医療法では，「医療事故」に該当するかどうかの判断と最初の報告は，医療機関の管理者が行うことと定められており，遺族が「医療事故」として医療事故調査・支援センターに報告する仕組みとはなっていません．

＜参考：「医療事故」の定義に関する医療法及び医療法施行規則の規定＞

　「予期しなかったもの」については以下の様に法律・省令に規定されます．

○医療法

　第6条の10　病院，診療所又は助産所（以下この章において「病院等」という.）の管理者は，医療事故（当該病院等に勤務する医療従事者が提供した医療に起因し，又は起因すると疑われる死亡又は死産であつて，当該管理者が当該死亡又は死産を予期しなかつたものとして厚生労働省令で定めるものをいう．以下この章において同じ．）が発生した場合には，厚生労働省令で定めるとこ

ろにより，遅滞なく，当該医療事故の日時，場所及び状況その他厚生労働省令で定める事項を第6条の15第1項の医療事故調査・支援センターに報告しなければならない．

○医療法施行規則（「当該管理者が当該死亡又は死産を予期しなかったもの」を定める部分）（医療事故の報告）

第1条の10の2 法第6条の10第1項に規定する厚生労働省令で定める死亡又は死産は，次の各号のいずれにも該当しないと管理者が認めたものとする．

一 病院等の管理者が，当該医療が提供される前に当該医療従事者等が当該医療の提供を受ける者又はその家族に対して当該死亡又は死産が予期されることを説明していたと認めたもの

二 病院等の管理者が，当該医療が提供される前に当該医療従事者等が当該死亡又は死産が予期されることを当該医療の提供を受ける者に係る診療録その他の文書等に記録していたと認めたもの

三 病院等の管理者が，当該医療を提供した医療従事者等からの事情の聴取及び第1条の11第1項第2号の委員会からの意見の聴取（当該委員会を開催している場合に限る．）を行った上で，当該医療が提供される前に当該医療従事者等が当該死亡又は死産を予期していたと認めたもの 平成27年5月25日更新

Q3. 複数の医療機関にまたがって医療を提供した結果の死亡であった場合，どの医療機関の管理者が報告するのでしょうか？

A3. 本制度の対象となる医療事故は，「当該病院等に勤務する医療従事者が提供した医療に起因し，又は起因すると疑われる死亡又は死産であつて，当該管理者が当該死亡又は死産を予期しなかつたもの」とされており，患者が死亡した場所は要件となっておりません．複数の医療機関にまたがって医療を提供していた患者が死亡した時は，まず当該患者の死亡が発生した医療機関から，搬送元となった医療機関に対して，当該患者の死亡の事実とその状況について情報提供し，医療事故に該当するかどうかについて，両者で連携して判断していただいた上で，原則として当該死亡の要因となった医療を提供した医療機関から報告していただくことになります．

Q4. 「死亡する可能性がある」ということのみ説明されていた場合でも，予期していたことになるのでしょうか？

A4. 医療法施行規則第1条の10の2第1項第1号の患者又はその家族への説明や同項第2号の記録については，当該患者個人の臨床経過を踏まえ，当該患者に関して死亡又は死産が予期されることを説明していただくことになります．したがって，個人の病状等を踏まえない，「高齢のため何が起こるかわかりません」，「一定の確率で死産は発生しています」といった一般的な死亡可能性についてのみの説明又は記録は該当しません．

Q5. 医療法施行規則第1条の10の2第1項第3号に該当する場合（※）とは，どのような状況を想定すればよいのでしょうか？

※病院等の管理者が，当該医療を提供した医療従事者等からの事情の聴取及び第1条の11第

1項第2号の委員会からの意見の聴取（当該委員会を開催している場合に限る．）を行つた上で，当該医療が提供される前に当該医療従事者等が当該死亡又は死産を予期していたと認めたもの

A5. 医療法施行規則第1条の10の2第1項第3号に該当する具体的事例は，例えば以下のような場合が考えられます．

①単身で救急搬送された症例で，緊急対応のため，記録や家族の到着を待っての説明を行う時間の猶予がなく，かつ，比較的短時間で死亡した場合

②過去に同一の患者に対して，同じ検査や処置等を繰り返し行っていることから，当該検査・処置等を実施する前の説明や記録を省略した場合

いずれにしても，医療法では医師等の責務として，医療を提供するにあたっては，適切な説明を行い，医療を受ける者の理解を得るよう努めなければならない

とされていること等に基づき，医療行為を行う前に当該患者の死亡の可能性が予期されていたものについては，事前に説明に努めることや診療録等へ記録することが求められます．

＜参考1：患者等への説明に関する医療法の規定＞

○医療法

第1条の4（略）

2 医師，歯科医師，薬剤師，看護師その他の医療の担い手は，医療を提供するに当たり，適切な説明を行い，医療を受ける者の理解を得るよう努めなければならない．

＜参考2：診療録への記録に関する医師法の規定＞

○医師法

第24条 医師は，診療をしたときは，遅滞なく診療に関する事項を診療録に記載しなければならない．

Q6. 「医療事故」が起きたときに，具体的にどのような流れで調査が行われるのですか？

A6. 医療機関は，医療事故が発生した場合，まずは遺族に説明を行い，医療事故調査・支援センターに報告します．その後，速やかに院内事故調査を行います．医療事故調査を行う際には，医療機関は医療事故調査等支援団体（注）に対し，医療事故調査を行うために必要な支援を求めるものとするとされており，原則として外部の医療の専門家の支援を受けながら調査を行います．院内事故調査の終了後，調査結果を遺族に説明し，医療事故調査・支援センターに報告します．

また，医療機関が「医療事故」として医療事故調査・支援センターに報告した事案について，遺族又は医療機関が医療事故調査・支援センターに調査を依頼した時は，医療事故調査・支援センターが調査を行うことができます．調査終了後，医療事故調査・支援センターは，調査結果を医療機関と遺族に報告することになります．

注「医療事故調査等支援団体」とは，医療機関が院内事故調査を行うに当たり，必要な支援を行う団体．

詳細はQ12参照．

Q7. 本制度における「遺族」とは，具体的にどの範囲の者を指すのですか？

A7. 実際に医療事故が発生した際には，個々の事案によりますが，例えば「診療情報の提供等に関する指針」では，「患者の配偶者，子，父母及びこれに準ずる者（これらの者に法定代理人がいる場合の法定代理人を含む.）」とされておりますので，参考としてください．

なお，遺族への説明等の手続は，遺族に相当する方全員という意味ではなく，遺族の側で代表者を定めていただき，その代表者の方に対して行うこととしております．

Q8. 医療機関はどのような調査を行うのですか？

A8. 医療法では，医療機関の管理者は，「医療事故が発生した場合には，厚生労働省令で定めるところにより，速やかにその原因を明らかにするために必要な調査を行わなければならない」とされています．

医療機関が行う院内事故調査の具体的な手法については，医療法施行規則第1条の10の4第1項に規定されたとおり，以下の事項について必要な範囲で情報の収集・整理を行うこととなります．また，調査の過程において可能な限り匿名性の確保に配慮することとしています．

①診療録その他の診療に関する記録の確認

　例）カルテ，画像，検査結果等

②当該医療従事者のヒアリング

※ヒアリング結果は内部資料として取り扱い，開示しないこと（法的強制力がある場合を除く.）とし，その旨をヒアリング対象者に伝える．

③その他の関係者からのヒアリング

※遺族からのヒアリングが必要な場合があることも考慮する．

④医薬品，医療機器，設備等の確認

⑤解剖又は死亡時画像診断（Ai）については解剖又は死亡時画像診断（Ai）の実施前にどの程度死亡の原因を医学的に判断できているか，遺族の同意の有無，解剖又は死亡時画像診断（Ai）の実施により得られると見込まれる情報の重要性などを考慮して実施の有無を判断する．

⑥血液，尿等の検体の分析・保存の必要性を考慮

Q9. 解剖の対応についてはどうなりますか？

A9. 今回の制度では全ての症例に対して，必ずしも解剖を実施しなければならないこととなっておらず，管理者が選択する事項になっています．

なお，平成26年厚生労働科学研究費補助金「診療行為に関連した死亡の調査の手法に関する研究」報告書（研究代表者：西澤寛俊）においては，

①「臨床的にその死因が明確にできなかった症例」，「治療や処置の間，あるいはその直後に起こった突然死症例」等が解剖の適応がある症例であること

②全例に解剖を実施していた「診療行為に関連した死亡の調査分析モデル事業」の実績からは，臨床診断では死因が不明な症例のうち，その約87％は解剖によって診断がついたことから，臨床診断が不明な症例では解剖が実施されない場合，死因が明らかにならない場合があること，その一方で臨床診断で死因が明確であった症例は，臨床診断と解剖所見による診

断との一致率が高く，解剖を必須としなくてもよい可能性があることといった報告があります．

このような知見を参考に，地域の解剖体制と遺族の同意などを勘案して，解剖の必要性について考慮してください．

Q10. 死亡時画像診断（Ai）の対応についてはどうなりますか？
注　死亡時画像診断（Ai）とは，遺体をCTやMRIで撮影・読影することで，体表のみでは分からない遺体内部の情報を得ることをいいます．

A10. 今回の制度では全ての症例に対して，必ずしも死亡時画像診断（Ai）を実施しなければならないこととなっておらず，管理者が選択する事項になっています．

なお，厚生労働省の「死因究明に資する死亡時画像診断の活用に関する検討会報告書（平成23年7月　座長：門田守人）」では，「外因死に関する先行研究においては，頭部の挫滅，心臓破裂，頸椎骨折といった外傷性変化の解剖所見と死亡時画像診断所見との一致率は比較的高い」ことが報告されています．

しかし，平成20年度〜21年度厚生労働科学研究費補助金「診療行為に関連した死亡の調査分析における解剖を補助する死因究明手法（死後画像）の検証に関する研究」報告書（研究代表者：深山正久）では，「診療関連死において重要な内因死における解剖所見と死亡時画像診断所見との一致率は，くも膜下出血，脳出血，大動脈解離，大動脈瘤破裂といった出血性の病態等，死因として検出可能である疾患もありますが，心囊水，心タンポナーゼや肺炎など，確実な診断ができるとはいえない疾患も多くあります．さらに感染症や血栓症など現時点では死亡時画像診断では診断が困難とされている疾患も30％程度ある」と報告されています．

また平成26年度厚生労働科学研究費補助金「診療行為に関連した死亡の調査の手法に関する研究」報告書（研究代表者：西澤寛俊）においては，「内因死における死亡時画像診断は限定的な疾患について有用性が認められていますが，現状では全ての死亡について死因を明確にできるものではないことや，発展途上の技術であることを十分に念頭に置く必要があること，また多くの場合，解剖と異なり生前にCTが撮影されることも多いため必ずしも死亡時画像診断を行わなければならないものではありませんが，死亡までの情報が少ない場合や，死因が不明の場合は撮影を考慮します．ただし，死亡時画像診断で得られるものは，画像所見であり，死因の診断が必ずつくものではないことに留意が必要」と報告されています．このような知見を参考に，地域の死亡時画像診断（Ai）の体制と遺族への説明状況などを勘案して，死亡時画像診断（Ai）の必要性について考慮してください．

Q11. 小規模な医療機関（診療所や助産所など）で院内事故調査はできますか？

A11. 本制度では，法律上，すべての病院，診療所，助産所に対して，医療事故が発生した場合の院内調査が義務づけられており，小規模な医療機関であっても院内事故調査を行っていただくことになります．

医療機関が調査を行う際は，専門家の派遣等の医療事故調査等支援団体の支援を求めるこ

ととしておりますので，適切にご対応ください．また，医療事故調査・支援センターにおいても相談等を受け付けています．

医療事故調査・支援センターや医療事故調査等支援団体の支援については以下のとおりです．

①医療事故調査・支援センターでは，医療事故の判断など制度全般に関する相談や調査等に関する助言などの支援を行います．

②医療事故調査等支援団体では，以下のような支援を行うことを想定しています．
- 医療事故の判断に関する相談
- 調査手法に関する相談，助言
- 報告書作成に関する相談，助言（医療事故に関する情報の収集・整理，報告書の記載方法など）
- 院内事故調査委員会の設置・運営に関する支援（委員会の開催など）
- 解剖，死亡時画像診断に関する支援（施設・設備等の提供含む）
- 院内調査に必要な専門家の派遣

こういった仕組みを通じて，適切に調査を行っていただきますようお願いします．

Q12.「医療事故調査等支援団体」とは具体的にどういった団体ですか？

A12.「医療事故調査等支援団体」とは，医療機関が院内事故調査を行うに当たり，専門家の派遣等の必要な支援を行う団体です．医療法では，「医学医術に関する学術団体その他の厚生労働大臣が定める団体」とされています．

支援団体となる団体は，都道府県医師会，大学病院，各医学の学会など複数の医療関係団体で構成することを想定しており今後，厚生労働大臣告示でお示しします．

Q13. 院内調査を行うに当たり，自院で十分調査が行える場合であっても外部からの委員は必ず入れるのですか？

A13. 本制度では，医療機関が院内調査を行う際は，公平性，中立性を確保する観点からも，専門家の派遣等の医療事故調査等支援団体の支援を求めることとされています．

医療機関の管理者においては，法の趣旨を踏まえ，医療事故調査に当たり，外部からの委員を参画させ，公平，中立な調査に努めていただくようお願いします．

＜参考：医療法の規定＞

第6条の11（略）

2　病院等の管理者は，医学医術に関する学術団体その他の厚生労働大臣が定める団体（法人でない団体にあつては，代表者又は管理人の定めのあるものに限る．次項及び第六条の二十二において「医療事故調査等支援団体」という．）に対し，医療事故調査を行うために必要な支援を求めるものとする．

Q14. 報告書の内容について当該医療従事者や遺族に意見がある場合は記載することとされていますが，遺族からのご意見についてはどのように求めるのですか？

A14. 院内調査報告書の内容についての遺族からの意見については，医療法第6条の11第5項に基づき，医療事故調査・支援センターへの報告前にあらかじめ説明を行う際に，遺族からその内容について意見があった場合，その内容を報告書に記載していただくことになります．

＜参考：医療法第6条の11第5項＞
○医療法
　第6条の11（略）
　　5　病院等の管理者は，前項の規定による報告をするに当たつては，あらかじめ，遺族に対し，厚生労働省令で定める事項を説明しなければならない．ただし，遺族がないとき，又は遺族の所在が不明であるときは，この限りでない．

Q15. 医療事故調査・支援センターの業務はどのようなものですか？
A15. 医療法では，医療事故調査・支援センターの業務として，次の7つの業務が規定されています．
　1　医療機関の院内事故調査の報告により収集した情報の整理及び分析を行うこと．
　2　院内事故調査の報告をした病院等の管理者に対し，情報の整理及び分析の結果の報告を行うこと．
　3　医療機関の管理者が「医療事故」に該当するものとして医療事故調査・支援センターに報告した事例について，医療機関の管理者又は遺族から調査の依頼があった場合に，調査を行うとともに，その結果を医療機関の管理者及び遺族に報告すること．
　4　医療事故調査に従事する者に対し医療事故調査に係る知識及び技能に関する研修を行うこと．
　5　医療事故調査の実施に関する相談に応じ，必要な情報の提供及び支援を行うこと．
　6　医療事故の再発の防止に関する普及啓発を行うこと．
　7　その他医療の安全の確保を図るために必要な業務を行うこと．

Q16. 医療事故調査・支援センターの調査は，どのような場合にどのような方法で行うものですか？
A16. 医療機関が「医療事故」として医療事故調査・支援センターに報告した事案について，遺族又は医療機関が医療事故調査・支援センターに調査を依頼した場合には，医療事故調査・支援センターが調査を行うことができます．
　　院内事故調査終了後に医療事故調査・支援センターが調査する場合は，院内事故調査により記録の検証や（必要な場合の）解剖は終了していることが多いと考えられるため，新たな事実を調査するというより，院内事故調査結果の医学的検証を行いつつ，現場当事者への事実確認のヒアリングや，再発防止に向けた知見の整理を主に行うことが考えられます．
　　一方で，院内事故調査の終了前に医療事故調査・支援センターが調査する場合は，院内調査の進捗状況等を確認し，院内事故調査を行う医療機関と連携し，必要な事実確認を行うことが考えられます．また，早期に（約3カ月以内程度）院内事故調査の結果が得られることが見込まれる場合には，院内事故調査の結果を受けてその検証を行うこととなります．

なお，調査終了後，医療事故調査・支援センターはその結果を医療機関と遺族に調査結果報告書を交付します．

Q17. 医療事故調査・支援センターに調査を依頼する際，費用負担はどのようになりますか？
A17. 「『医療事故に係る調査の仕組み等に関する基本的なあり方』について」（平成25年5月29日医療事故に係る調査の仕組み等のあり方に関する検討部会）において，医療事故調査・支援センターが行う調査の費用については，学会・医療関係団体からの負担金や国からの補助金に加え，調査を申請した医療機関又は遺族からも負担を求めることとされました．

　また，「医療事故調査制度の施行に係る検討について」（平成27年3月20日医療事故調査制度の施行に係る検討会）においては，
・遺族が医療事故調査・支援センターに調査を依頼した際の費用負担については，遺族による申請を妨げることがないような額とすること．
・一方で，医療事故調査・支援センターは民間機関であるため，納税額等から申請者の所得階層を認定することができないため，所得の多寡に応じた減免を行うことは難しいと考えられる．
・こうしたことから所得の多寡に関わらず，負担が可能な範囲の額とすることとし，遺族が医療事故調査・支援センターに調査を依頼した際の費用負担については一律とし，数万円程度とする．
・医療機関が依頼した際の費用負担は，実費の範囲内で医療事故調査・支援センターが今後定める．
　とされています．
　こうした考え方に沿って，具体的な負担額については今後指定される医療事故調査・支援センターが定めることになります．

Q18. 医療事故調査・支援センターが，医療事故の再発防止のために行う普及啓発について，再発防止策が現場に定着するための取組はどのようなものですか？
A18. 今般の制度の創設により，すべての医療機関を対象として医療事故事案の集積が可能となることから，稀な事案であっても捕捉が可能となり，より一般化した再発防止策の普及啓発が可能となると考えています．

　医療事故調査・支援センターは，集積した情報に基づき，個別事例ではなく全体として得られた知見を繰り返し情報提供するとともに，誤薬が多い医薬品の商品名や表示の変更など，関係業界に対しての働きかけも行うことになります．

　加えて，医療事故調査・支援センターが提案する再発防止策がどの程度医療機関に浸透し，適合しているかの調査を行い，再発防止策を定着させることができるよう取り組むことになります．

Q19. 医療事故調査を行うことで，現場の医師の責任が追及されることになりませんか？
A19. 本制度の目的は医療の安全を確保するために，医療事故の再発防止を行うことであり，責任

追及を目的としたものではありません．施行通知においても，その旨を院内調査報告書の冒頭に記載することとしています．

　医療法では，医療機関が自ら調査を行うことと，医療機関や遺族から申請があった場合に，医療事故調査・支援センターが調査することができることと規定れています．これは，今後の医療の安全を確保するため医療事故の再発防止を行うものであり，すでに起きた事案の責任を追及するために行うものではありません．

　報告書を訴訟に使用することについて，刑事訴訟法，民事訴訟法上の規定を制限することはできませんが，各医療機関が行う医療事故調査や，医療事故調査・支援センターが行う調査の実施に当たっては，本制度の目的を踏まえ，医療事故の原因を個人の医療従事者に帰するのではなく，医療事故が発生した構造的な原因に着目した調査を行い，報告書を作成していただきたいと考えています．

# 資料⑬ 声明　診療行為に関連した「異状死」について

## 1. 医師法第21条の『異状死』について

　近年，多くの医療機関において，患者の取り違えや投薬ルートの誤り，異型輸血などの極めて初歩的な注意義務を怠った明らかな過失による医療過誤が起こり，患者のかけがえの無い生命を犠牲にしまた，重大な健康被害を与えてしまったことは広く報道されたところである．医療従事者の一人一人は深くその責任を自覚するとともに，このような現実を真摯に反省し，徹底した事故予防対策に取り組まなければならない．医師法第21条は，医師が異状死体を検案した場合に24時間以内に所轄警察署へ届け出るべき義務を規定しているが，その趣旨は，犯罪捜査への協力にありこれらの医療過誤事件についても，医師には届出義務があると考えられる．

　その一方，今日医療過誤として提訴される事件の中には，稀な疾患であるため診断に時間を要した場合や，高度で，困難な治療が不成功に終わった場合なども含まれているが，これらについては，訴訟手続の過程における専門的な文献の検討や鑑定を経て，はじめて過失の有無の判断が可能になる．もとより，医師は，刻々と変化する目前の患者の病態に応じて相当と考えられる医療措置を行うものであり，当初から結果が明らかなわけではない．特に，外科治療の中心となる手術は患者に一定の侵襲を加えることによってはじめて成り立つ治療であり，同様の手技を行っても必ずしも全ての患者が改善するとは限らず，一定の頻度では，かえって患者の生命や身体を危険に晒す結果となる不確実性を避けることができない．現在では，有効な治療法の無かった疾患の治癒や改善，たとえば心臓を停止させて心臓を切り開いて処置を行う心臓外科手術や，肝臓を全て摘出して提供者の肝臓の一部で置換する肝臓移植手術，あるいは隣接臓器や大血管へ浸潤した進行癌に対する根治的合併切除手術などが可能となり，全国各地の医療機関で行われるようになり，国民福祉の増進に大きく寄与している．このような大手術において望ましくない結果が発生すれば，患者が死亡する危険性があることは，十分に予期されているのであるが，それを上回る利益を患者にもたらし得る可能性があるので行われる．そのため，医師は，手術を受ける患者やその家族に対して，手術の目的や死亡を含む予期される危険性の内容と程度，手術を行わない場合に考えられる他の治療法や疾患の予後などについて，十分な説明を行い，患者や家族の同意を得なければならないのである．

　このような外科手術の本質を考慮すれば，説明が十分になされた上で同意を得て行われた外科手術の結果として，予期された合併症に伴う患者死亡が発生した場合でも，これが刑事事件としての違法性を疑われるような事件となるとは到底考えることができない．過誤があったかどうかは，専門的な詳細な検討を行って初めて明らかになるものであり，まさに民事訴訟手続の過程において文献や鑑定の詳細な検討を経て判断されるのが相応しい事項である．したがって，このような外科手術の結果として発生した患者死亡は，医師法第21条により担当医師に所轄警察署への届出義務の生じる異状死であると考えることはできない．仮に，このような患者死亡についてまでも，警察署への届出が義務付けられ，刑事被疑事件としての捜査の対象とされるのであれば，遺族との信頼関

係が破壊されて誤解を生み，無用な混乱が起こることが強く懸念される．そうなれば患者死亡を生じる危険性のある侵襲の大きな手術を外科医はできるだけ回避する傾向となり，手術を受けるならば回復の可能性がある数多くの患者が，手術を受ける機会を喪失し，ただ，死を待たなければならないことになってしまう．われわれは，このように外科医が萎縮して持てる技術を発揮できなくなり，その結果国民福祉が後退してしまう事態は，絶対に避けねばならないと考える．

　日本法医学会が平成6年5月発表した「異状死」ガイドラインでは「診療行為に関連した予期しない死亡，およびその疑いがあるものを「異状死」に含めるとして，「注射・麻酔・手術・検査・分娩などあらゆる診療行為中，または診療行為の比較的直後における予期しない死亡，診療行為自体が関与している可能性のある死亡，診療行為中または比較的直後の急死で死因が不明の場合，診療行為の過誤や過失の有無を問わない．」とされている．このガイドラインは，一つの考え方として，参考資料として，作成されたものであるが，作成主体であった同会教育委員会においては，委員間でもかなり意見の相違があり，とくに医療行為関連の事例については議論があったといわれている．

　われわれは，現実に医療現場で患者に接して診療する臨床医の立場から，診療行為に関連した「異状死」とはあくまでも診療行為の合併症としては合理的な説明ができない「予期しない死亡，およびその疑いがあるもの」をいうのであり，診療行為の合併症として予期される死亡は「異状死」には含まれないことを，ここに確認する．特に，外科手術において予期される合併症に伴う患者死亡は，不可避の危険性について患者の同意を得て，患者の救命・治療のために手術を行う外科医本来の正当な業務の結果として生じるものであり，このような患者死亡が「異状死」に該当しないことは明らかである．われわれは，このことを強く主張するとともに，国民の理解を望むものである．

## 2．中立的機関の設立への要望

　医療過誤事件における患者の被害は速やかに救済されなければならない．また，医療過誤事件の急増する今日，同様の事件の再発を防止するために可能な方策が尽くされなければならない．われわれは，患者死亡が発生した場合だけでなく，医療過誤の疑いがある患者被害が発生した場合には，広く医療機関や関係者からの報告を受け，必要な措置を勧告し，さらに，医療の質と安全性の問題を調査し，国民一般に対し，必要な情報を公開していく新しい専門的機関と制度を創設するべきであると考える．

　しかし，診療行為における過失の有無の判断は専門的な証拠や資料に基づき公正に行われる必要があり，捜査機関がこれに相応しいとは考えることができない．学識経験者，法曹及び医学専門家等から構成される公的な中立的機関が判断すべきであり，かかる機関を設立するための速やかな立法化を要請する．

| | |
|---|---|
| 平成 13 年 4 月 10 日： | 日本外科学会 |
| | 日本消化器外科学会 |
| | 日本小児外科学会 |
| | 日本胸部外科学会 |
| | 日本心臓血管外科学会 |
| | 日本呼吸器外科学会 |
| | 日本気管食道科学会 |
| | 日本大腸肛門病学会 |
| | 日本内分泌外科学会 |
| | 日本形成外科学会 |
| | 日本救急医学会 |
| | 日本麻酔学会 |
| 平成 13 年 6 月 11 日参加： | 日本血管外科学会 |
| 平成 13 年 7 月 4 日参加： | 日本耳鼻咽喉科学会 |
| 平成 13 年 7 月 30 日参加： | 日本癌治療学会 |

# 診療行為に関連した患者死亡の届出について
## ～中立的専門機関の創設に向けて～

　医療事故が社会問題化する中，医療の安全と信頼の向上を図るための社会的システム構築が，重要な課題として求められている．医療安全対策においては，事故の発生予防・再発防止が最大の目的であり，事故の原因を分析し，適切な対応方策を立て，それを各医療機関・医療従事者に周知徹底していくことが最も重要である．このためには，事故事例情報が医療機関等から幅広く提供されることが必要である．

　また，医療の信頼性向上のためには，事故が発生したときに，患者やその家族のみならず，社会に対しても十分な情報提供を図り，医療の透明性を高めることが重要である．そのためには，患者やその家族（遺族）が事実経過を検証し，公正な情報を得る手段が担保されることが必要である．

　このような観点から，医療事故に関して何らかの届出制度が必要であると考えられる．

　ただ，どのような事例を誰が，何時，何に基づいて，何処へ届ける制度が望ましいかなどについては多様な考え方があり，日本内科学会・日本外科学会・日本病理学会・日本法医学会の4学会は，共同でこの問題について検討を重ねてきた．

　とくに，診療行為に関連して患者死亡が発生した場合，どのような事例を異状死として所轄警察署に届出なければならないかを検討してきた．この問題については明確な基準がなく，臨床現場において混乱を招いているが，少なくとも判断に医学的専門性をとくに必要としない明らかに誤った医療行為や，管理上の問題により患者が死亡したことが明らかであるもの，また強く疑われる事例を警察署に届出るべきであるという点で，一致した見解に至っている．

　さて医療の過程においては，予期しない患者死亡が発生し，死因が不明であるという場合が少なからず起こる．このような場合死体解剖が行われ，解剖所見が得られていることが求められ，事実経過や死因の科学的で公正な検証と分析に役立つと考えられる．また，診療行為に関連して患者死亡が発生した事例では，遺族が診断名や診療行為の適切性に疑念をいだく場合も考えられる．この際にも，死体解剖による検証が行われていることが，医療従事者と遺族が事実認識を共通にし，迅速かつ適切に対応していくために重要と考えられる．

　したがって，医療の過程において予期しない患者死亡が発生した場合や，診療行為に関連して患者死亡が発生した場合に，何らかの届出が行われ，死体解剖が行われる制度があることが望ましいと考える．しかし，医療従事者の守秘義務，医療における過誤の判断の専門性，高度の信頼関係に基礎をおく医師患者関係の特質などを考慮すると，届出制度を統括するのは，犯罪の取扱いを主たる業務とする警察・検察機関ではなく，第三者から構成される中立的専門機関が相応しいと考えられる．このような機関は，死体解剖を含めた諸々の分析方法を駆使し，診療経過の全般にわたり検証する機能を備えた機関であることが必要である．また，届出事例に関る医療従事者の処分，義務的な届出を怠った場合の制裁のあり方，事故情報の公開のあり方などについても今後検討する必要がある．

　以上により，医療の安全と信頼の向上のためには，予期しない患者死亡が発生した場合や，診療行為に関連して患者死亡が発生したすべての場合について，中立的専門機関に届出を行う制度を可及的速やかに確立すべきである．われわれ4学会は，管轄省庁，地方自治体の担当部局，学術団

体，他の医療関連団体などと連携し，在るべき医療事故届出制度と中立的専門機関の創設を速やかに実現するため結集して努力する決意である．

　　　　　平成 16 年 2 月 6 日

　　　　　　　　　社団法人日本内科学会　　　　　理事長　藤田敏郎
　　　　　　　　　社団法人日本外科学会　　　　　会長　　松田　暉
　　　　　　　　　社団法人日本病理学会　　　　　理事長　森　茂郎
　　　　　　　　　日本法医学会　　　　　　　　　理事長　勝又義直

# 診療行為に関連した患者死亡の届出について
## ～中立的専門機関の創設に向けて～

　医療事故が社会問題化する中，医療の安全と信頼の向上を図るための社会的システムの構築が，重要な課題として求められている．医療安全対策においては，医療の過程における予期しない患者死亡や，診療行為に関連した患者死亡の発生予防・再発防止が最大の目的であり，これらの事態の原因を分析するために，死亡原因を究明し，行われた診療行為を評価し，適切な対応方策を立て，それを幅広く全医療機関・医療従事者に周知徹底していくことが最も重要である．このためには，こうした事態に関する情報が医療機関等から幅広く提供されることが必要である．

　また，医療の信頼性向上のためには，事態の発生に当たり，患者やその家族のみならず，社会に対しても十分な情報提供を図り，医療の透明性を高めることが重要である．そのためには，患者やその家族（遺族）が事実経過を検証し，公正な情報を得る手段が担保される情報開示が必要である．

　このような観点から，医療の過程における予期しない患者死亡や，診療行為に関連した患者死亡に関して何らかの届出制度が必要であると考えられる．ただ，どのような事例を誰が，何時，何に基づいて，何処へ届ける制度が望ましいかなどについては多様な考え方があり得る．

　また，このような場合，どのような事例を異状死として所轄警察署に届出なければならないかが重要な問題となっている．現在までに，少なくとも判断に医学的専門性をとくに必要としない明らかに誤った医療行為や，管理上の問題により患者が死亡したことが明らかであるもの，また強く疑われる事例，及び交通事故など外因が関係した事例は，警察署に届出るべきであるという点で，概ね一致した見解に至っている．しかし，明確な基準がなく，臨床現場には混乱が生じている．

　医療の過程においては，予期しない患者死亡が発生し，死因が不明であるいう場合が少なからず起こる．このような場合死体解剖が行われ，解剖所見が得られていることが求められ，事実経過や死因の科学的で公正な検証と分析に役立つと考えられる．また，診療行為に関連して患者死亡が発生した事例では，遺族が診断名や診療行為の適切性に疑念を抱く場合も考えられる．この際にも，死体解剖を含む医療評価が行われていることが，医療従事者と遺族が事実認識を共通にし，迅速かつ適切に対応していくために重要と考えられる．

　したがって，医療の過程において予期しない患者死亡が発生した場合や，診療行為に関連して患者死亡が発生した場合に，異状死届出制度とは異なる何らかの届出が行われ，臨床専門医，病理医及び法医の連携の下に死体解剖が行われ，適切な医療評価が行われる制度があることが望ましいと考える．しかし，医療従事者の守秘義務，医療における過誤の判断の専門性，高度の信頼関係に基礎をおく医師患者関係の特質などを考慮すると，届出制度を統括するのは，犯罪の取扱いを主たる業務とする警察・検察機関ではなく，第三者から構成される中立的専門機関が相応しいと考えられる．このような機関は，死体解剖を含めた諸々の分析方法を駆使し，診療経過の全般にわたり検証する機能を備えた機関であることが必要である．また，制度の公共性と全国的運営を確保するために，中立的専門機関は法的にも裏付けられ，その必要な機能の一部には医療関連の行政機関の関与が望ましいと考えられる．

　更に，届出事例に関する医療従事者の処分，義務的な届出を怠った場合の制裁のあり方，事故情

報の公開のあり方などについても今後検討する必要がある．

　以上により，医療の安全と信頼の向上のためには，予期しない患者死亡が発生した場合や，診療行為に関連して患者死亡が発生したすべての場合について，中立的専門機関に届出を行う制度を可及的速やかに確立すべきである．われわれは，管轄省庁，地方自治体の担当部局，学術団体，他の医療関連団体などと連携し，在るべき「医療関連死」届出制度と中立的専門機関の創設を速やかに実現するため結集して努力する決意である．

平成 16 年 9 月 30 日  
社団法人日本内科学会  
社団法人日本外科学会  
社団法人日本病理学会  
日本法医学会  

社団法人日本医学放射線学会  
財団法人日本眼科学会  
有限責任中間法人日本救急医学会  
社団法人日本形成外科学会  
社団法人日本産科婦人科学会  
社団法人日本耳鼻咽喉科学会  
社団法人日本小児科学会  
社団法人日本整形外科学会  
社団法人日本精神神経学会  
社団法人脳神経外科学会  
社団法人日本泌尿器科学会  
社団法人日本皮膚科学会  
社団法人日本麻酔科学会  
社団法人日本リハビリテーション学会  
日本臨床検査医学会

## 報告 異状死等について ―日本学術会議の見解と提言―

平成 17 年 6 月 23 日　日本学術会議第 2 部・第 7 部

### 要 旨

I　報告書の名称

異状死等について ―日本学術会議の見解と提言―

II　報告書の内容

1　作成の背景

医師法（昭和 23 年制定）第 21 条は異状死体等の届出義務として「医師は，死体又は妊娠 4 月以上の死産児を検案して異状があると認めたときは，24 時間以内に所轄警察署に届け出なければならない」と規定している．立法の趣旨は，司法警察上の便宜のため死体等に犯罪を疑うに足る異状を認めた医師にその届出義務を課したものであるが，学説は，従来その運用を抑制的に考えてきた．

平成 6 年，日本法医学会は社会生活の多様化・複雑化にともない異状死の解釈もかなり広義でなければならないという視点から，異状死ガイドラインを同学会誌に掲載した．

これに対し，平成 13 年日本外科学会をはじめとする外科系 13 学会，日本内科学会，全日本病院協会など，臨床系学協会から疑義や反論が出された．その主要な論点は，法医学会ガイドラインにおける異状死に関する基準，すなわち「基本的には，病気になり診療を受けつつ診断されている病気で死亡することがふつうの死であり，それ以外を異状死とする」こと，及び同ガイドライン [4] 項にみられる「診療行為に関連した予期しない死亡およびその疑いがあるもの」に対する見解の相違である．

一方，この件に関心を有する弁護士および弁護士団体並びに市民団体からは，医療過誤の隠ぺい防止や密室医療の透明化などに資するものとしてこのガイドラインを評価する意見も示された．

こうした背景にあって，日本学術会議は第 18 期（平成 13 年 7 月～平成 15 年 7 月）第 7 部（医・歯・薬学関連）において異状死に関する学術的見地からの提言を表明すべく委員会を設置し，その検討を開始した．検討の過程において，本課題は第 7 部のみの議論では不十分であり，広く第 2 部（法律学・政治学関連）を加えて見解をまとめるべきであるとの認識に到り，第 19 期（平成 15 年 7 月）において第 2 部・第 7 部合同拡大役員会を発足させ継続して検討，本報告書を提出するに到った．

2　報告書の目的

本報告書は，今日の医療をとりまく諸問題の中にあって，いわゆる異状死の概念，警察署への届出義務の範囲，さらに医療事故再発防止と医療事故被害者救済に関して検討を行い，これらの問題に総合的に対処する必要のあることについて日本学術会議としての見解をまとめ，関係諸機関諸団体に提言するものである．

3 提言の内容
1）届け出るべき異状死体及び異状死
(1) 一般的にみた領域的基準
　異状死体の届出が，犯罪捜査に端緒を与えるとする医師法第21条の立法の趣旨からすれば，公安，社会秩序の維持のためにも届出の範囲は領域的に広範であるべきである．すなわち，異状死体とは，
　①純然たる病死以外の状況が死体に認められた場合のほか，
　②まったく死因不詳の死体等，
　③不自然な状況・場所などで発見された死体及び人体の部分等もこれに加えるべきである．
(2) 医療関連死と階層的基準
　いわゆる診療，服薬，注射，手術，看護及び検査などの途上あるいはこれらの後における死亡をさすものであり，この場合，何をもって異状死体・異状死とするか，その階層的基準が示されなければならない．
　①医療行為中あるいはその直後の死亡にあっては，まず明確な過誤・過失があった場合あるいはその疑いがあったときは，純然たる病死とはいえず，届出義務が課せられるべきである．これにより，医療者側に不利益を負う可能性があったとしても，医療の独占性と公益性，さらに国民が望む医療の透明性などを勘案すれば届出義務は解除されるべきものではない．
　②広く人の病死を考慮した場合，高齢者や慢性疾患を負う，いわゆる医学的弱者が増加しつつある今日，疾患構造の複雑化などから必ずしも生前に診断を受けている病気・病態が死因になるとは限らず，それに続発する疾患や潜在する病態の顕性化などにより診断に到る間もなく急激に死に到ることなども少なくない．さらに，危険性のある外科的処置等によってのみ救命できることもしばしばみられているが，人命救助を目的としたこれら措置によっても，その危険性ゆえに死の転機をとる例もないことではない．このような場合，その死が担当医師にとって医学的に十分な合理性もって経過の上で病死と説明できたとしても，自己の医療行為に関わるこの合理性の判断を当該医師に委ねることは適切でない．ここにおいて第三者医師（あるいは医師団）の見解を求め，第三者医師，また遺族を含め関係者（医療チームの一員等）がその死因の説明の合理性に疑義を持つ場合には，異状死・異状死体とすることが妥当である．ここにおける第三者医師はその診療に直接関与しなかった医師（あるいは医師団）とし，その当該病院医師であれ，医師会員であれ，あるいは遺族の指定するセカンドオピニオン医師であれ差し支えはない．このようなシステムを各病院あるいは医療圏単位で構築することを提言する．
2）医療事故再発防止と被害者救済
　いわゆる突然死又は医療事故死，広く医療関連死の問題を総合的に解決するための第三者機関を設置し，医療関連死が発生した場合，その過誤・過失を問うことなく，この第三者機関に届け出ることとすべきである．この第三者機関は，単に異状死のみならず，医療行為に関連した重大な後遺症をも含めた広範な事例を収集するものとすべきであり，この上に立って医療事故の科学的分析と予防策樹立を図るものとする．このような構想は，すでに日本内科学会，日本外科学会，日本病理学会，日本医学学会の共同声明でも提唱されている．（資料6）
　この第三者機関は，事例の集積と原因分析を通じ，医療事故の再発防止に資するとともに，医学

的に公正な裁定を確保し，被害者側への有効で迅速な救済措置の実施のために裁判以外の紛争解決促進制度（ADR）の導入や労働者災害補償保険制度に類似した被害補償制度の構築などを図るべきものとする．このような機関の設立は，医療行政担当機関，法曹界，医療機関，被害者側及び損害保険機関等の協力によって進められることが望ましい．今日，国民の医療に関して，このような第三者機関が存在しないことは，わが国医療体制の脆弱性を表すものであり，日本学術会議は第三者機関のあるべき姿について，さらなる総合的検討をなすとともに，関係機関に対し，その実現のためのイニシアティヴを強く期待し，ここに提言するものである．

| 資料⑭ | 生命倫理ケース・スタディ |
|---|---|
| | 医療事故情報の警察への報告　ジュリスト（No.1249 2003.7.15） |

　加藤紘之（元日本外科学会会長・北海道大学医学部教授）
　児玉安司（弁護士・東海大学医学部教授）
　佐伯仁志（東京大学法学部（刑法）教授）
（古川俊治　現参議院議員が執筆した「外科学会『医療過誤警察報告』ガイドライン」に対する
　児玉安司弁護士と佐伯仁志教授による批判論文の抜粋）

【ケース】医療事故情報の警察への報告問題

> 　研修医であるA医師は，担当の患者Bさんがまだ子どもで動きが大きく，MRIがうまくとれないため，鎮静目的でネンブタールを投与した．だが，誤って5倍量を投与してしまった．MRI検査中にBさんに呼吸不全が生じ，ICUでの治療となった．だが，低酸素状態が一定時間続いたため，脳に障害が残った．
> 　A医師が属する日本外科学会では，2002年7月に「診療行為に関連した患者の死亡・傷害の報告について」と題するガイドラインをまとめている．それによれば，
> 「以下に該当する患者の死亡または重大な障害が発生したと判断した場合には，診療に従事した医師は，速やかに所轄警察署への報告を行うことが望ましい．
> 　……
> 　1　何らかの医療過誤の存在が明らかであり，それが患者の重大な傷害の原因となったと考えられる場合．……
> 　2　診療に従事した医師は，患者本人または家族に対し，患者の重大な傷害の原因について十分な説明を行い，所轄警察署への報告について理解を得るよう努めなければならない」
> 　しかしながら，A医師自身は警察に報告するのはためらいがある．ミスをしたことは認めており，Bさんの家族にそれを伝えて謝罪するが，犯罪を行ったとまではいえないのでないかと考えている．

## 医療事故情報の警察への報告の問題点　　　　　　　　　　　　　　　加藤紘之

　　（全文　省略）

# 医師法 21 条をめぐる混迷

児玉安司

## I 本事例についての結論と問題点

A 医師が，警察に「報告」（外科学会ガイドラインによって新たに創出されたこの概念については後述）することにためらいがある限り，「報告」をする必要はない．

【前提となる法律】

　A 医師自身が「報告」すべきかどうかを検討するにあたっては，以下の事項を認識する必要がある．

① A 医師が医療ミスによって患者に脳障害を負わせた事実は，刑法 211 条業務上過失致傷（「業務上必要な注意を怠り，よって人を死傷させた者は，5 年以下の懲役若しくは禁錮又は 50 万円以下の罰金（注：現在は 100 万円以下の罰金）に処する」に該当する．

② A 医師が刑法 211 条に該当する犯罪事実を警察に「報告」すれば，それは，捜査の端緒となる．警察は A 医師の犯した犯罪の捜査を開始する．

③ 犯人が捜査機関に対して自発的に自己の犯罪事実を申告し，その訴追を含む処分を認めることを「自首」という（大塚仁ほか編『大コンメンタール刑法（3）〔第 2 版〕』[1999 年] 444 頁）．刑法 42 条は，自首を刑の任意的減軽事由と定めている（「罪を犯した者が捜査機関に発覚する前に自首したときは，その刑を減軽することができる」）．A 医師が寛大な処分を求めるのであれ，厳格な処分をあえて求めるのであれ，訴追を含む処分を認める意思を黙示的にでも示せば「自首」として取り扱われる．自首については，刑罰が減軽される場合があり，公訴提起をするかどうかの判断においても情状として考慮される場合があるが，それによって刑罰が免除されるものではない．

④ 医師法 21 条は異状死体の届出義務を定めている（「医師は，死体又は妊娠 4 月以上の死産児を検案して異状があると認めたときは，24 時間以内に所轄警察署に届け出なければならない」）．この届出義務については，さまざまな議論（その一端を後述する）があるが，本事例には無関係である．本事例においては，患者は生存しており，医師法 21 条を適用する余地はなく，警察への届出義務は一切ない．

　A 医師がその意思決定にあたり上記の事項を認識すべきであるという点をあえて強調するのは，外科学会ガイドラインについて，その作成者らが上記の前提についての十分な認識・知識を有していたかどうか甚だ疑わしく，結果として多くの医師に誤解が広がっている状況を危惧するからである．

　A 医師が，医師として医療ミス発生後の治療に全力を尽くすとともに，患者（患者の判断能力が損なわれている場合には家族，死亡した場合には遺族）に対して，遅滞なく事実を話すことは，診療契約上の顛末報告義務に言及するまでもなく，医師としての当然従うべき倫理規範に従ったものである．しかしながら，これに加えて，診療に従事した医師自身に警察への「報告」をせよ，というのは，実質的に自首を勧告することに等しい．医師に対して事実上の強い影響力をもつ学会のガイドラインによって憲法上の権利である自己負罪拒否特権が等閑視されるのは，適切とは考えられない．

A医師が，十分にその法的な意味を認識した上で警察に「報告」するのであれば，それを否定するものではないが，医師であるがゆえに「自首」をすべきであるというような倫理的な要請はありえないと考える．

【外科学会ガイドラインと警察への「報告」】
　平成14年7月に外科学会が発表した声明は次のように述べている．
　「憲法38条1項は刑事責任を問われる可能性のある自己に不利益な供述を強制されない自由を保障している．しかし，医師に求められる高い倫理性を考えるならば，このような報告はまずもって診療に従事した医師によって自発的になされることが求められる．」
　筆者は，この部分だけでも，さまざまな疑問を感じざるを得ない．
①憲法38条1項は反倫理的な規定なのであろうか．「医師に求められる高い倫理性」を考慮すると，黙秘権や自己負罪拒否特権は制限されなければならないのであろうか．このような考え方が果たして現行の法体系と合致するのであろうか．
②「診療に従事した医師」にのみ「高い倫理性」を要求するのはなぜだろうか．医療機関においては，しばしば複数ないし多数の医師が1人の患者の診療に従事している．チーム医療の現状をみれば，医師，看護師，薬剤師，検査技師，事務職員など医療機関のすべての職員が患者の診療に関与しており，それぞれの者がそれぞれの立場で法的責任も倫理的責務も有しているはずである．自らのミスであろうがなかろうが，「診療に従事した医師」のみに特別な倫理的責務を負わせる根拠は何であろうか．さらに，医療機関において，警察への「報告」というような重要な行為を「診療に従事した医師」の個人的判断に委ねることは考えにくいことであるにもかかわらず，医療機関の管理部門の役割をどのように位置づけるかについて，外科学会ガイドラインは明らかにしていない．
③「自発的になされることが求められる」との表現自体が，自己矛盾を含んでいるのではないだろうか．自己負罪拒否特権を考慮に入れれば，「診療に従事した医師」が医療ミスを犯した場合に，警察への「報告」は，あくまでもその医師の自発的な意思に委ねられるはずである．ところで，外科学会ガイドラインは，「臨床系諸学会が協力して，診療行為に関連した患者の死亡・傷害の所轄警察署への報告について具体的な指針をまとめた」ものであり，「病院関係者が診療行為に関連した患者の死亡・傷害の報告の問題について参照すべき基準として示すものである」とされる．診療に従事した個々の医師に「報告」を求めているのは，臨床系諸学会なのである．医師の高い倫理性に鑑みた「自発性」こそが，ガイドラインの自ら語る正当化根拠であるにもかかわらず，「臨床系諸学会」が実質的な自首の基準を定めること自体が，個々人の自発性と鋭く拮抗し，不可侵の人権である自己負罪拒否特権との矛盾を浮かび上がらせているといわざるを得ない．

【問題点】
　本事例の背景には，医師法21条を巡る混迷としか言いようのない状況が横たわっている．立法自体の問題はありつつ，現在に至るまで所管官庁の解釈が示されていない．その間に，主として検案・解剖する法医学者の立場からの法医学会ガイドラインが提唱され，外科学会ガイドラインの登場に至るまでの間にも国立大学病院や国立病院部によってさまざまな考え方が提唱された．しかし

ながら，いずれをみても，最終的な解決とは程遠いといわざるを得ない．外科学会ガイドライン自体を読むと，法的な観点からの検討不足と稚拙さは覆うべくもない．しかしながら，外科学会ガイドラインの問題点は，実は，医師法21条とそれを取り巻く社会状況の問題点を映し出しているに過ぎないのである．

医療事故をめぐって，「医療不信」といわれる状況が続いている．医療事故が発生した際に，その事実を患者（ないし家族・遺族）に告げることは医師及び医療機関の責務であることはいうまでもない．しかしながら，医療の密室性についての不信と批判は根深いものがあり，医療に関する損害賠償請求訴訟は年間805件（平成13年度）と急増している一方，平成14年の1年間に警察届出のあった医療事故・事件は前年比約74％（78件）増の183件に上り，1997年の21件から9倍近くに急増しているといわれる（警察庁調べ・時事通信）．医療事故防止と信頼回復のためには，警察による捜査が主役となるべきなのだろうか．外科学会声明によれば，外科学会は「第三者機関」の創設に大きな期待を寄せているように見えるが，医療事故防止と信頼回復のために，「第三者機関」をどのように組織し機能させるかは，未だに明らかではない．

## II 医師法21条をめぐる混迷

【日本法医学会の「異状死」ガイドライン】（省略）
【都立広尾病院事件（平成11年2月）】（省略）
【国立大学医学部附属病院長会議常置委員会　医療事故防止方策の策定に関する作業部会中間報告（平成12年5月）】（省略）
【厚生労働省国立病院部のリスクマネージメントスタンダードマニュアル作成委員会報告書（平成12年8月）】（省略）
【外科学会ガイドライン（平成14年7月）】

国立大学病院報告及び国立病院部マニュアルを踏まえて，外科学会ガイドラインが出された．その内容は，本稿にも一部取り上げたが，本稿とともに掲載されている加藤紘之教授の論稿に詳細が記されている．

その意図するところが，医師の倫理性の称揚と透明性のある対応による社会的信頼の回復であることは十分に読み取れる．しかしながら，法律論としては，不可解な点を多数含む「ガイドライン」といわざるを得ない．もともとの条文及び国立病院部マニュアル及び外科学会ガイドラインを比較すると別表のとおりである．

医師法21条は刑事罰（医師法33条の2）をもって警察への届出義務を課している条文であるから，その構成要件は犯罪構成要件でもある．ところが，もとの条文とは無関係に，あらたな規範の定立としかいようのないマニュアルやガイドラインが乱立しているのである．医師法21条をめぐる混迷が端的に示されている状況といえよう．

外科学会ガイドラインも，本来医師法21条の「異状」の解釈から出発したはずであったが，死亡事案以外に届出の範囲を拡張して「報告」との新たな概念を導入し，届出主体を診療に従事した医師とすることで自己負罪拒否特権との関係をますます困難なものとするなど，医師法21条の問題をいっそう複雑化し混乱させてしまった感は否めない．

外科学会ガイドラインをもって医師法21条の解釈論とするのであれば，それは，罪刑法定主義

の否定ともいうべきであろうし，医師法 21 条とは無関係の「報告」のガイドラインであるとするならば，学術団体が果たしてそのようなガイドライン作成の任にあたるべきであったかどうかさえ疑問といわざるを得ない．

### III 論点整理のための座標軸
（一部略）

　医師法 21 条の混迷は，本来，民事賠償―行政処分―刑事制裁の役割分担や，規制―自律―市場の役割分担において議論されるべき問題を，この条文に端を発する医療過誤の警察届出によって一度に解決しようとしたことによるともいえる．現場の混迷は深く，また，知識の不十分な警察官に自白偏重の厳しい取調べを受けるような場面においては，医療従事者の苦痛は計り知れない．

　医療の質の向上のために何が必要かとういうことを，もう一度原点に帰って議論すべきであると思われる．

## 異状死体の届出義務と黙秘権　　　　　　　　　　　　　　　　　　　　　　　　　　　佐伯仁志

### I　結論の方向性
　医療過誤を犯して刑事責任を追及されるおそれのある医師は，医師法 21 条の届出義務を負わないものと解すべきである．また，本ケースで問題となっているのは傷害の事例であるから，この点で医師法 21 条の問題ではない．医療倫理の観点から，医師が医療過誤の事実を報告すべき相手方は，警察署ではなく患者（その家族・遺族）であろう．したがって，A 医師には，その行為が犯罪にあたるかどうかを問わず，警察署に届け出る法的義務はなく，職業上の倫理的義務としても警察署に届け出る義務はない，と考えるべきである．もちろん，A 医師が個人として自発的に警察署に届け出るのであれば問題はないが，その場合は，事前に弁護士と相談することが望ましいであろう．

### II　届出義務と黙秘権の関係
（省略）

### III　日本外科学会のガイドラインについて
　平成 14 年 7 月に出された日本外科学会の声明は，一般論として，「診療行為に関連して患者死亡が生じた場合の届出の問題を，同条〔医師法 21 条〕の規定をもって解決しようとすることには本質的な無理がある」と述べた上で，診療行為に関連した患者の死亡・傷害の所轄警察署への報告についてのガイドラインとして，「重大な医療過誤の存在が強く疑われ，または何らかの医療過誤の存在が明らかであり，それらが患者の死亡の原因となったと考えられる場合」と「何らかの医療過誤の存在が明らかであり，それが患者の重大な傷害の原因となったと考えられる場合」には，「診療に従事した医師は，速やかに所轄警察署への報告を行うことが望ましい」としている．

　この声明が，「診療行為に関連して患者死亡が生じた場合の届出の問題を，同条〔医師法 21 条〕

の規定をもって解決しようとすることには本質的な無理がある」と述べているのは，このような場合には医師法 21 条の適用がない，とする趣旨なのかもしれない．しかし，すでに述べたように，裁判所は，診療行為に関連して患者死亡が生じた場合にも医師法 21 条が適用されるものと解している．したがって，医師法 21 条の適用を前提とする必要があるが，同条の届出義務は，「重大な医療過誤の存在が強く疑われ，または何らかの医療過誤の存在が明らかであり，それらが患者の死亡の原因となったと考えられる場合」に限定されるとは一般に解されていない．そうすると，外科学会のガイドラインを信じてこれに従った医師が，医師法 21 条違反で処罰されるおそれがあることになるが，それは適切なこととはいえないであろう．

　一方，診療に従事した医師自身の医療過誤が問題となっている場合には，すでに述べたように，医師法 21 条の届出義務はないと解すべきであり，外科学会のガイドラインは，法的義務のない場合にも，医師としての職業上の倫理的義務を課したものということになる．同様に，重大な傷害の場合の警察署への報告を定める部分についても，医師法 21 条は異状死の届出義務しか規定していないので，外科学会が法的義務を超えて職業上の倫理的義務を会員に課したものということになる．学術団体である学会が，会員に対社会的義務を課すことが適切かという問題はあるが（刑法学会がその会員に対して自己の職務上の犯罪を警察に届け出る義務を課すということは，想像できない），医師の学会にはそのような機能も期待されているのかもしれない．そうだとしても，医療過誤（又はその疑い）が生じた場合に，医療倫理の観点から，医師が報告を行うべき相手方は，警察署ではなく患者（その家族・遺族）であるように思われる（その結果として，患者やその家族・遺族が警察に告訴することはもちろんあり得る）．もちろん，医療過誤を犯した医師が，自発的に警察署に届け出ることは問題ないが，その場合には事前に弁護士と相談することが望ましいであろう．また，刑法 42 条の自首が認められるためには，自己の犯罪事実を申告して処分を求める意思表示が必要であり，単に異状死体を検案した事実を届け出ただけでは足りないことにも注意が必要である．

Q&A 医療事故調ガイドブック ⓒ

| | |
|---|---|
| 発　行 | 2016年1月25日　1版1刷 |
| 監修者 | 一般社団法人　日本医療法人協会 |
| 発行者 | 株式会社　中外医学社<br>代表取締役　青　木　　　滋<br>〒162-0805　東京都新宿区矢来町62<br>　電　話　　(03)3268-2701(代)<br>　振替口座　00190-1-98814番 |

印刷・製本/横山印刷㈱　　　　　　〈KS・YI〉
ISBN978-4-498-04832-4　　　　　Printed in Japan

JCOPY　＜(社)出版者著作権管理機構 委託出版物＞

本書の無断複写は著作権法上での例外を除き禁じられています．
複写される場合は，そのつど事前に，(社)出版者著作権管理機構
(電話 03-3513-6969, FAX 03-3513-6979, e-mail: info@jcopy.
or.jp) の許諾を得てください．